Guia Nutricional
em Oncologia

NUTRIÇÃO

A Ciência e a Arte de Ler Artigos Cientificos – Braulio Luna Filho
A Saúde Brasileira Pode Dar Certo – Lottenberg
Administração Aplicada às Unidades de Alimentação e Nutrição – Teixeira
Adolescência... Quantas Dúvidas! – Fisberg e Medeiros
Aleitamento Materno 2. ed. – Dias Rego
Alergias Alimentares – De Angelis
Alimentos – Um Estudo Abrangente – Evangelista
Alimentos com Alegação Diet ou Light – Freitas
Alimentos e Sua Ação Terapêutica – Andréia Ramalho
Aspectos Nutricionais no Processo do Envelhecimento – Busnello
Avaliação Nutricional: Aspectos Clínicos e Laboratoriais – Goulart Duarte
Bioquímica da Nutrição – Palermo
Biossegurança em Unidade de Alimentação e Nutrição – Valle e Marques
Chefs do Coração – Ramires
Coluna: Ponto e Vírgula 7. ed. – Goldenberg
Como Cuidar do Seu Coração – Mitsue Isosaki e Adriana Lúcia Van-Erven Ávila
Controle Sanitário dos Alimentos 3. ed. – Riedel
Cuidados Paliativos – Diretrizes, Humanização e Alívio de Sintomas – Franklin Santana
Dicionário Brasileiro de Nutrição – Asbran
Dicionário Técnico de Nutrição – Evangelista
Dieta, Nutrição e Câncer – Dan
Epidemiologia 2. ed. – Medronho
Fisiologia da Nutrição Humana Aplicada – De Angelis
Fome Oculta – Andréia Ramalho
Fome Oculta – Bases Fisiológicas para Reduzir Seu Risco através da Alimentação Saudável – De Angelis
Fundamentos de Engenharia de Alimentos – Série Ciência, Tecnologia, Engenharia de Alimentos e Nutrição – Vol. 5 – Maria Angela de Almeida Meireles e Camila Gambini Pereira
Fundamentos de Nutrição para Engenharia e Tecnologia em Alimentos – Ana Flávia Oliveira e Janesca Alban Roman
Guia Básico de Terapia Nutricional – Dan
Guia de Aleitamento Materno 2. ed. – Dias Rego
Guia de Consultório – Atendimento e Administração – Carvalho Argolo
Importância de Alimentos Vegetais na Proteção da Saúde 2. ed. – De Angelis
Integração Hormonal do Metabolismo Energético – Poian e Alves
Interpretação de Exames Bioquímicos – Carvalho Costa
Leite Materno – Como Mantê-lo Sempre Abundante 2. ed. – Bicalho Lana
Liga de Controle do Diabetes – Lottenberg
Manual de Dietoterapia e Avaliação Nutricional do Serviço de Nutrição e Dietética do Instituto do Coração (HC-FMUSP) – 2. ed. – Mitsue Isosaki
Manual de Estrutura e Organização do Restaurante Comercial – Lobo
Manual de Terapia Nutricional em Oncologia do ICESP
Microbiologia dos Alimentos – Gombossy e Landgraf
Nutrição do Recém-nascido – Feferbaum
Nutrição e Síndrome Metabólica – Fernanda Michielin Busnello e Catarina Bertaso Andreatta Gottschall
Nutrição Estética – Aline Petter Schneider
Nutrição Humana – Autoavaliação e Revisão – Olganê
Nutrição Oral, Enteral e Parenteral na Prática Clínica 4. ed. (2 vols.) – Dan Linetzky Waitzberg
Nutrição, Fundamentos e Aspectos Atuais 2. ed. – Tirapegui
Nutrição e Metabolismo Aplicados à Atividade Motora – Lancha Jr.
Nutrição, Metabolismo e Suplementação na Atividade Física – Tirapegui

Outros livros de interesse

Nutrição, Metabolismo e Suplementação na Atividade Física – segund. edição – Tirapegui
O Livro de Estímulo à Amamentação – Uma Visão Biológica, Fisiológica e Psicológico-Comportamental da Amamentação – Bicalho Lana
O que Você Precisa Saber sobre o Sistema Único de Saúde – APM-SUS
Os Chefs do Coração – InCor
Planejamento Estratégico de Cardápios para a Gestão de Negócios em Alimentação 2. ed. – Márcia Regina Reggiolli
Politica Públicas de Saúde Interação dos Atores Sociais – Lopes
Protocolos Clinicos para Assistência Nutricional em Cardiologia e Pneumologia – HCFMUSP – Isosaki, Vieira e Oliveira
Puericultura – Princípios e Prática: Atenção Integral à Saúde da Criança 2. ed. – Del Ciampo
Receitas para Todos – Economia Doméstica em Tempo de Crise – Bagaços, Cascas, Folhas, Sementes, Sobras e Talos – Sara Bella Fuks e Maria Auxiliadora Santa Cruz Coelho
Riscos e Prevenção da Obesidade – De Angelis
Série Atualizações Pediátricas – SPSP (Soc. Ped. SP)
 Vol. 2 – Gastroenterologia e Nutrição – Palma
 Vol. 4 – O Recém-nascido de Muito Baixo Peso 2. ed. – Helenilce P.F. Costa e Sergio T. Marba
 Vol. 6 – Endocrinologia Pediátrica – Calliari
 Vol. 8 – Tópicos Atuais de Nutrição Pediátrica – Cardoso
Série Ciência, Tecnologia, Engenharia de Alimentos e Nutrição
 Vol. 3 – Fundamentos de Tecnologia de Alimentos – Baruffaldi e Oliveira
Série Manuais Técnicos para o Restaurante Comercial
 Vol. 1 – Estrutura e Organização do Restaurante Comercial – Lôbo
Série Terapia Intensiva – Knobel
 Vol. 6 – Nutrição
Sociedade Brasileira de Cirurgia Bariátrica – Cirurgia da Obesidade – Garrido
Tabela Centesimal de Alimentos Diet e Light – Ribeiro Benevides
Tabela de Bolso de Calorias para Dietas – Braga
Tabela de Composição Química dos Alimentos 9. ed. – Franco
Tabela para Avaliação de Consumo Alimentar em Medidas Caseiras 5. ed. – Benzecry
Técnica Dietética – Pré-preparo e Preparo de Alimentos – Manual de Laboratório – segund. edição – Camargo
Tecnologia de Alimentos 2. ed. – Evangelista
Tecnologia de Produtos Lácteos Funcionais – Maricé Nogueira de Oliveira
Temas em Nutrição – SPSP – Cardoso
Terapia Nutricional do Paciente Crítico – Uma Visão Pediátrica – Pons Telles
Terapia Nutricional Pediátrica – Simone Morelo Dal Bosco
Transtornos Alimentares – Natacci Cunha
Um Guia para o Leitor de Artigos Científicos na Área da Saúde

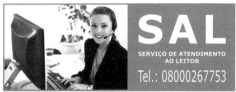

www.atheneu.com.br

Facebook.com/editoraatheneu Twitter.com/editoraatheneu Youtube.com/atheneueditora

Guia Nutricional em Oncologia

Editores

Ana Paula Noronha Barrére

Andrea Pereira

Nelson Hamerschlak

Sílvia Maria Fraga Piovacari

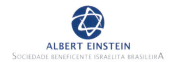
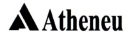

EDITORA ATHENEU	*São Paulo – Rua Jesuíno Pascoal, 30* Tel.: (11) 2858-8750 Fax: (11) 2858-8766 E-mail: atheneu@atheneu.com.br *Rio de Janeiro – Rua Bambina, 74* Tel.: (21) 3094-1295 Fax: (21) 3094-1284 E-mail: atheneu@atheneu.com.br *Belo Horizonte – Rua Domingos Vieira, 319-conj. 1.104*

Sem autorização escrita, nenhuma parte do livro poderá, de forma alguma, ser reproduzida (seja por fotocópia, microfilme ou outro método), nem ser adaptada, reproduzida ou distribuída mediante aplicação de sistemas eletrônicos, estando o infrator sujeito às penalidades previstas no Código 3Penal, a saber: reclusão de um a quatro anos.

Produção Editorial: Rose Módolo

Capa: Equipe Atheneu

CIP-BRASIL. CATALOGAÇÃO NA PUBLICAÇÃO
SINDICATO NACIONAL DOS EDITORES DE LIVROS, RJ

G971

Guia nutricional de oncologia / Ana Paula Noronha Barrére... [et. al.] – 1. ed. – Rio de Janeiro : Atheneu, 2017.

il.

Inclui bibliografia

ISBN 978-85-388-0813-8

1. Saúde. 2. Imunidade natural. 3. Nutrição. 4. Hábitos de saúde. I. Título.

17-43274   CDD: 613
       CDU: 613

BARRÉRE, A. P. N.; PEREIRA, A.; HAMERSCHLAK, N.; PIOVACARI, S. M. F.
Guia Nutricional de Oncologia

© Direitos reservados à EDITORA ATHENEU – São Paulo, Rio de Janeiro, Belo Horizonte, 2017.

EDITORES

Ana Paula Noronha Barrére
Nutricionista Clínica Sênior do Centro de Oncologia e Hematologia do Hospital Israelita Albert Einstein. Mestre em Ciências da Saúde pelo Instituto Israelita de Ensino e Pesquisa Albert Einstein. Especialista em Nutrição Hospitalar Geral pelo Instituto Central do Hospital das Clínicas da Faculdade de Medicina de São Paulo (ICHC-FMUSP). Especialista em Nutrição Parenteral e Enteral pela Sociedade Brasileira de Nutrição Parenteral e Enteral – SBNPE/BRASPEN. Especialista em Nutrição Funcional pela VP Consultoria Nutricional. Membro da *Academy of Nutrition and Dietetics*.

Andrea Pereira
Doutorado pela Universidade Federal de São Paulo (Unifesp). Médica Nutróloga da Oncologia e Hematologia do Hospital Israelita Albert Einstein. Médica Nutróloga da Obesidade e Cirurgia Bariátrica da Unifesp. *Adjunct Instructor of Pennington Biomedical Research Center*, LSU, EUA.

Nelson Hamerschlak
Professor Livre-docente pela Faculdade de Medicina da Universidade de São Paulo (FMUSP). Coordenador do Programa de Hematologia e Transplantes de Medula Óssea do Hospital Israelita Albert Einstein.

Sílvia Maria Fraga Piovacari
Nutricionista Graduada pelo Centro Universitário São Camilo. Coordenadora de Nutrição Clínica do Hospital Israelita Albert Einstein. Coordenadora Técnico-administrativa da Equipe Multiprofissional de Terapia Nutricional do Hospital Israelita Albert Einstein. Coordenadora da Pós-graduação em Nutrição Hospitalar – Instituto Israelita de Ensino e Pesquisa Albert Einstein. Especialista em Nutrição Clínica pela Associação Brasileira de Nutrição – ASBRAN e pelo Centro Universitário São Camilo. Especialista em Nutrição Parenteral e Enteral pela Sociedade Brasileira de Nutrição Parenteral e Enteral – SBNPE/BRASPEN. MBA Executivo em Gestão de Saúde Einstein – INSPER com Extensão Internacional em Barcelona – Espanha.

COLABORADORES

Adriana Garófolo
Mestre e Doutora em Nutrição pela Universidade Federal de São Paulo (Unifesp). Nutricionista na São Paulo Oncologia Clínica. Coordenadora de Nutrição do GRAACC/Instituto de Oncologia Pediátrica da Unifesp. Diretora e Coordenadora dos Cursos de Extensão e Aprimoramento do IAG e Professora de Cursos de Pós-graduação em Nutrição.

Ana Carolina Pires de Rezende
Médica Rádio-Oncologista do Centro Oncológico do Hospital Israelita Albert Einstein. Mestrado pela Disciplina de Medicina Molecular, na Área de Rádio-Oncologia, pelo Instituto Israelita de Ensino e Pesquisa Albert Einstein.

Ana Paula Noronha Barrére
Nutricionista Clínica Sênior do Centro de Oncologia e Hematologia do Hospital Israelita Albert Einstein. Mestre em Ciências da Saúde pelo Instituto Israelita de Ensino e Pesquisa Albert Einstein. Especialista em Nutrição Hospitalar Geral pelo Instituto Central do Hospital das Clínicas da Faculdade de Medicina de São Paulo (ICHC-FMUSP). Especialista em Nutrição Parenteral e Enteral pela Sociedade Brasileira de Nutrição Parenteral e Enteral – SBNPE/BRASPEN. Especialista em Nutrição Funcional pela VP Consultoria Nutricional. Membro da Academy of Nutrition and Dietetics.

Andrea Pereira
Doutorado pela Universidade Federal de São Paulo (Unifesp). Médica Nutróloga da Oncologia e Hematologia do Hospital Israelita Albert Einstein. Médica Nutróloga da Obesidade e Cirurgia Bariátrica da Unifesp. Adjunct Instructor of Pennington Biomedical Research Center, LSU, EUA.

Antonio Luiz de Vasconcellos Macedo
Gastrocirurgião Oncológico e de Cirurgia Robótica do Hospital Israelita Albert Einstein.

Bernard Lobato Prado

Oncologista Clínico do Centro de Oncologia e Hematologia do Hospital Israelita Albert Einstein. Membro da Equipe de Suporte ao Paciente Oncológico e Cuidados Paliativos do Hospital Israelita Albert Einstein. Preceptor da Residência em Oncologia Clínica da mesma instituição. Residência em Oncologia Clínica pelo Hospital Israelita Albert Einstein.

Bianca Laselva de Sá

Nutricionista na Área de Oncologia e Hematologia do Hospital Israelita Albert Einstein. Pós-graduanda em Doenças Crônicas Não Transmissíveis pelo Hospital Israelita Albert Einstein. Cursando Pós-graduação em Oncologia pelo Hospital Israelita Albert Einstein.

Carla Prado

Nutricionista e Professora e Research Chair, na Universidade de Alberta, Canadá. Faz parte do Corpo Editorial do Journal of Cachexia, Sarcopenia and Muscle e do Clinical Nutrition. Doutorado pela Universidade de Alberta, Canadá. Pós-doutorado no Cross Cancer Institute (Canadá) e no National Institutes of Health (NIH, EUA).

Cristiane Cominetti

Nutricionista, Mestre e Doutora em Ciência dos Alimentos pela Faculdade de Ciências Farmacêuticas da Universidade de São Paulo (FCF/USP). Pós-doutorado pela FCF/USP. Professora Adjunta da Faculdade de Nutrição da Universidade Federal de Goiás (FANUT/UFG). Professora Permanente do Programa de Pós-graduação em Nutrição e Saúde (PPGNUT) da FANUT/UFG e do Programa de Pós-graduação em Ciências da Saúde da Faculdade de Medicina da UFG.

Dan L. Waitzberg

Professor-associado do Departamento de Gastroenterologia da Faculdade de Medicina da Universidade de São Paulo (FMUSP). Coordenador e Responsável pela Residência de Nutrologia do Hospital das Clínicas de São Paulo. Livre-docente, Doutor e Mestre em Cirurgia pela FMUSP.

Denise Tiemi Noguchi

Médica Responsável pela Equipe de Medicina Integrativa do Centro de Oncologia e Hematologia do Hospital Israelita Albert Einstein. Médica pela Faculdade de Ciências Médicas de Santa Casa de São Paulo. Título de Especialista em Pediatria pela Sociedade Brasileira de Pediatria e de Cancerologia Pediátrica pela Sociedade Brasileira de Cancerologia. Especialização em Medicina Paliativa pelo Instituto Paliar e Centro Universitário São Camilo. Pós-graduação em Bases de Medicina Integrativa pelo Instituto Israelita de Ensino e Pesquisa Albert Einstein.

Diogo Oliveira Toledo

Especialista em Terapia Intensiva pela Associação de Medicina Intensiva Brasileira (AMIB). Especialista em Terapia Nutricional pela Sociedade Brasileira de Nutrição Parenteral e Enteral (SBNPE). Especialista em Nutrologia pela Associação Brasileira de Nutrologia (ABRAN). Coordenador da Equipe Multiprofissional de Terapia Nutricional (EMTN) do Hospital São Luiz Itaim. Médico Membro da EMTN do Hospital Israelita Albert Einstein.

Elci de Almeida Fernandes
Mestre em Nutrição Humana Aplicada pela FCF/FCE/FSP da USP. Nutricionista Clínica no Instituto Central do Hospital das Clínicas de São Paulo. Coordenadora e Docente do Curso de Especialização de Nutrição em Gerontologia pelo Serviço de Geriatria do Hospital das Clínicas da Faculdade de Medicina da Universidade de São Paulo (SGHC/FMUSP). Membro do Grupo de Estudos de Nutrição em Idosos pela Faculdade de Saúde Pública da Universidade de São Paulo (FSP/USP) (GENUTI).

Fabiana Carvalho de Sousa
Nutricionista Clínica do Hospital Israelita Albert Einstein. Especialização em Nutrição Clínica pelo GANEP – Nutrição Humana e em Pediatria pelo Instituto da Criança.

Fabiana Lucio
Nutricionista Clínica do Centro de Oncologia e Hematologia do Hospital Israelita Albert Eisntein. Especialista em Nutrição nas Doenças Renais da Criança e do Adulto pela Universidade Estadual de Campinas – Unicamp.

Fernanda Ramos de Oliveira Pires
Nutricionista Graduada pelo Centro Universitário São Camilo. Especialista em Nutrição Clínica pelo GANEP – Nutrição Humana. MBA em Gestão e Administração Hospitalar com Foco em Gestão de Pessoas pela Estácio. Gerente do Serviço de Nutrição e Dietética do A.C. Camargo Cancer Center.

Franciele Corcino Saito
Nutricionista Plena do Hospital Israelita Albert Einstein. Nutricionista pelo Centro Universitário São Camilo. Gastrônoma pela Universidade Anhembi Morumbi. Especialista em Gestão de Qualidade em Alimentos e Serviços pelo Centro Universitário São Judas Tadeu.

Haila Bockis Mutti
Oncologista Clínica da Beneficência Portuguesa de São Paulo, do Hospital Israelita Albert Einstein e do Instituto Brasileiro de Controle do Câncer.

Jessica Wszolek
Nutricionista pela Universidade Federal do Paraná (UFPR), Curitiba – PR. Especialista em Cancerologia – Área de Atuação em Nutrição – pela Residência Multiprofissional do Hospital Erasto Gaertner, Curitiba – PR. Nutricionista Membro da Equipe Multiprofissional de Terapia Nutricional (EMTN) do Centro de Pesquisas Oncológicas (CEPON), Florianópolis – SC. Nutricionista Clínica do CEPON.

Juliana Bernardo Barban
Nutricionista. Ex-nutricionista Clínica no Centro de Oncologia e Hematologia do Hospital Israelita Albert Einstein. Especialista em Nutrição Clínica e Terapia Nutricional – GANEP – Nutrição Humana.

Juliana Moura Nabarrete

Nutricionista Clínica do Centro de Oncologia e Hematologia do Hospital Israelita Albert Einstein no Ambulatório de Oncopediatria. Especialista em Nutrição Clínica Pediátrica pelo Instituto da Criança do Hospital das Clínicas da Faculdade de Medicina da Universidade de São Paulo (HC-FMUSP). Membro do Comitê de Nutrição da Sociedade Brasileira de Oncologia Pediátrica (SOBOPE). Membro do International Pediatric Oncology Group (IPONG) da International Society of Pediatric Oncology (SIOP).

Juliana Todaro

Graduada em Medicina pela Faculdade de Medicina do ABC. Residência Médica em Clínica Médica e Hematologia e Hemoterapia. Médica Pertencente ao Corpo Clínico do Serviço de Oncologia e Hematologia do Hospital Israelita Albert Eisntein e Hospital Samaritano de São Paulo.

Julio Sergio Marchini

Médico, Professor Titular junto à Disciplina de Nutrologia, Departamento de Clínica Médica da Faculdade de Medicina de Ribeirão Preto da Universidade de São Paulo. Membro da Associação Brasileira de Nutrologia (ABRAN).

Lilian Mika Horie

Nutricionista. Mestre em Ciências pela Faculdade de Medicina da Universidade de São Paulo (FMUSP). Especialista em Nutrição Parenteral e Enteral pela Sociedade Brasileira de Nutrição Parenteral e Enteral (SBNPE/BRASPEN). Especialista em Nutrição Hospitalar pelo Hospital das Clínicas da Faculdade de Medicina da Universidade de São Paulo (HC-FMUSP).

Luci Uzelin

Coordenadora do Serviço de Alimentação do Hospital Israelita Albert Einstein. Graduada em Nutrição pela Universidade de Mogi das Cruzes. MBA em Gastronomia pela Universidade Anhembi Morumbi. Especialista em Nutrição Clínica pelo Centro Universitário São Camilo. Especialista em Nutrição em Cardiologia pela Sociedade de Cardiologia do Estado de São Paulo.

Lucíola Barros Pontes

Médica Oncologista e Oncogeriatra do Hospital do Coração e do Instituto Brasileiro de Controle de Câncer (IBCC).

Ludmila de Oliveira Muniz Koch

Médica Oncologista Clínica do Centro de Oncologia e Hematologia do Hospital Israelita Albert Einstein.

Marcelo Macedo Rogero

Nutricionista, Mestre e Doutor em Ciência dos Alimentos pela Universidade de São Paulo (USP). Pós-doutorado pela Faculdade de Medicina da Universidade de Southampton, Inglaterra. Professor Doutor do Departamento de Nutrição da Faculdade de Saúde Pública da USP. Coordenador do Laboratório de Genômica Nutricional e Inflamação (GENUIN).

Márcia Tanaka

Nutricionista Clínica do Centro de Oncologia e Hematologia do Hospital Israelita Albert Einstein. Especialista em Nutrição Parenteral e Enteral pela Sociedade Brasileira de Nutrição Parenteral e Enteral SBNPE/BRASPEN. Especialista em Nutrição Clínica pela Associação Brasileira de Nutrição (ASBRAN). Especialista em Oncologia pelo Instituto Israelita de Ensino e Pesquisa Albert Einstein. Especialista em Doenças Crônico-degenerativas pelo Instituto Israelita de Ensino e Pesquisa Albert Einstein.

Maria Aderuza Horst

Nutricionista pela Universidade Estadual do Centro-Oeste (PR). Doutora em Ciência dos Alimentos pela Faculdade de Ciências Farmacêuticas da Universidade de São Paulo (FCF/USP). Pós-doutorado em Ciência dos Alimentos pela FCF/USP e no Laboratório de Biologia Molecular do Câncer pela Universidade Federal de São Paulo (Unifesp). Professora Adjunta da Faculdade de Nutrição da Universidade Federal de Goiás (FANUT/UFG).

Maria Carolina Gonçalves Dias

Nutricionista Chefe da Divisão de Nutrição e Dietética do Instituto Central do Hospital das Clínicas da Faculdade de Medicina da Universidade de São Paulo (FMUSP). Coordenadora Administrativa da Equipe Multiprofissional de Terapia Nutricional do Hospital das Clínicas (EMTN-HC). Mestre em Nutrição Humana pela USP. Tutora da Residência de Nutrição Clínica em Gastroenterologia do ICHC-FMUSP.

Maria de Lourdes Teixeira da Silva

Médica, Mestre em Gastroenterologia. Especialista em Nutrição Parenteral e Enteral. Coordenadora da Equipe Multiprofissional de Terapia Nutricional (EMTN) da Beneficência Portuguesa de São Paulo – BP e BP Mirante. Diretora do GANEP – Nutrição Humana.

Maria Emilia de Souza Fabre

Nutricionista do Ambulatório de Quimioterapia e Radioterapia do Centro de Pesquisas Oncológicas (Cepon) – Florianópolis. Coordenadora Técnica da Equipe Multiprofissional de Terapia Nutricional (EMTN) do Cepon. Nutricionista da Clínica de Videocirurgia do Aparelho Digestivo Florianópolis. Especialista em Terapia Nutricional pela BRASPEN/SBNPE.

Maria Izabel Lamounier de Vasconcelos

Nutricionista Coordenadora dos Cursos GANEP de Especialização. Especialista em Administração Hospitalar e Sistemas de Saúde pela Fundação Getulio Vargas. Mestre em Ciência dos Alimentos do Departamento de Alimentos e Nutrição Experimental da Faculdade de Ciências Farmacêuticas da Universidade de São Paulo (USP). Especialista em Nutrição Clínica pela Faculdade de Ciências da Saúde São Camilo.

Maria Teresa Zanella

Médica Endocrinologista. Doutorado em Endocrinologia pela Universidade Federal de São Paulo (Unifesp). Professora Titular de Endocrinologia da Unifesp, Divisão de Obesidade e Cirurgia Bariátrica.

Mariana Jimenez Marcatto Izeppe
Nutricionista Clínica do Hospital Israelita Albert Einstein. Especialista em Nutrição Funcional pela VP Consultoria Nutricional. Especialista em Nutrição Clínica e Terapia Nutricional pelo GANEP – Nutrição Humana.

Mariana Nicastro
Nutricionista Clínica do Hospital Israelita Albert Einstein. Especialista em Oncologia Multiprofissional pelo Instituto Israelita de Ensino e Pesquisa Albert Einstein. Especialista em Nutrição Clínica e Terapia Nutricional pelo GANEP – Nutrição Humana.

Mirna Maria Dourado Gomes da Silva
Nutricionista Clínica na Unidade de Pediatria e UTI Pediátrica do Hospital Israelita Albert Einstein. Especialista em Nutrição Humana Aplicada e Terapia Nutricional pelo Instituto de Metabolismo e Nutrição (IMeN). Especialista em Nutrição Clínica em Pediatria – Instituto da Criança do Hospital das Clínicas da Faculdade de Medicina da Universidade de São Paulo (HC-FMUSP).

Myrian Spinola Najas
Docente da Disiciplina de Geriatria e Gerontologia da Universidade Federal de São Paulo (Unifesp). Mestre em Epidemiologia pela Unifesp. Especialista em Envelhecimento pela Sociedade Brasileira de Geriatria e Gerontologia (SBGG).

Nelson Hamerschlak
Professor Livre-docente pela Faculdade de Medicina da Universidade de São Paulo (FMUSP). Coordenador do Programa de Hematologia e Transplantes de Medula Óssea do Hospital Israelita Albert Einstein.

Patrícia Lopes de Campos-Ferraz
Pesquisadora Colaboradora da Universidade Estadual de Campinas (Unicamp) – Faculdade de Ciências Aplicadas, Campus Limeira. Orientadora de Pós-graduação Credenciada pelo Programa de Ciências da Nutrição, do Metabolismo e do Esporte da Faculdade de Ciências Aplicadas (FCA) da Unicamp. Doutora em Biologia Funcional e Molecular, Área de Bioquímica pela Unicamp. Graduada em Nutrição pela Faculdade de Saúde Pública da Universidade de São Paulo (FSP-USP).

Polianna Mara Rodrigues de Souza
Médica Geriatra pela Universidade Federal de São Paulo (Unifesp). Especialização em Cuidados Paliativos pela Associacion Pallium Latinoamerica. Responsável pelas Áreas de Cuidados Paliativos e Oncogeriatria da Clínica de Suporte ao Paciente Oncológico do Centro de Oncologia e Hematologia do Hospital Israelita Albert Einstein. Secretária do Comitê de Dor no Idoso da Sociedade Brasileira para o Estudo da Dor (SBED).

Priscila Barsanti de Paula Nogueira

Nutricionista Clínica Sênior da Clínica Médica Cirúrgica do Hospital Israelita Albert Einstein. Membro da Equipe Multiprofissional de Terapia Nutricional (EMTN) do Hospital Israelita Albert Einstein. Especialista em Nutrição Parenteral e Enteral pela Sociedade Brasileira de Nutrição Parenteral e Enteral (SBNPE/BRASPEN). Especialista em Nutrição Clínica pelo Centro Universitário São Camilo e pela Associação Brasileira de Nutrição (ASBRAN).

Rafael J. F. G. Fachina

Licenciatura Plena em Educação Física pela Escola Superior de Educação Física de Cruzeiro (ESC-ESEFIC). Especialista em Fisiologia do Exercício pela Universidade Federal de São Paulo (Unifesp). Mestre em Biodinâmica do Movimento e Esporte pela Universidade Estadual de Campinas (Unicamp). Doutorando em Biodinâmica do Movimento e Esporte pela Unicamp.

Rodrigo Branco Ferraz

Bacharel em Educação Física pela Escola de Educação Física e Esporte da Universidade de São Paulo (EEFE-USP). Especialista em Bases Fisiológicas e Metodológicas do Treinamento Desportivo pela Escola Paulista de Medicina da Universidade Federal de São Paulo (EPM-Unifesp). Mestre em Ciências no Programa de Educação Física pela EEFE-USP e Fundador do Oncofitness – Atividade Física para Pacientes Oncológicos.

Roselaine Oliveira

Nutricionista Especialista em Nutrição em Saúde Pública pela Universidade Federal de São Paulo (Unifesp). Nutrição Clínica pela Universidade de São Paulo (USP) e ASBRAN e Terapia Nutricional pela SBNPE/BRASPEN. Consultora de Qualidade e Segurança da Sociedade Beneficente Israelita Brasileira Albert Einstein (SBIBAE).

Samir Quaresma

Chef de Cozinha do Hospital Israelita Albert Einstein. Gastrônomo pelo Centro Universitário Monte Serrat. Especialista em Segurança Alimentar e Gestão de Qualidade pelo Centro Universitário Monte Serrat.

Sandra Elisa Adami Batista Gonçalves

Médica Nutróloga do Setor de Oncologia e Hematologia do Hospital Israelita Albert Einstein. Coordenadora Clínica da Equipe Multiprofissional de Terapia Nutricional (EMTN) do Hospital Sancta Maggiore (Rede Prevent Senior). Coordenadora da EMTN do Hospital Geral de Itapevi – OSS Cruzada Bandeirante São Camilo. Especialista em Terapia Intensiva pela Associação de Medicina Brasileira (AMIB). Especialista em Nutrição Enteral e Parenteral pela BRASPEN.

Sandra Regina Perez Jardim A. Souza

Nutricionista Sênior do Serviço de Alimentação do Hospital Israelita Albert Einstein. Graduada em Nutrição pela Universidade Bandeirantes de São Paulo. Especialista em Nutrição Clínica pelo Centro Universitário São Camilo. Lean Belt na Metodologia Lean Six Sigma.

Selma Freire Carvalho Cunha
Professora-associada da Divisão de Nutrologia do Departamento de Clínica Médica da Faculdade de Medicina de Ribeirão Preto da Universidade de São Paulo.

Sílvia Maria Fraga Piovacari
Nutricionista Graduada pelo Centro Universitário São Camilo. Coordenadora de Nutrição Clínica do Hospital Israelita Albert Einstein. Coordenadora Técnico-administrativa da Equipe Multiprofissional de Terapia Nutricional do Hospital Israelita Albert Einstein. Coordenadora da Pós-graduação em Nutrição Hospitalar – Instituto Israelita de Ensino e Pesquisa Albert Einstein. Especialista em Nutrição Clínica pela Associação Brasileira de Nutrição – ASBRAN e pelo Centro Universitário São Camilo. Especialista em Nutrição Parenteral e Enteral pela Sociedade Brasileira de Nutrição Parenteral e Enteral – SBNPE/BRASPEN. MBA Executivo em Gestão de Saúde Einstein – INSPER com Extensão Internacional em Barcelona – Espanha.

Simone Tamae Kikuchi
Formada pelo Centro Universitário São Camilo. Nutricionista do Centro Oncológico do Hospital Sírio-Libanês – Unidade Bela Vista. Tutora do Programa de Residência Multiprofissional no Cuidado do Paciente Oncológico do Hospital Sírio Libanês. Coordenadora do Grupo de Estudos NutriOnco.

Thais Eliana Carvalho de Lima
Nutricionista do Hospital Israelita Albert Einstein. Especialista em Nutrição nas Doenças Crônicas Não Transmissíveis pelo Instituto Israelita de Ensino e Pesquisa Albert Einstein. Docente do Curso de Pós-graduação em Nutrição Hospitalar do Instituto Israelita de Ensino e Pesquisa Albert Einstein.

Thaisa de Assis
Nutricionista Clínica no Hospital Israelita Albert Einstein. Docente do Curso de Graduação em Nutrição na Universidade Brasil. Especializada em Cuidados Intensivos de Adultos pelo Programa de Residência Multiprofissional da Universidade Federal de São Paulo (Unifesp). Graduada em Nutrição pela Universidade Estadual Paulista "Júlio de Mesquita Filho" (Unesp).

Thiago José Martins Gonçalves
Médico Graduado pela Faculdade de Medicina de Catanduva (FAMECA). Coordenador Clínico e Técnico Administrativo da Equipe Multidisciplinar em Terapia Nutricional dos Hospital Sancta Maggiore. Coordenador do Serviço de Nutrogeriatria da Rede Prevent Senior.

Vanessa Dias
Nutricionista Graduada pela Pontifícia Universidade Católica de Minas Gerais (PUC Minas). com Residência Multiprofissional em Cuidados Intensivos de Adultos pela Universidade Federal de São Paulo (Unifesp).

Vicente Odone Filho

Professor Titular do Departamento de Pediatria da Faculdade de Medicina da Universidade de São Paulo (FMUSP). Médico Responsável pelo Serviço de Onco-hematologia da Criança do Hospital das Clínicas da Faculdade de Medicina da Universidade de São Paulo – ITACI. Diretor Presidente da Fundação Pró-Sangue Hemocentro de São Paulo. Médico Responsável pela Onco-hematologia Pediátrica do Hospital Israelita Albert Einstein.

Wilson Leite Pedreira Jr.

Diretor Executivo de Oncologia e Hematologia do Hospital Israelita Albert Einstein. MBA pela Fundação Dom Cabral. Pós-MBA Northwestern University – Kellogg School of Management. Doutor em Pneumologia pela Faculdade de Medicina da Universidade de São Paulo.

AGRADECIMENTOS

Gostaríamos de agradecer a toda nossa família, com quem aprendemos os nossos valores de educação e respeito. E a todo o Departamento de Nutrição e de Oncologia e Hematologia do Hospital Israelita Albert Einstein, pelo apoio integral a este projeto.

Ana Paula Noronha Barrére
Andrea Pereira
Nelson Hamerschlak
Sílvia Maria Fraga Piovacari

PREFÁCIO

Nutrição é um conceito inerente a nós seres humanos que, ainda crianças, aprendemos com nossos pais e avós como devemos comer direitinho. A preocupação com a boa alimentação para ajudar a prevenir ou curar doenças também é de conhecimento de todos.

No entanto, nos últimos anos, a aplicação desses conceitos na prevenção e tratamento de pacientes com câncer ganha especial destaque. Com o reconhecimento de que determinados itens de nossa alimentação tornam-se cada vez mais importantes na prevenção e tratamento do câncer e que o estado nutricional e suplementação de determinados elementos mudam as curvas de sobrevida, esse assunto tornou-se central e devemos conhece-lo para melhor tratarmos nossos pacientes.

A iniciativa de um grupo multiprofissional e multidisciplinar de profissionais da saúde revela o que de mais importante existe hoje neste sentido: Como e quais os elementos importantes na prevenção do câncer? Como acompanhar o estado nutricional de nossos pacientes? Quais as diferenças entre os pacientes quando crianças, adultos e idosos? Como melhor avaliar nossos pacientes? Como conduzir nossos pacientes que estão recebendo quimioterapia e radioterapia? Como noções de genômica, imunologia e medicina integrativa se integram nesta temática?

Como hematologista e responsável por uma equipe de transplantes de medula óssea vejo este assunto com um aumento crescente de interesse ao longo dos últimos anos e, cada vez mais, sinto que devemos prestar mais atenção aos aspectos nutricionais na assistência e na pesquisa. Basta citar a importância crescente do microbioma no desfecho em transplantes, da insuficiência da vitamina D na evolução de inúmeras neoplasias e na obesidade e/ou desnutrição na evolução de nossos pacientes.

Espero que a leitura deste livro, preparado com muito carinho e competência por inúmeros profissionais, seja útil a todos.

Boa leitura!

Nelson Hamerschlak

LISTA DE SIGLAS E ABREVIATURAS

ABVD	Atividades Básicas da Vida Diária
ACS	American Cancer Society (Sociedade Americana do Câncer)
ACSM	American College of Sports Medicine (Colégio Americano de Medicina Esportiva)
ADA	American Dietetic Association (Associação Dietética Americana)
AF	Atividade Física
AGA	Avaliação Geriátrica Ampla
AGPI	Ácidos Graxos Poli-insaturados
AGS	Ácidos Graxos Saturados
AHA	American Heart Association
AICR	American Institute for Cancer Research (Instituto Americano de Pesquisa do Câncer)
AIVD	Atividades Instrumentais de Vida Diária
Akt	Proteína serina-treonina quinase
ALA	Ácido Alfa-linolênico
AMB	Área Muscular do Braço
Anvisa	Agência Nacional de Vigilância Sanitária
AP-1	Proteína Ativadora-1
ASG-PPP	Avaliação Subjetiva Global Produzida pelo Próprio Paciente
Aspen	American Society of Parenteral and Enteral Nutrition (Sociedade Americana de Nutrição Parenteral e Enteral)
ATP	Adenosina Trifosfato
BIA	Bioimpedanciometria
BIVA	Análise Vetorial da Bioimpedância Elétrica
Braspen	Sociedade Brasileira de Nutrição Parenteral e Enteral
C	Centígrados
CA	Câncer
CB	Circunferência Braquial
CBA	Compostos Bioativos de Alimentos
CI	Intervalo de Confiança

cm²	Centímetros quadrados
CMB	Circunferência Muscular do Braço
COX	Ciclo-oxigenase
CTH	Células tronco-hematopoiéticas
CTL	Linfocitometria
CYP450	Citocromo P450
DCNT	Doenças Crônicas Não Transmissíveis
DCT	Dobra Cutânea Triciptal
DCV	Doenças Cardiovasculares
DECH	Doença do Enxerto Contra o Hospedeiro
DECHa	Doença do Enxerto Contra o Hospedeiro Aguda
DECHc	Doença do Enxerto Contra o Hospedeiro Crônica
DHA	Ácido Docosa-hexaenoico
DMBA	7, 12, dimetilbenz (A) antraceno
DNA	Ácido Desoxirribonucleico
DNMT	DNA Metiltransferases
DRGE	Doença do Refluxo Gastroesofágico
DRI	Dietary Reference Intake (Ingestão Dietética de Referência)
DXA	Densitometria Corporal
E/I	Estatura ou comprimento/Idade
ECG	Epicatequina Galato
ECOG	Eastern Cooperative Oncology Group (Grupo de Oncologia Cooperativa Oriental)
EGCG	Epigalocatequina-3-galato
ELAM-1	Molécula-1 de Adesão de Leucócitos Endotelial
EN	Estado Nutricional
EPA	Ácido Eicosapentaenoico
ERK	Quinases Reguladas por Sinais Extracelulares
EROs	Espécies Reativas de Oxigênio
Espen	European Society of Parenteral and Enteral Nutrition (Sociedade Europeia de Nutrição Parenteral e Enteral)
FAK	Quinase de Adesão Focal
FAO	Food and Agriculture Organization of the United Nations (Organização das Nações Unidas para a Alimentação e a Agricultura)
FDA	Food and Drug Administration (Administração de Alimentos e Medicamentos dos Estados Unidos)
FFC	Functional Food Center (Centro de Alimentos Funcionais)
FFP	Força de Preensão Palmar
GDS-15	Escala de Depressão Geriátrica 15
GEB	Gasto Energético Basal
GLU	Ácido Glutâmico
GMS	Glutamato Monossódico
HAT	Histonas Acetiltransferase

HDAC	Desacetilases de Histonas
HDL	Lipoproteína de Alta densidade
HU	Unidades de Hounsfield
IBNO	Instituto Brasileiro de Nutrição Oncológica
ICAM-1	Molécula-1 de Adesão Intercelular
IGF-1	Fator de Crescimento Semelhante à Insulina 1
IGFBP-3	Proteína de Ligação 3 ao Fator de Crescimento Semelhante à Insulina
iHDAC	Inibidores de Desacetilases de Histonas
IID	Índice Inflamatório da Dieta
IkBα	Inibidor do κB
IKK	Proteína quinase de IkB
IL-1	Interleucina 1
IL-6	Interleucina 6
IMC	Índice de Massa Corporal
IMC/I	Índice de Massa Corpórea/Idade
IMRT	Radioterapia de Intensidade Modulada
Inca	Instituto Nacional do Câncer
INDEL	Polimorfismos do Tipo Inserção/Deleção
IRAK	Quinase do Receptor de IL-1
JNK	c-Jun N-terminal Quinase
K	Potássio
kcal	Quilocalorias
kg	Quilogramas
kg/m²	Quilograma por metro quadrado
LDL	Lipoproteína de baixa densidade
LDLR	Receptor de LDL
LPS	Lipopolissacarídeos
m²	Metros quadrados
MAN	Miniavaliação Nutricional
MAPK	Proteínas Quinases Ativadas por Mitógenos
MAPKK	Proteínas Quinases Ativadas por Mitógenos Quinase
MEEM	Miniexame do Estado Mental
MEK	Proteína Quinase Ativada por Mitógenos
MG	Massa Gorda
mg/dL	Miligrama/Decilitro
miRNA	microRNA
MLG	Massa Livre de Gordura
mm	Milímetros
mm.	Músculo
mm³	Milímetros cúbicos
MMP	Metaloproteinases da Matriz

MOS	Adequação de Apoio Social
MST	Malnutrition Screening Tool (Instrumento de Triagem de Desnutrição)
MSTC	Malnutrition Screening Tool for Cancer Patient (Instrumento de Triagem de Desnutrição para Paciente com Câncer)
MTHFR	Enzima Metilenotetra-hidrofolato Redutase
mTOR	Alvo da Rapamicina em Mamíferos
MUST	Malnutrition Universal Screening Tool (Instrumento de Triagem Universal de Desnutrição)
MyD	Proteína de Diferenciação Mieloide
Na	Sódio
NADH	Nicotinamida Adenina Dinucleotídeo reduzido
NCI	National Cancer Institute (Instituto Nacional do Câncer)
NE	Nutrição Enteral
NF-κB	Fator Nuclear kappa B
NHANES	National Health Nutrition Examination Survey
NK	Células *Natural Killer*
nmol/L	Nanomol por litro
NP	Nutrição Parenteral
NPT	Nutrição Parenteral
NRS	Nutrition Risk Screening (Triagem de Risco Nutricional)
OMS	Organização Mundial da Saúde
P/E	Peso/Estatura
P/I	Peso/Idade
PCR	Proteína C-reativa
PCT	Procalcitonina
PGH	Projeto Genoma Humano
PI3K	Fosfatidilinositol 3-quinase
PI3K/Akt	Fosfatidilinositol-3-quinase/Serina-treonina Quinase
POF	Pesquisa de Orçamentos Familiares
PPAR	Receptores Ativados por Proliferadores de Peroxissomos
ppm	Partes por Milhão
PPRE	Elementos de Resposta à Proliferadores de Peroxissomos
PS-ECOG	Performance Status-Eastern Cooperative Oncology Group (Status da Performance – Grupo de Oncologia Cooperativa Oriental)
QT	Quimioterapia
QV	Qualidade de Vida
R	Resistência
RNAm	Ácido Ribonucleico Mensageiro
RNM	Ressonância Nuclear Magnética
RR	Risco Relativo
RT	Radioterapia

RXR	Receptor X de Retinoides
SCCM	Society of Critical Care Medicine (Sociedade Médica de Cuidados Críticos)
SFN	Sulforafano
SHBG	Globulina Ligadora de Hormônio Sexual
SIOG	Sociedade Internacional de Oncogeriatria
SIRT1	Sirtuína 1
SNE	Sonda Nasoenteral
SNP	Polimorfismos de Nucleotídeo Único
SO	Suplementação Oral
STATE3	Transdutor de Sinais e Ativador de Transcrição 3
TC	Tomografia Computadorizada
TCL	Triglicérides de Cadeia Longa
TCM	Triglicérides de Cadeia Média
TCTH	Transplante de Células-Tronco Hematopoiéticas
TGI	Trato Gastrointestinal
TLR	Receptor do Tipo *Toll*
TN	Terapia Nutricional
TNE	Terapia Nutricional Enteral
TNF-a	Fator de Necrose Tumoral Alfa
TNF-R	Receptor do Fator de Necrose Tumoral alfa
TNO	Terapia Nutricional Oral
tNOX	NADH Oxidase Associada a Tumor
TNP	Terapia Nutricional Parenteral
TRAF6	Quinase Associada ao Receptor do TNF
TRAMP	Modelo de Camundongos Transgênicos para o Adenocarcinoma de Próstata
TRH	Terapia de Reposição Hormonal
TT	Teste de Tinetti
TUG	*Time Get Up and Go*
US	Ultrassonografia
UTI	Unidades de Terapia Intensiva
v.	Veia
VCAM-1	Molécula-1 de Adesão Celular Vascular
VDR	Receptor de Vitamina D
VEGF	Fator de Crescimento do Endotélio Vascular
VEGFA	Fator A de Crescimento Endotelial Vascular
VET	Valor Energético Total
VO	Via Oral
WCRF	World Cancer Research Found
WHO	World Health Organization
Xc	Reactência

SUMÁRIO

1 Importância da nutrição na oncologia   *25*
Wilson Leite Pedreira Jr.

2 Prevenção do câncer por meio da alimentação   *29*
Dan L. Waitzberg
Fernanda Ramos de Oliveira Pires
Maria de Lourdes Teixeira da Silva
Simone Tamae Kikuchi

3 Importância da avaliação e do acompanhamento nutricional   *41*
Ana Paula Noronha Barrére
Julio Sergio Marchini
Roselaine Oliveira
Selma Freire Carvalho Cunha
Sílvia Maria Fraga Piovacari

4 Obesidade e câncer   *65*
Andrea Pereira
Haila Bockis Mutti
Maria Teresa Zanella

5 Desafios nutricionais em oncogeriatria   *73*
Elci de Almeida Fernandes
Lucíola Barros Pontes
Myrian Spinola Najas
Thiago José Martins Gonçalves

6 Desafios nutricionais em oncopediatria   *83*
Adriana Garófolo
Juliana Moura Nabarrete
Mirna Maria Dourado Gomes da Silva
Vicente Odone Filho

7 Composição corporal em oncologia   *103*
Ana Paula Noronha Barrére
Andrea Pereira
Carla Prado
Ludmila de Oliveira Muniz Koch

8 Importância da nutrição na cirurgia oncológica   *111*
Antonio Luiz de Vasconcellos Macedo
Maria Carolina Gonçalves Dias
Priscila Barsanti de Paula Nogueira

9 Nutrição enteral e parenteral em pacientes oncológicos   *121*
Diogo Oliveira Toledo
Sílvia Maria Fraga Piovacari
Thaisa de Assis
Vanessa Dias

10 Cuidados nutricionais na quimioterapia e radioterapia   *127*
Ana Carolina Pires de Rezende
Ana Paula Noronha Barrére
Juliana Todaro
Márcia Tanaka

11 Manejo nutricional no transplante de células-tronco hematopoiéticas   *141*
Andrea Pereira
Bianca Laselva de Sá
Juliana Bernardo Barban
Nelson Hamerschlak

12 Nutrição nos cuidados paliativos   *153*
Bernard Lobato Prado
Fabiana Lucio
Polianna Mara Rodrigues de Souza

13 Abordagens dietéticas experimentais no tratamento do câncer *159*
Lilian Mika Horie
Maria Izabel Lamounier de Vasconcelos

14 Genômica nutricional *165*
Cristiane Cominetti
Marcelo Macedo Rogero
Maria Aderuza Horst

15 Indicação da imunonutrição no câncer *177*
Jessica Wszolek
Maria Emilia de Souza Fabre
Mariana Nicastro

16 Compostos bioativos e câncer *183*
Fabiana Carvalho de Sousa
Mariana Jimenez Marcatto Izeppe

17 Importância da atividade física no câncer *195*
Patrícia Lopes de Campos-Ferraz
Rafael J. F. G. Fachina
Rodrigo Branco Ferraz

18 Importância da alimentação nos sobreviventes de câncer (*Survivors*) *203*
Ana Paula Noronha Barrére
Denise Tiemi Noguchi
Sandra Elisa Adami Batista Gonçalves

19 Estratégias para melhorar a aceitação alimentar no hospital *211*
Franciele Corcino Saito
Luci Uzelin
Samir Quaresma
Sandra Regina Perez Jardim A. Souza
Thais Eliana Carvalho Lima

Anexos e apêndices *217*

1

IMPORTÂNCIA DA NUTRIÇÃO NA ONCOLOGIA

■ Wilson Leite Pedreira Jr.

Está muito clara a necessidade de se entender e abordar as patologias oncológicas por meio de uma estratégia de integração e integralidade. O assunto tem sido discutido nos congressos nacionais e internacionais, ocupando cada vez mais espaço na literatura. Grande parte dos problemas de qualidade e custo da saúde e, principalmente da saúde oncológica, está na falta de integração, na falta de planejamento multidisciplinar e na falta de protocolos baseados em evidências científicas.

Essa necessidade, não se restringe apenas a integração da Cirurgia Oncológica, Oncologia Clínica e Radioterapia, mas deve ser entendida em toda sua cadeia, adicionando-se a visão do diagnóstico, dos cuidados paliativos, da medicina integrativa, da psicologia, da onco-genética etc. Como vemos, estamos falando de atividades de saúde, médicas e multidisciplinares. E, nesse contexto, destaca-se a importância da Nutrição e da Nutrologia especializadas para Oncologia.

Em uma visão ampla, que é o que deve permear qualquer análise de saúde, precisamos desenvolver a disseminação da informação e aplicação das melhores terapêuticas nutricionais à população e aos pacientes.

O início deste planejamento de estratégia, ainda tão pouco abordado, deve ter seu foco na prevenção. Está muito claro o papel de uma boa estratégia nutricional na prevenção de patologias oncológicas, tanto na limitação de alimentos com risco, quanto no estímulo de alimentos benéficos para os diversos tipos de câncer. Neste campo alguns trabalhos instigantes da literatura mostram relações no nível celular da interação nutricional e a genética do câncer. Tão importante quanto isso, é o controle da pandemia de obesidade, que é também fator predisponente para o desenvolvimento do câncer.

Como sabemos, o estado nutricional do paciente oncológico pode ser afetado sobremaneira por diversos fatores adjuvantes: as caraterísticas catabólicas do câncer, sua localização, os efeitos do tratamento, as distimias etc. podendo chegar a estados nutricionais que interferirão definitivamente no sucesso terapêutico. A desnutrição pode levar a hospitalização prolongada, redução da resposta ou maior de toxicidade relacionada ao tratamento, deterioração da qualidade de vida e pior prognóstico geral. A interferência precoce e adequada, de uma equipe de nutrologistas e nutricionistas consiste em fator crítico de sucesso no tratamento holístico e integrado. Temas e indicações importantes referentes ao impacto dos alimentos em medicamentos anticâncer (interações entre medicamentos e suplementos nutricionais ou herbais), suporte nutricional durante o tratamento do câncer, monitoramento do estado nutricional e apoio nutricional durante o tratamento do câncer precisam, cada vez mais ser estudados, protocolados e suas melhores evidências difundidas.

Todas as principais modalidades de tratamento do câncer, (cirurgia, radiação e quimioterapia) afetam significativamente as necessidades nutricionais e alteraram hábitos alimentares regulares. A avaliação nutricional para os pacientes em tratamento, ou sob controle da doença, deve começar tão logo quanto possível, levando em consideração os objetivos do tratamento (curativo, controle ou paliação), ao mesmo tempo em que se concentra tanto no estado nutricional atual quanto nos sintomas nutricionais esperados.

Uma vez definida a necessidade de suplementação ou auxilio nutricional, o uso e a correta indicação de nutrição parenteral e nutrição enteral durante o tratamento de câncer, deve ser foco de desenvolvimento. Existe ainda a necessidade de avançarmos no conhecimento destas técnicas de nutrição, para uma escolha adequada para cada situação, para cada paciente. A discussão sobre a melhor estratégia nutricional (parenteral ou enteral, por exemplo), precisa ser melhor explorada com investimento em estudos robustos e conclusivos. Mas parece claro que atualmente constata-se enormes evoluções na aplicação de um processo de tomada de decisão adaptado às necessidades do paciente, que permite escolher adequadamente a estratégia de suporte nutricional ideal.

O papel do nutricionista é fundamental nas discussões éticas e consensuais para o paciente em cuidados paliativos, no planejamento da nutrição artificial e hidratação em pacientes que estão na iminente terminalidade.

A responsabilidade dos agentes de saúde na sustentabilidade do acesso populacional à saúde, ao melhor custo efetividade, com a melhor experiência para o paciente ("Tripla Meta", difundida pelo Institute for Healthcare Improvement), passa pelo planejamento multidisciplinar, em que a Nutrição e a Nutrologia, atuando preventivamente e terapeuticamente na cadeia da atenção oncológica, tem papel destacado e importante.

LEITURA RECOMENDADA

American Cancer Society. Guidelines on nutrition and physical activity for cancer prevention. *C. A. Cancer J. Clin.*; v. 62; 1, 2012: 30-67.

Akinyemiju, T.; Moore, J. X.; PISU, M.; Lakoski, S. G.; Shikany, J.; Goodman, Judd, M.; S. E. A prospective study of dietary patterns and cancer mortality among blacks and whites in the regards cohort. *International Journal of Cancer*, 2016, 139, 10, 2221.

Supic, G.; Jagodic, M. & MAGIC, Z. *Epigenetics*: a new link between nutrition and cancer, nutrition and cancer, 65: 6, 781-792, 2013.

Arnold M.; Leitzmann M.; Freisling H.; Bray F.; Romieu I.; Renehan A.; Soerjomataram I. *Obesity and cancer*: an update of the global impact. *Cancer epidemiol.* 2016, (41): 8-15.

Bhuachalla, É. Ní; Connor, A. O'; Healy, J.; F.; Dwyer, A.; RYAN, M. Good nutrition for cancer recovery-a nutritional resource for the treatment of cancer – induced weight loss. *Nutrition Bulletin* 2016, 41(2): 151-154.

Caccialanza, R.; Pedrazzoli, P.; Cereda, E.; Gavazzi, C.; Pinto, C.; Paccagnella, A.; Beretta, G. D.; Nardi, M.; Laviano, A. Nutritional support in cancer patients: a position paper from the italian society of medical oncology (AIOM) and the Italian Society of Artificial Nutrition and Metabolism (SINPE). *J. Cancer.* 2016 1; 7(2): 131-135.

Brisard, L.; Le Gouge, A.; Lascarrou, J. B.; Dupont, H.; Asfar, P.; Sirodot, M.; Piton, G.; Bui, H. N.; Gontier, O.; Hssain, A. A.; Gaudry, S.; Rigaud, J. P.; Quenot, J. P.; Maxime, V.; Schwebel, C.; Thévenin, D.; Nseir, S. Parmentier, E. El Kalioubie, A.; M.; Leray, V.; Rolin, N.; Bellec, F.; Das, V.; Ganster, F.; Guitton, C.; Asehnoune, K.; Bretagnol, A.; Anguel, N.; Mira, J. P.; Canet, E.; Guidet, B.; Djibre, M.; Misset, B.; Robert, R.; Martino, F.; Letocart, P.; Silva, D.; Darmon, M.; Botoc, V.; Herbrecht, J. E.; Meziani, F.; Devaquet, J.; Mercier, E.; Richecoeur, J.; Martin, S.; Gréau, E.; Giraudeau, B.; Reignier, J. *Impact of early enteral versus parenteral nutrition on mortality in patients requiring mechanical ventilation and catecholamines*: study protocol for a randomized controlled trial (NUTRIREA-2) Trials. 2014 23; 15: 507.

Kerr, D. J.; Midgley, R. Can we treat cancer for a dollar a day? Guidelines for Low – Income Countries. *N. Engl. J. Med.* 2010; 363: 801-803.

2
PREVENÇÃO DO CÂNCER POR MEIO DA ALIMENTAÇÃO

Dan L. Waitzberg • Fernanda Ramos de Oliveira Pires
Maria de Lourdes Teixeira da Silva • Simone Tamae Kikuchi

INTRODUÇÃO

Na atualidade, o câncer é a segunda causa de morte por doença no Brasil. A estimativa para o Brasil, biênio de 2016-2017, aponta a ocorrência de cerca de 600 mil novos casos da doença, sendo que os cânceres mais comuns diagnosticados globalmente são os do pulmão, mama e intestino grosso. Esse número deverá aumentar para 22 milhões por ano nas próximas duas décadas. A situação alarmante enfatiza a necessidade de medidas de prevenção urgentes para vencer a batalha contra o câncer.

A nutrição tem um papel fundamental tanto na prevenção do câncer quanto na carcinogênese. Dados estimados da Organização Mundial da Saúde (OMS) mostram que determinados fatores da dieta são responsáveis por aproximadamente 30% dos cânceres nos países desenvolvidos e 20% nos países em desenvolvimento.

A nutrição atua como fator de prevenção primária do câncer de duas maneiras: pela ingestão de alimentos que atuam como fator de proteção contra essa doença, e evitando-se a ingestão de alimentos que contenham fatores cancerígenos.

O dano oxidativo ao DNA pode ser alterado por alguns fatores dietéticos e aumentado pela presença de gorduras poli-insaturadas ou reduzido por antioxidantes. O risco para mutações pode ser acentuado no caso de baixa ingestão de componentes necessários para a síntese de DNA e os níveis de hormônios endógenos podem influenciar o ciclo celular e resultar em uma ação potencial na incidência de câncer.

Hábitos alimentares saudáveis podem prevenir de 3 a 4 milhões de casos novos de cânceres a cada ano. Evidências epidemiológicas apontam que 35% dos cânceres ocorrem devido a adoção de dietas inadequadas. Tais achados são baseados em padrões alimentares e prevalência de câncer ao redor do mundo. A alimentação adequada desde os primeiros anos de vida pode prevenir metade das mortes por doenças cardiovasculares e um terço das causas por câncer.

É importante enfatizar que a alimentação adequada, além de fornecer energia e nutrientes essenciais, pode contribuir para a promoção de efeitos fisiológicos benéficos, prevenindo ou retardando a doença. Os alimentos que contêm essas propriedades são denominados *alimentos funcionais*, responsáveis por exercer ação metabólica ou fisiológica que contribui para a saúde e para a diminuição de morbidades crônicas.

Varjão *et al.* (2009) avaliaram 935 pacientes e demonstraram que o perfil nutricional dos pacientes está relacionado ao tipo de tumor e ao estágio da doença, que o estado nutricional pode ser considerado um fator de risco para desenvolvimento do câncer e que pode também ser um indicador de mau prognóstico para pacientes oncológicos.

Entre as principais estratégias preventivas do combate ao câncer, destaca-se a quimioprevenção, que surgiu como uma opção terapêutica pelo uso de uma ou mais substâncias químicas, com o objetivo de inibir, retardar ou reverter o processo carcinogênico. Os principais alimentos funcionais com ação quimiopreventiva são:

- *Fitoquímicos:* isoflavona e licopeno.
- *Alimentos com ação antioxidante, a qual previne a formação de radicais livres:* ácidos graxos poli-insaturados (ômega-3).
- *Alimentos com ação anti-inflamatória, a qual reduz o crescimento tumoral:* peptídeos ativos (arginina e glutamina).
- *Nutrientes com ação imunomoduladora:* prebióticos (inulina ou fruto oligossacarídeo) e probióticos (lactobacilos).
- Entre os alimentos que apresentam esses componentes, destacam-se soja, tomate, brócoli, couve-flor, repolho, alho, cenoura, linhaça, óleo de peixe, chá verde, uva roxa, frutas vermelhas, açafrão, gengibre e alcachofra. Quanto às frutas, aponta-se para a recomendação de um plano dietético específico, destacando a importância dos compostos quimiopreventivos que atuam na probabilidade de reduzir o número de casos novos e de reincidência da doença.

É importante lembrar também que nenhum alimento isolado é capaz de prevenir ou induzir o câncer. Isso depende de fatores internos e externos, entre os quais a dieta como um todo. No entanto, depois que a doença está instalada, a dieta toma dimensões diferentes, devendo fazer parte do tratamento terapêutico, a fim de minimizar os prejuízos decorrentes da doença, bem como aumentar a defesa imunológica do organismo.

FATORES CANCERÍGENOS DOS ALIMENTOS

Gorduras

As gorduras estão associadas à incidência do câncer de intestino grosso, mama e próstata, principalmente. Seu mecanismo de ação pode acontecer em várias etapas do processo da carcinogênese, principalmente. Podem levar ao estresse oxidativo constante (distúrbio no balanço pró-oxidante/antioxidante, em favor do primeiro) e à geração de espécies reativas que podem causar dano ao DNA; podem ter efeitos sobre a proliferação celular e sobre as vias de transdução de sinais, levando à expressão alterada de genes; e podem levar a alterações estruturais e funcionais nas membranas celulares, resultando em alterações nos receptores hormonais e de fatores de crescimento.

Nitrosaminas

Os nitritos e nitratos são substâncias com potencial cancerígeno. O antigo hábito de usar sal grosso na conservação de carnes e peixes era um dos responsáveis pela alta incidência de câncer gástrico. Atualmente, com o uso de geladeira por praticamente toda a população brasileira, a modificação do modo de conservação das carnes levou à diminuição das taxas de incidência desse tumor (motivada também por outros fatores). Entretanto, ainda se deve ter o cuidado de evitar esse tipo de conservação.

Outros cuidados com relação a essas substâncias na alimentação referem-se aos denominados embutidos (salsichas, presuntos etc.).

Cuidados são também necessários para se evitar a utilização de quantidades excessivas de nitratos como adubo, que podem ser transferidos para os alimentos ou para a forragem que alimenta o gado e, consequentemente, para estes e para os consumidores.

Alimentos defumados

Os alimentos defumados podem conter uma série de substâncias aromáticas policíclicas com poder cancerígeno, como o benzopireno, o fluoranteno, o criseno e o benzoantraceno. Inúmeros autores demonstraram o aumento da incidência de câncer, sobretudo de estômago e intestino grosso, entre consumidores corriqueiros desse tipo de alimento.

Corantes

Uma grande quantidade de corantes é utilizada na alimentação para dar aos alimentos um aspecto mais atraente. Os alimentos em que se encontram mais corantes são: doces, balas, bolos, biscoitos, refrigerantes, manteiga, queijos, embutidos, sorvetes etc.

Nem todos os corantes têm potencial cancerígeno. Alguns mais perigosos, como o amarelo-manteiga, são proibidos. Em uma alimentação ideal, deve-se evitar o consumo em excesso de alimentos com corantes artificiais, dando-se preferência aos que contenham corantes naturais.

Praguicidas

São substâncias usadas na lavoura para eliminar destruidores da colheita. Compreendem os inseticidas, os fungicidas e os herbicidas. Muitas dessas substâncias apresentam potencial cancerígeno, principalmente para câncer de fígado, de pulmão e linfomas, contaminando os legumes, as verduras e as frutas, se utilizadas em excesso.

FATORES PROTETORES DOS ALIMENTOS

Por ser o câncer, na maioria das vezes, doença de difícil tratamento, a ideia de prevenir o seu aparecimento atrai diversos pesquisadores para estudar a sua quimioprevenção. A quimioprevenção pode ser entendida como o uso de compostos naturais (encontrados em alimentos) ou sintéticos para intervir precocemente em estágios pré-cancerosos, inibindo, retardando ou revertendo o câncer.

Nenhum alimento ou componente alimentar isolado pode proteger contra o câncer. Mas existem evidências que apontam para a diminuição de risco de diversos tipos de cânceres com o consumo de uma dieta alimentar com grande variedade de alimentos saudáveis de origem vegetal, como legumes, frutas, grãos integrais e feijões. Sabemos que os alimentos podem combater o aparecimento de câncer de uma maneira direta ou indireta.

Quando dizemos de maneira direta é porque resultados de estudos científicos, com substancias isoladas como minerais, vitaminas e compostos bioativos, muitos fitoquímicos (compostos de natureza química, produzidos por vegetais) demonstram efeitos anticâncer. Entretanto, as evidências sugerem que o ponto chave da "dieta anticâncer" é a sinergia de compostos que trabalham em conjunto em nosso organismo para oferecer proteção para as células saudáveis contra o desenvolvimento de câncer. Como exemplo citamos o resveratrol, um poderoso composto bioativo com propriedades anticâncer encontrado na uva, e seus derivados. Contudo o resveratrol responde por apenas um entre vários compostos bioativos encontrados na uva. Existem ainda as catequinas e epicatequinas encontradas nas sementes de uvas, e componentes que são importantes desenvolvimento da coloração do vinho, como a quercetina, caempferol e miricetina.

Estima-se que existam na natureza cerca de 25 mil compostos bioativos alimentares. Ainda sabemos muito pouco como eles agem de forma isolada e principalmente em conjunto para promover a nossa saúde e evitar a doença. No entanto, o nosso conhecimento atual reforça a importância de ingestão de uma grande variedade de vegetais, frutas e legumes. O instituto americano de pesquisa do câncer American Institute for Cancer Research (AICR) recomenda que no mínimo dois terços do prato seja preenchido com vegetais, frutas, grãos integrais e feijões. Existe uma lista de alimentos que podem ser considerados "anticâncer", e apresentamos alguns para descrever com mais detalhes: maçãs, brócoli e vegetais crucíferos, café, linhaça, leguminosas (feijão, ervilhas e lentilhas), soja, vegetais folhosos verdes escuros, alho, uva e suco de uva, chá verde, tomate, grãos integrais.

Brócoli e vegetais crucíferos

O brócoli é provavelmente o vegetal crucífero mais conhecido. Mas existem outros, nesta categoria, como a couve de bruxelas, repolho, couve, couve-flor, nabo e outros vegetais folhosos verdes escuros.

Quais são as propriedades dos vegetais crucíferos na prevenção do câncer?

Quase todos eles são fontes excelentes de vitamina C e alguns são boas fontes de manganês. Os vegetais verdes escuros são ricos em vitamina K. Além disso, são excelentes fontes de ácido fólico (vitamina B_9). O brócoli é uma boa fonte de potássio. Essas vitaminas e minerais atuam como antioxidantes como o sulforafano (um tipo de fitoquímico) e reguladores do organismo. Os fitoquímicos típicos do brócoli são os compostos que contêm enxofre incluindo os isotiocianatos, índoles e ditioltionas. O sulforafano é um antioxidante e um estimulador das enzimas desintoxicadoras naturais, ajudando na pressão arterial e no metabolismo do colesterol. Além disso, diversos benefícios do sulforafano foram descritos, como aumento do gene que diminui ou impede a formação do tumor (proteína p53), ativam enzimas responsáveis por processos de desintoxicação, alteram o metabolismo de estrogênios e diminuem a metilação do DNA (que muitas vezes, quando alterada pode predispor a formação do tumor). Estudos demonstram que indivíduos que consumiram 100 g de brotos de brócoli diariamente, durante uma semana, tiveram seus índices de colesterol reduzido. Outros estudos mostraram benefícios com a ingestão de quantidade de uma xícara de chá desses vegetais, duas vezes ao dia, na prevenção contra o câncer.

Café

O café ao longo dos séculos tornou-se uma das bebidas mais populares no mundo de hoje. No Brasil, o consumo de café em 2010 foi de aproximadamente 5,82 kg *per capita* enquanto nos Estados Unidos foi 4,11 g *per capita* e na União Europeia foi 4,92 kg *per capita*.

Quais são as propriedades do café para a prevenção do câncer?

O café é fonte de vitamina B_2 (riboflavina) e contém quantidade significativa de antioxidantes. Dentre as substâncias bioativas encontradas no café, estão: ácido clorogênico (composto antioxidante) e o ácido quínico, fitoquímicos que contribuem para o sabor ácido do café. O cafestol e *kahweol* são compostos extraídos durante a infusão do café. Os componentes cafestol e *kahweol* apresentam efeitos potencialmente sobre o colesterol plasmático. Contribuindo com uma proteção aos vasos sanguíneos contra a formação de placas de ateroma.

Os antioxidantes do café (ácido clorogênico e o ácido quínico) são essenciais para a manutenção celular. Além disso, os diterpenos cafestol e *kahweol*, presentes na fração lipídica do café, possuem ainda atividade quimioprotetora e anticarcinogênica. Estudos demonstram que a capacidade antioxidante do café em relação aos resultados de prevenção ao dano no DNA tem ações diferentes em relação ao grau de torrefação. O extrato do grão com maior grau de torrefação parece ter maior poder antioxidante. Estudos mostram que o consumo moderado e alto de café (5 xícaras ou mais) pode diminuir o risco de morte por câncer de boca e faringe e pele, ou diminuir a incidência de câncer de próstata, fígado, mama, cólon, esôfago e pulmão.

Vegetais folhosos

Espinafre, couve, alface, mostarda, couve, chicória e acelga são exemplos desses vegetais.

Quais são as propriedades dos vegetais folhosos para a prevenção do câncer?

São excelentes fontes de ácido fólico, fibras e diversos carotenoides, como a luteína e zeaxantina. A luteína e zeaxantina são substâncias responsáveis pela cor de peixes, aves e em alguns vegetais amarelos, alaranjados, vermelhos e verdes; tais como nectarina, laranja, mamão, pêssego, brócoli, couve-de-bruxelas, repolho, couve-flor, ervilha, milho, rúcula, dentre outros.

Os alimentos que contêm carotenoides, provavelmente, protegem contra câncer de boca, faringe e laringe. Os pesquisadores acreditam que os carotenoides podem prevenir o câncer, agindo como antioxidantes.

Os antioxidantes possuem papel importante na redução da oxidação lipídica em tecidos, pois quando incorporado na alimentação humana não conserva apenas a qualidade do alimento, mas também reduz o risco de desenvolvimento de doenças, como arteriosclerose e câncer.

Leguminosas (feijão, ervilhas e lentilhas)

Quais são as propriedades das leguminosas (feijão, ervilhas e lentilhas) para a prevenção do câncer?

Feijão e ervilhas são ricos em fibras são ótimas fontes de proteína. Eles também são excelente fonte de ácido fólico. Os alimentos que contêm ácido fólico ajudam a reduzir o risco de câncer de pâncreas, provavelmente devido ao papel do ácido fólico na divisão de células saudáveis e reparação de células danificadas. Além disso, atualmente, sabe-se que os pigmentos responsáveis pela cor do tegumento (parte externa da semente) em feijão são os flavonoides. Isso pode explicar por que a concentração desse composto é maior no feijão preto.

Uma concha por dia é suficiente para impedir que tumores se desenvolvam nas mamas e intestino.

Linhaça

A Linhaça tem sido muito utilizada para fins nutricionais e medicinais.

Quais são as propriedades da linhaça para a prevenção do câncer?

É excelente fonte de magnésio, manganês, tiamina, fibras e boa fonte de selênio e cobre. Quatro colheres de sopa de semente de linhaça moída contêm mais de sete gramas de fibras. Além disso, a semente de linhaça é rica em fitoestrógenos com as lignanas, contêm grande quantidade de ácido alfa-linolênico (ALA): uma gordura da família dos ácidos graxos ômega 3 e também de gama-tocoferol: uma forma de vitamina E.

O óleo de linhaça fornece ácido alfa-linolênico e duas formas de vitamina E o alfa e gama-tocoferol, porém não é uma fonte de fibras, selênio ou outros nutrientes citados anteriormente.

Alho

O alho pertence à família de vegetais chamados *Allium*, incluindo também a cebola, cebolinha, alho-poró e cebolinha. Os estudos mostraram o potencial do alho (*Allium sativum L.*) e da cebola (*Allium cepa L.*), p. ex.: na prevenção de alguns cânceres.

Quais são as propriedades do alho para a prevenção do câncer?

O alho e a cebola são alimentos ricos em vitaminas B_1, B_6 e C, fósforo ferro, potássio, zinco, magnésio, selênio, iodo, cobre, cálcio além de compostos bioativos dos alimentos, como a quercetina e a alicina. Alicina contribui para reduzir os riscos de infarto, favorece o bom funcionamento do sistema imunológico, aumenta o colesterol bom (HDL) e reduz o ruim (LDL), previne a aterosclerose e o câncer.

As evidências demonstram que esses alimentos, em particular, o alho, provavelmente diminuem as chances de desenvolver câncer gástrico e colorretal.

Em estudos *in vitro*, ou seja, realizados no laboratório, demonstraram a capacidade dos componentes do alho em retardar ou impedir o crescimento de tumores no tecido da próstata, bexiga, cólon e estômago.

Uva e suco de uva

Tanto as uvas quanto o suco de uva são ricos em resveratrol, um tipo de fitoquímico. A pele das uvas vermelhas e roxas contém significativamente mais resveratrol do que as uvas verdes. Vinho tinto também contém resveratrol. No entanto, existem evidências convincentes de que o **álcool é** associado com aumento do risco de cânceres de boca, faringe e laringe, esôfago, mama (pré e pós-menopausa) e cólon e reto (nos homens), assim, o vinho não **é** um recomendado para prevenir do câncer.

Quais são as propriedades da uva e suco de uva para a prevenção do câncer?

Os estudos sugerem que os polifenois, como o resveratrol, possuem potente ação antioxidante e anti-inflamatória. Estudos realizados em laboratório, o resveratrol impediu danos celulares conhecidos por desencadear o processo de câncer em modelos de células, tecidos e animais. Em diversos estudos, o resveratrol bloqueou o desenvolvimento de câncer da mama, pele e leucemia em diversas fases da doença.

Chá verde

Desde os tempos antigos, o chá tem sido usado como bebida e medicamento. Ambos os chás preto e verde contêm numerosos ingredientes ativos, incluindo polifenois e flavonoides, que são potentes antioxidantes. Uma classe de flavonoides chamados catequinas recentemente se tornou o foco por seu potencial "anticâncer". O chá é a melhor fonte de catequinas na dieta humana, e chá verde contém cerca de três vezes a quantidade de catequinas encontradas no chá preto.

Quais são as propriedades do chá verde para a prevenção do câncer?

Em estudos *in vitro* o chá verde demonstrou retardar ou impedir completamente o desenvolvimento do câncer em células de cólon, fígado, mama e próstata. Outros estudos envolvendo o chá verde mostraram efeitos protetores semelhantes em tecidos do trato pele, pulmão e digestivo. Estudos que seguem a dieta de indivíduos durante vários anos (especialmente estudos realizados na **Ásia,** onde o consumo de chá verde **é** comum) também associaram o uso regular de chá verde com menor risco de bexiga, cólon, estômago pâncreas e câncer de esôfago.

Soja

Tofu, leite de soja e missô são alguns dos alimentos provenientes da soja. A soja é um alimento de origem vegetal com uma **ótima** composição de aminoácidos necessários para a produção de proteínas.

Quais são as propriedades da soja para a prevenção do câncer?

Além da proteína, a soja é boa fonte de fibras, potássio, magnésio, cobre e manganês, também apresenta boa quantidade de gordura poli-insaturada, tanto o **ômega** 6 (ácido linoleico) e **ômega** 3 (alfa-linolênico). Contém uma variedade de fitoquímicos e compostos ativos como:

- *Isoflavonas:* um grupo de fitoestrógenos, que inclui a genisteína, daidzeína e gliciteína.
- *Saponinas:* estes compostos podem ajudar a reduzir o colesterol, proteger contra o câncer e afetar os níveis de glicose no sangue.
- *Ácidos fenólicos:* este grupo de fitoquímicos está sendo estudado pelo seu potencial para impedir que as células de câncer migrem pelo corpo.
- **Ácido** *fítico:* comumente encontrados em cereais e legumes, pode atuar como um antioxidante.

Uma boa recomendação para o consumo de soja é incluir todo dia duas colheres de sopa dos grãos ou um copo de leite de soja ou duas colheres de sopa da farinha de soja.

Abóbora

A **área** de cultivo da abóbora no Brasil ultrapassa 20 mil hectares, embora a maior parte da produção seja destinada **à** exportação. As abóboras são muito apreciadas e consumidas sob as formas de doces ou em diversos pratos salgados

Quais são as propriedades da abóbora para a prevenção do câncer?

Abóboras são excelentes fontes de vitamina A, boas fontes de vitamina C e fibras. São ricos em carotenoides incluindo: betacaroteno e alfa-caroteno: estes carotenoides podem atuar como antioxidantes. Além disso, o organismo converte estes em vitamina A, importante nutriente para a função imunológica e para manter outras funções fundamentais nas células saudáveis. Elas também contêm grande quantidade de luteína e zeaxantina (fitoquímicos).

Tomates

A tonalidade vermelha do tomate vem principalmente de um fitoquímico chamado licopeno. Pesquisadores estudiosos de câncer de próstata se interessaram por esse composto, pois ele tende a se concentrar nos tecidos da próstata. Em modelos animais, o consumo de compostos de tomate tem sido associado a reduções importantes no risco de câncer de próstata.

Quais são as propriedades do tomate para a prevenção do câncer?

Há evidências de que este potencial contra o câncer aumenta se os tomates são consumidos em uma forma processada que permite que estes compostos naturais sejam absorvidos mais facilmente, como na pasta de tomate ou molho de tomate. No laboratório, os componentes do tomate tiveram ação de parar a proliferação de várias células cancerosas de diversos tipos, incluindo mama, endométrio, pulmão. Um fruto médio por dia é suficiente para prevenir de diversos tipos de cânceres.

Cereais integrais

De acordo com a sociedade dos Estados Unidos que regulamenta a alimentação (FDA, 2006), o cereal integral consiste em um grão íntegro cujos componentes anatômicos principais: o endosperma, germe e casca (farelo), estão presentes nas mesmas proporções que existem no grão intacto. Grãos refinados têm geralmente o farelo e germe removido, deixando apenas o endosperma.

Um exemplo de cereal integral pode ser o arroz integral enquanto o arroz branco é processado. Os cereais integrais são ricos em fibras, vitaminas, minerais e centenas de compostos fitoquímicos. Além disso, inclui alguns antioxidantes citados como as lignanas e saponinas.

Assim, podemos concluir que a alimentação equilibrada contém diversos tipos de nutrientes, vitaminas, e compostos como os antioxidantes que trazem diversos benefícios a saúde de nossas células e do organismo como um todo.

Quais são as propriedades dos cereais integrais para a prevenção do câncer?

No Brasil, o inquérito POF (Pesquisa de Orçamentos Familiares) revelou que ingerimos em média apenas 20 g de salada crua por dia. A alimentação com dieta variada, equilibrada e rica nos alimentos descritos nesse capitulo pode ajudar a prevenir diversos tipos de câncer. Podemos começar em casa nossa nova alimentação anticâncer. Esses hábitos devem ser incorporados a nossa rotina diária para melhores resultados.

Fibras

As fibras na alimentação desempenham um papel importante na prevenção de determinados tipos de câncer, como o câncer do intestino grosso. Elas atuam diluindo os esteroides fecais resultantes do metabolismo das gorduras ingeridas. Como absorvem água, aumentam o bolo fecal e, consequentemente, diminuem o tempo de trânsito no intestino – o bolo fecal aumentado torna o peristaltismo mais rápido. Dessa forma, é menor o tempo de ação cancerígena desses esteroides fecais na mucosa intestinal. Os legumes, verduras e frutas são ricos em fibras e, atualmente, muitos alimentos industrializados vêm também enriquecidos com elas.

Vitamina A

A vitamina A atua no controle da diferenciação das células epiteliais e sua deficiência pode influir no desenvolvimento de cânceres epiteliais. Saffiotti *et al.*, demonstraram em animais (*hamster*) que doses mais elevadas de vitamina A inibem o desenvolvimento de metaplasias e de cânceres epiteliais do trato respiratório.

Bjelke estudou um grupo de 8.278 homens, e no grupo de fumantes, a incidência de câncer de pulmão foi maior naqueles que tinham uma dieta fraca em vitamina A.

São ricos em vitamina A: cenoura, abóbora, fígado, espinafre, melão, batata-doce, brócoli, manga, pêssego, beterraba, lentilha, banana, melancia e caqui.

Selênio

Presente em inúmeros alimentos, como frutos do mar, vísceras, alho, cebola, milho, cereais integrais, cogumelo e castanha-do-pará, atua nos mecanismos de reparo do DNA e também tem efeito antioxidante.

CONSIDERAÇÕES FINAIS

Em 2013, o Instituto Nacional Francês de Câncer considerou dez fatores associados: bebidas alcoólicas, sobrepeso e obesidade, carnes vermelhas e carnes processadas, sal e alimentos salgados, suplementos de betacaroteno, atividade física, frutas e verduras, fibra dietética, lacticínios, amamentação. As diretrizes nacionais e internacionais também descrevem esses fatores como preventivos. Esses fatores estão descritos a seguir:

- **Mantenha-se no peso saudável**
  Manter-se no peso adequado é uma das medidas mais importantes para reduzir o risco de câncer e de outras doenças crônicas, como diabetes e doenças cardíacas. O excesso de gordura corporal pode liberar uma série de hormônios no corpo, fazendo com que aumente o risco de câncer de cólon, pâncreas, endométrio e mama (em mulheres pós-menopausa).

- **Faça atividade física**
  A atividade física regular evita o ganho de peso e reforça o sistema imunológico. A recomendação é de no mínimo 30 minutos de atividade física moderada por dia (caminhada moderada).

- **Evite bebidas açucaradas e alimentos ricos em gordura**
  Evitar alimentos ricos em açúcar e gordura pode ajudar a evitar a obesidade e o risco de desenvolvimento de câncer.

- **Consuma diariamente frutas, legumes, verduras e grãos integrais**
  Esses alimentos são ricos em fibras e antioxidantes que podem ajudar a diminuir o risco de câncer de boca, faringe, esôfago, estômago, pulmão, pâncreas e próstata. Eles podem fortalecer o sistema imunológico e proteger as células contra os danos no seu DNA.

- **Limite o consumo de carne vermelha e evite os embutidos**
  Limite a quantidade de carne vermelha para <500 g por semana e evite os embutidos e carnes processadas (presunto, mortadela, salame, salsicha, bacon, carne defumada).

  As carnes processadas e os embutidos têm grande quantidade de conservantes e sódio podendo aumentar o risco de câncer.

- **Evite a bebida alcóolica**
  Todos os tipos de bebida alcoólica aumentam o risco de vários tipos de câncer (boca, faringe, esôfago, mama, colorretal), pois podem danificar diretamente o DNA.

- **Evite alimentos ricos em sódio**
  Estudos têm mostrado que a ingestão elevada de sódio pode aumentar o risco de desenvolvimento de câncer. Segundo a OMS, a recomendação para adultos é de 5 g de sal por dia ou 2 g de sódio.

- **Aleitamento materno**
  Amamentação pode proteger as mães contra o câncer de mama. A amamentação também pode proteger o bebê do excesso de peso na vida adulta, e adultos com excesso de peso tendem a ter maior risco para o desenvolvimento de câncer.

- **Alimentação saudável após tratamento**
  Após o término do tratamento, os pacientes devem manter uma alimentação saudável, variada e equilibrada, praticar exercício físico e se manterem ativos, pois essas medidas podem ajudar a prevenir a recorrência do câncer.

- **Cuidado com o uso de suplementos de vitaminas e minerais**
  Suplementos com altas doses de vitaminas e minerais podem aumentar o risco de câncer. A melhor forma de reduzir o risco é escolher uma dieta equilibrada e variada.

LEITURA RECOMENDADA

World Cancer Research Fund & American Institute for Cancer Research. *Food and prevention of cancer*: a global perspective. Washington: World Cancer Research Fund & American Institute for Cancer Research, 1997.

Lederer, J. *Alimentação e câncer*. São Paulo-Barueri: Manole, 1990.

Saffiotti, V. *et al.*, Vitamin A and cancer prevention. *Cancer 1967*; 20: 857.

Bjelke, E. Vitamin A and lung cancer prevention. *Int. Cancer 1975*; 15: 561.

Bonassa, E. M. A. *et al.*, *Enfermagem terapêutica oncológica*. 3. ed. Rio de Janeiro: Atheneu, 2005.

Cameron, E.; Pauling, L. Supplemental ascorbate in the supportive treatment of cancer: prolongation of survival times in terminal human cancer. *Proc. Natl. Acad. Sci USA 1976*; 73(10): 3685-3689.

Costa, L. J. M.; Varella, P. C. S.; Giglio, A. D. Weight changes during chemotherapy for breast cancer. *São Paulo Med. J. 2002*; 120(4): 113-117.

Creag, A. N. *et al.*, Failure of high-dose vitamin C (ascorbic acid) therapy to benefit patients with advanced cancer. A controlled trial. *N. Engl J. Med. 1979*; 301: 687-690.

De Pinho, N. B. *Manual de nutrição oncológica:* bases clínicas. Rio de Janeiro: Atheneu, 2004.

Dewys, W. D. How to evaluate a new treatment for cancer. *Your patient and cancer 1982*; 2(5): 31-6.

Ikemori, E. H. *et al.*, *Nutrição em oncologia*. São Paulo: Lemar, 2004.

Lesperance, M. L. *et al.*, Mega-dose vitamins and minerals in the treatment of non-metastatic breast cancer: an historical cohort study. *Breast Cancer Res. Treat. 2002*; 76(2): 137-43.

Martins, J. M.; Gruezo, N. D. Ácido graxo W-6 na etiologia do câncer de cólon e reto. *Revista Brasileira de Cancerologia 2009*; 69-74.

Moertel, C. G. *et al.*, High-dose vitamin C versus placebo in the treatment of patients with advanced cancer who have had no prior chemotherapy. A randomized double-blind comparison. *N. Engl. J. Med. 1985*; 312: 137-141.

Pitot, H. C; Dragan, Y. P. Facts and theories concerning the mechanism of carcinogenesis. *Faseb J. 1991*; 5: 2280-2286.

Robbins, S. L. *et al.*, Patologia estrutural e funcional. 5. ed. Rio de Janeiro: Guanabara Koogan, 1996.

Thun, M. J. Vitamin C and vitamin E supplement use and bladder cancer mortality in a large cohort of US men and women. *Am. J. Epidemiol 2002*; 156(11): 1002-1010.

Tschetter *et al.*, A community-based study of vitamin C (ascorbic acid) in patients with advanced cancer. *Proceedings of the American Society of Clinical Oncology 1983*; 2: 92.

Valko, M. *et al.*, Free radicals, metals and antioxidants in oxidative stress-induced cancer. *Chemico-Biological Interaction 2006*; 160: 1-40.

Waitzberg, D. L. *et al.*, *Dieta, nutrição e câncer*. Rio de Janeiro: Atheneu, 2004.

Brasil. Ministério da Saúde. Secretaria de Atenção à Saúde. Instituto Nacional de Câncer. Coordenação de Prevenção e Vigilância de Câncer. Resumo. *Alimentos, nutrição, atividade física e prevenção de câncer: uma perspectiva global*. Tradução de Athayde Hanson. Rio de Janeiro: Inca, 2007.

Instituto nacional de câncer (Brasil). Coordenação de Prevenção e Vigilância de Câncer. *Consenso nacional de nutrição oncológica*. Rio de Janeiro: Inca, 2012.

Crit. Rev. Oncol. Hematol. *Alcoholic beverages, obesity, physical activity and other nutritional factors, and cancer risk:* A review of the evidence; 2016; 99: 308-323.

3

IMPORTÂNCIA DA AVALIAÇÃO E DO ACOMPANHAMENTO NUTRICIONAL

■ Ana Paula Noronha Barrére ■ Julio Sergio Marchini ■ Roselaine Oliveira
■ Selma Freire Carvalho Cunha ■ Sílvia Maria Fraga Piovacari

DESNUTRIÇÃO NO CÂNCER

Em algum momento muitos pacientes com câncer provavelmente apresentarão alterações físicas, nutricionais ou psicológicas decorrentes da doença.

De forma geral, metade dos pacientes oncológicos apresenta perda de peso no percurso de sua doença. No momento do diagnóstico, mais de 80% dos pacientes com câncer gastrointestinal e aproximadamente 60% com câncer de pulmão poderão apresentar perda de peso significativa. Entretanto, a prevalência dessa perda é variável, sendo mais frequente nos pacientes com tumores sólidos.

Utilizando o protocolo de Avaliação Subjetiva Global (ASG) em 3.008 pacientes recém--admitidos (<48 horas) no Hospital das Clínicas da Faculdade de Medicina de Ribeirão Preto da Universidade de São Paulo (Cunha et al. 2015), documentou-se que os pacientes com doenças neoplásicas (n = 576) apresentavam maior prevalência de risco nutricional ou desnutrição moderada (49,5% vs. 20,1%) e desnutrição grave (12,7% vs. 7,2%) quando comparados com aqueles hospitalizados para tratamento de outras afecções (n = 2.432). A desnutrição grave ocorreu principalmente em pacientes com neoplasia de cabeça e pescoço (25%), trato digestivo superior (21,9%) e tumores ósseos e de tecidos moles (17,9%) (Cunha et al. 2015).

A desnutrição ou subnutrição poderá variar de 10 a 85% dos casos (Tabela 3.1), de acordo com tipo de tumor e o tempo da evolução. A subnutrição é considerada um importante fator de risco, associando-se à piora da função imunológica, aumento do risco de infecções, aumento da permanência hospitalar, menor tolerância ao tratamento proposto, aumento da taxa de morbimortalidade e piora da qualidade de vida. Neste contexto entende-se como desnutrição a perda de massa corpórea, principalmente muscular, secundária à agressão tumoral.

Estima-se que 20% das mortes ocorrem em decorrência da desnutrição.

Tabela 3.1 ■ Prevalência da desnutrição em diferentes tipos de câncer.

TIPOS DE CÂNCER	PREVALÊNCIA DA DESNUTRIÇÃO (%)
Pâncreas	80-85
Estômago	65-85
Cabeça e pescoço	65-75
Esôfago	60-80
Fígado	45-60
Cólon/reto	30-60
Ginecológico	15
Urológico	10

Fonte: von Meyenfeldt, M. *et al.* 2005.

Além do tipo de tumor, o tratamento instituído e a localização da doença podem afetar o estado nutricional por alterar a ingestão, a digestão e/ou absorção de nutrientes. Em muitos tumores, o aumento do gasto energético decorrente da ação de citocinas inflamatórias liberadas pelo próprio tumor contribui para desnutrição no câncer.

Associadas à perda de peso, o paciente poderá apresentar alterações da composição corporal (depleção de massa magra e/ou tecido adiposo), decorrentes da diminuição de ingestão alimentar e de alterações metabólicas. Na admissão em hospital universitário brasileiro, documentou-se que os 576 pacientes oncológicos apresentaram maior prevalência de perda de peso (60,3% *vs.* 49,3%), alteração no padrão de ingestão alimentar quantitativo (40,7% *vs.* 28,5%) e qualitativo (16,4% *vs.* 7,6%), sintomas gastrointestinais e perda de massa muscular (23,2% *vs.* 13,2%) quando comparados com os 2.432 pacientes internados para tratamento de outras afecções (Cunha *et al.* 2015). A redução no consumo de alimentos e as alterações metabólicas podem resultar em caquexia e/ou sarcopenia. A perda de massa magra é comum nesta população e poderá ser um fator associado ao aumento de toxicidade, redução de dose de quimioterápicos, interrupção ou atraso do tratamento, pior desfecho clínico.

Muitos estudos avaliaram a tolerância da quimioterapia em pacientes com câncer de mama, gastrointestinal, colorretal, renal e revelaram que pacientes que perdem peso e massa muscular apresentaram maior probabilidade de comorbidades.

O manejo do sobrepeso e da obesidade durante o tratamento oncológico é uma importante área emergente, em particular em estágios precoces da doença neoplásica, especialmente no câncer de mama e de próstata, que não cursam com perda involuntária de peso.

IMPORTÂNCIA DA AVALIAÇÃO NUTRICIONAL

A avaliação nutricional tem o objetivo de identificar os pacientes com risco nutricional e/ou desnutrição estabelecida. É indiscutível a influência do estado nutricional sobre a evolução clínica de pacientes oncológicos.

É essencial para a hipótese diagnóstica nutricional, a fim de auxiliar na manutenção ou recuperação do estado nutricional e estabelecer conduta dietoterápica mais apropriada, direcionada e especializada ao paciente oncológico. Além disso, a identificação precoce da desnutrição é importante para o tratamento efetivo e preventivo dos efeitos clínicos adversos.

Embora não exista um instrumento específico para detectar a desnutrição, vários métodos têm sido utilizados. Não há uma medida nutricional única que possa ser considerada como um indicador sensível e específico, pois as condições clínicas poderão alterar as variáveis analisadas.

TRIAGEM NUTRICIONAL

A triagem nutricional inclui várias ferramentas específicas que permitem identificar precocemente os pacientes desnutridos ou que apresentam risco, com a intenção de estabelecer plano de terapia nutricional e otimizar a qualidade no atendimento. A implementação da detecção de risco nutricional é imperativa para garantir cuidado nutricional precoce.

O tratamento oncológico é prolongado, tanto na abordagem curativa quanto na paliativa. Todos os pacientes devem ser submetidos à triagem nutricional, com reavaliação periódica e sequencial durante a terapia antineoplásica.

De acordo com o Consenso Brasileiro de Nutrição Oncológica e European Society of Parenteral and Enteral Nutrition (Espen), recomendam a aplicação da triagem nutricional a pacientes internados e ambulatoriais, sendo repetida semanalmente ou conforme a necessidade do paciente. Foi aplicado o NRS-2002 em 44 pacientes adultos sob quimioterapia e em 39 pacientes sob radioterapia em três diferentes ocasiões, sendo no início, ao meio e ao término do tratamento oncológico (Mastelaro *et al.* 2016). No início do tratamento, houve alta taxa de risco nutricional moderado (18,2 *vs.* 15,4%) e grave (61,4 *vs.* 48,7%) nos indivíduos sob quimio ou radioterapia, respectivamente. No meio do tratamento, o risco nutricional foi mantido em ambos os grupos. Ao término da terapia oncológica, mais da metade dos pacientes apresentava risco nutricional moderado (18,2% *vs.* 12,8%) ou grave (50% *vs.* 51,3%), independentemente da modalidade de tratamento oncológico (Mastelaro *et al.* 2016). A alta prevalência de risco nutricional moderado ou grave no início do tratamento aponta para a necessidade de abordagem nutricional precoce e permanente durante a terapia oncológica, para auxiliar na reversão da depleção nutricional ou manutenção do estado nutricional desses pacientes.

Os instrumentos de triagem nutricional devem incluir componentes relevantes para avaliar o risco nutricional, serem confiáveis, práticos, de fácil execução e interpretação, baixo custo, não invasivos e aplicáveis por qualquer profissional da área da saúde. Indica-se o emprego do instrumento em até 24 horas da internação ou na consulta ambulatorial inicial.

A seleção do método de triagem deve considerar critérios como:

- Quem utilizará os instrumentos e como será registrado?
- Quanto tempo será necessário para o profissional executar essa ferramenta?

Há muitas ferramentas disponíveis, algumas não validadas para os pacientes oncológicos. A maioria dos instrumentos considera a altura, o peso, o índice de massa corporal (IMC), mudança ponderal, presença de anorexia, a gravidade da doença e as comorbidades associadas. De acordo com Academy of Nutrition and Dietetics (AND), três instrumentos são mais apropriados para triar os pacientes oncológicos (Tabela 3.2).

Tabela 3.2 ■ Instrumentos de "triagem" validados para pacientes oncológicos.

FERRAMENTA	PONTOS DE AVALIAÇÃO	OBSERVAÇÕES
Malnutrition Screening Tool (MST)	2 pontos	Somente triagem, aplicável para pacientes hospitalizados e ambulatoriais.
Malnutrition Screening Tool for Cancer Patient (MSTC)	4 pontos	Inclui ECOG (Eastern Cooperative Oncology Group) performance status, aplicável para pacientes hospitalizados.
Malnutrition Universal Screening Tool (MUST)	4 pontos	Incluem ambos os critérios de triagem e de avaliação, aplicável para pacientes hospitalizados.

Fonte: Adaptado de Levin *et al.* 2013 e Thompson *et al.* 2017.

Além disso, a Espen também sinaliza que podem ser utilizados os instrumentos Nutrition Risk Screening (NRS) 2002 e Miniavaliação Nutricional (MAN) resumida para esta finalidade.

Diante da grande prevalência de desnutridos ou em risco nutricional, e conhecendo o impacto e suas complicações à saúde, o uso correto de ferramentas de triagem preditoras de risco nutricionais validadas e práticas se torna imprescindível para qualificar a assistência nutricional.

AVALIAÇÃO NUTRICIONAL

É um processo sistemático que envolve coleta, análise e interpretação de dados. A American Society of Parenteral and Enteral Nutrition (Aspen) define como avaliação para diagnosticar problemas nutricionais que envolvem parâmetros clínicos, dietéticos, antropométricos, bioquímicos com o objetivo em elaborar, analisar dados nutricionais e planejar recomendações específicas.

De acordo com AND, a avaliação nutricional deverá caracterizar e documentar a presença (ou potencial para) de alterações do estado nutricional, eventos adversos que podem resultar em impacto na composição corporal, na qualidade de vida ou no desfecho clínico do paciente.

A interpretação específica poderá ser útil para guiar a prática ao cuidado nutricional na oncologia. A AND recomenda o processo de cuidado nutricional (Nutritional Care Process) que vai desde a avaliação nutricional, análise, hipótese diagnóstica, intervenção e monitoramento Figura 3.1.

O estudo da condição nutricional deve abranger diversas variáveis que utilizam técnicas apropriadas de antropometria, avaliação de dados bioquímicos, clínicos e dietéticos.

A seguir descriminaremos alguns pontos importantes sobre a avaliação nutricional a pacientes oncológicos adultos.

Antropometria

A antropometria, ou seja, avaliação de dimensões do corpo humano ou de suas partes, é de considerável interesse em oncologia. Mede, categoriza, avalia: altura, peso (habitual, atual, porcentual de perda de peso), índice de massa corporal (IMC), dobras cutâneas, circunferências dos membros, força de preensão palmar.

Apresenta a vantagem de ser não invasiva, fácil execução e baixo custo, entretanto, sofre influências do estado clínico do indivíduo. Tais medidas exigem padronização e manutenção periódica dos equipamentos e treinamento do profissional responsável pela coleta dos dados.

Capítulo 3 ■ Importância da avaliação e do acompanhamento nutricional

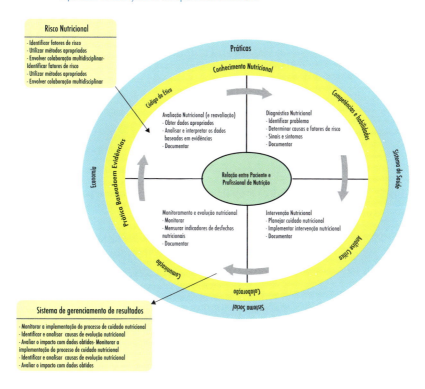

Figura 3.1 ■ Processo de cuidado nutricional de acordo com Academy of Nutrition and Dietetics (AND).

Fonte: Adaptado de Lee *et al*. 2013.

Peso

É a medida mais simples e corresponde à soma de todos os componentes corporais. É um importante indicador do estado nutricional, pois as perdas ponderais graves estão relacionadas com o aumento da taxa de morbimortalidade.

Esta medida apresenta algumas limitações, não discrimina a composição corporal, a condição hídrica e as diferenças de estrutura óssea como em pacientes edemaciados e naqueles acamados, que requerem o uso de uma maca balança ou de fórmulas preditivas para estimar seu valor.

A seguir, apresentamos a fórmula para estimar o peso por meio de equações preditivas, validada para população brasileira (Rabito *et al*. 2006).

$$\text{Peso (kg)} = 0{,}4808 \times CB + 0{,}5646 \times CAb + 1{,}3160 \times CP - 42{,}2450$$

onde: CB = circunferência braquial (cm); CAb = circunferência abdominal (cm) e CP = circunferência da panturrilha (cm)

Atenção: todas estas medidas são obtidas com fita métrica inextensível.

Na ausência de dados sobre o peso atual, a investigação de alteração ponderal recente, obtida com familiares ou cuidadores, deve ser considerada para contribuir no diagnóstico nutricional conforme descrita na Tabela 3.3.

$$\text{Perda de Peso (\%)} = \frac{(\text{Peso Habitual (kg)} - \text{Peso Atual (kg)}) \times 100}{\text{Peso Habitual (kg)}}$$

Tabela 3.3 ■ Significado da perda de peso* em relação ao tempo.

TEMPO	PERDA SIGNIFICATIVA DE PESO (%)	PERDA GRAVE DE PESO (%)
1 semana	1-2	>2
1 mês	5	>5
3 meses	7,5	>7,5
6 meses	10	>10

Fonte: Blackburn, G. L.; Thornton, P. A., 1979.
* Não confundir com perda de líquido. Nesta tabela deve entender como perda de massa corpórea.

Em algumas situações clínicas, o paciente pode apresentar retenção de líquidos, sendo necessário realizar ajuste de peso referente à retenção de líquidos, conforme distribuição no organismo (Tabela 3.4).

Tabela 3.4 ■ Estimativa de peso em relação à retenção de líquidos.

LOCAL E GRAU DE EDEMA	PESO A SER SUBTRAÍDO
Só tornozelo (+)	≅ 1 kg
Até joelho (++)	3-4 kg
Até raiz coxa (+++)	5-6 kg
Anasarca	10-12 kg

Fonte: Martins, C. In: Riella, M. C., 2001.

Sugere-se que a monitorização nutricional e o controle de peso sejam feitos três vezes por semana durante a hospitalização.

Estatura

Para determinar esta medida, deve ser realizada em estadiômetro, com o indivíduo em pé, ereto, descalço, com os calcanhares juntos, costas eretas e braços estendidos ao lado do corpo.

Quando sua aferição for inviável, a altura poderá ser determinada por meio da medição da altura do joelho com o auxílio do Knee Calipter. Para o procedimento dessa medida, o paciente deve estar deitado e curvar o joelho a um ângulo de 90°. Faz-se a medida da coxa próxima à patela, utilizando uma régua com escalas, conforme mostrado na Figura 3.2.

Para o cálculo da altura, pode-se também utilizar a fórmula preditiva de estatura de ChumLea (1984), conforme descrita abaixo:

Homem: (2,02 × altura do joelho em cm) − (0,04 × idade em anos) + 64,19

Mulher: (1,83 × altura do joelho em cm) − (0,24 × idade em anos) + 84,88

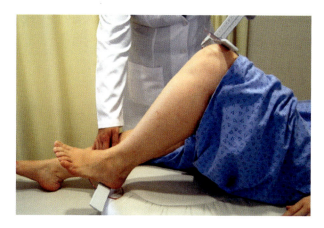

Figura 3.2 ■ Posicionamento adequado do paciente da aferição da altura do joelho.

Outro método para estimar a altura pode ser considerado a extensão dos braços, como a medição da meia envergadura. Solicita ao paciente que estenda o braço, formando um ângulo de 90° com o corpo. Mede-se a distância entre a falange distal do dedo médio até o ponto médio da parte superior do esterno, usando uma fita métrica flexível e inelástica (Figura 3.3). A estatura estimada corresponde à medida da meia envergadura multiplicada por dois.

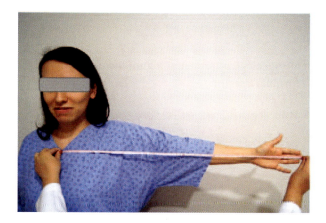

Figura 3.3 ■ Técnica de aferição da meia envergadura.

Observação: o resultado deve ser multiplicado por dois, o que corresponde à medida da estatura.

Índice de massa corpórea (IMC)

É um método simples, de baixo custo, bastante utilizado, porém não permite identificar as alterações de composição corporal (massa magra ou gorda) ao longo do tratamento. Não se deve diagnosticar o estado nutricional apenas pelo IMC, embora apresente alta correlação com a quantidade de gordura corporal (Tabela 3.5 e 3.6).

Tabela 3.5 ■ Classificação do estado nutricional* de adultos segundo o IMC.

IMC (KG/M²)	CLASSIFICAÇÃO
<16,0	Desnutrição grau III (grave)
16,0-16,9	Desnutrição grau II (moderada)
17,0-18,4	Desnutrição grau I (leve)
18,5-24,9	Eutrofia
25,0-29,9	Pré-obeso
30,0-34,9	Obesidade grau I
35,0-39,9	Obesidade grau II
≥40	Obesidade grau III

Fonte: Who, 2004.

* Não confundir com perda de líquido ou hipertrofia muscular.

Tabela 3.6 ■ Classificação do estado nutricional de idosos segundo o IMC.

IMC (KG/M²)	CLASSIFICAÇÃO
<23	Baixo peso
23> IMC <28	Eutrofia
≥28 e <30	Sobrepeso
≥30	Obesidade

Fonte: Lebrão *et al.* 2003.

Quando o paciente oncológico apresentar algum membro amputado é possível estimar o peso de acordo com a fórmula a seguir:

Peso corporal estimado (kg) = peso atual (kg) + (peso atual × % peso corporal amputado)

A Figura 3.4 fornece as porcentagens do peso correspondentes a cada segmento do corpo.

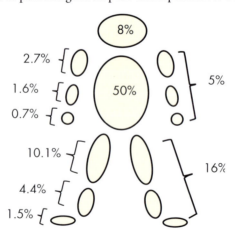

Figura 3.4 ■ Porcentagens do peso correspondentes a cada segmento do corpo.
Fonte: Osterkamp, L. K. *et al.* 1995; Dias *et al.* 2009.

Para calcular o IMC, utiliza-se o peso corrigido:

$$\text{IMC corrigido (kg/m}^2) = \text{Peso corporal estimado (kg)/altura}^2 \text{ (m)}^2$$

Circunferências

Auxilia na avaliação nutricional, das reservas corporais (gordura e músculo), com exceção da circunferência cefálica, que indica o crescimento cerebral. Podem-se avaliar as circunfundias abdominais, braço, muscular do braço e panturrilha.

A circunferência braquial (CB) representa a soma das áreas de tecidos ósseos, gorduroso e muscular do braço. Permite calcular a circunferência muscular do braço (CMB) e a área muscular do braço (AMB), por meio da aplicação de fórmulas.

Para a obtenção dessa medida, o braço não dominante a ser avaliado deve estar flexionado em direção ao tórax, formando um ângulo de 90°. Localizar e marcar o ponto médio entre o acrômio e o olecrano. Solicitar que a pessoa fique com o braço estendido ao longo do corpo com a palma da mão voltada para a coxa. Contornar o braço com uma fita flexível no ponto marcado de forma ajustada evitando compressão da pele ou folga.

Uma ressalva: de acordo com a Organização Mundial da Saúde (Quadro 3.1), os pontos anatômicos para a obtenção do ponto médio do braço são o processo acromial da escápula (e não o acrômico, que é uma região muito grande) e o processo olecraniano da ulna.

O resultado obtido é comparado aos valores de referência do NHANES III (National Health Nutrition Examination Survey) , demonstrado na tabela de percentis por Frisancho (Apêndice e Tabela 3.8) e de acordo com percentual de adequação (Tabela 3.7). , demonstrado na tabela de percentis por Frisancho (Apêndice e Tabela 3.8) e de acordo com percentual de adequação (Tabela 3.7).

$$\text{Adequação da CB (\%)} = \frac{\text{CB obtida (cm)} \times 100}{\text{CB percentil 50}}$$

Tabela 3.7 ■ Estado nutricional segundo classificação do CB por percentil.

	DESNUTRIÇÃO GRAVE	DESNUTRIÇÃO MODERADA	DESNUTRIÇÃO LEVE	EUTROFIA	SOBREPESO	OBESIDADE
CB	<70%	70-80%	80-90%	90-110%	110-120%	>120%

Fonte: Blackburn, G. L.; Thornton, P. A., 1979.

Tabela 3.8 ■ Estado nutricional segundo classificação do CB por percentil.

PERCENTIL	CLASSIFICAÇÃO
<P5	Déficit
P5-P15	Abaixo da média
P15-P85	Média
P85-95	Acima da média
P95	Excesso

Fonte: Adaptado de Frisancho, A. R., 2008.

A CMB apresenta sensibilidade para avaliar massa muscular e desnutrição proteica energética. Entretanto, esta medida revela dificuldades na análise, pois há carência de valores de normalidade para diferentes populações e há falta de fatores corrigidos para idade, estado de hidratação, atividade física e outros dados antropométricos. Essa variável avalia a reserva de tecido muscular. É obtida a partir dos valores da CB e da dobra cutânea tricipital (DCT). O resultado é demonstrado na tabela de percentis por Frisancho (Apêndice), classificado de acordo com percentual de adequação (Tabela 3.9).

$$CMB\ (cm) = CB\ (cm) - [(DCT\ (mm)/10) \times 3{,}1416]$$

$$Adequação\ da\ CMB\ (\%) = \frac{CMB\ obtida\ (cm) \times 100}{CMB\ percentil\ 50}$$

Tabela 3.9 ▪ Estado nutricional segundo classificação de CMB por percentil.

	DESNUTRIÇÃO GRAVE	DESNUTRIÇÃO MODERADA	DESNUTRIÇÃO LEVE	EUTROFIA
CMB	<70%	70-80%	80-90%	90-110%

Fonte: Blackburn, G. L. e Thornton, P. A., 1979.

Outra circunferência que pode ser obtida é a da panturrilha, que revela modificações da massa magra decorrentes do envelhecimento, diminuição de atividade física e da própria terapia antineoplásica proposta. Valores inferiores a 31 cm indicam perda de massa muscular. Barbosa-Silva e cols., verificaram na população brasileira, em 1.291 idosos com mais de 60 anos, pontos de cortes médios para a perda de massa muscular: 34 cm para homens e 33 cm para as mulheres.

A tomada desta medida é feita em posição supina, joelho dobrado em 90°, calcanhar apoiado na cama ou cadeira, medindo a maior circunferência com fita métrica.

Dobra cutânea tricipital

É a mais utilizada para acompanhamento do estado nutricional. Para confiabilidade e validade desta medida, recomenda-se a utilização de procedimentos padronizados (Figura 3.5 e e Quadro 3.1).

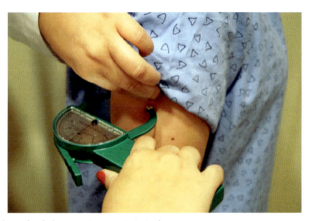

Figura 3.5 ▪ Coleta de dobra cutânea tricipital.

O resultado obtido é comparado aos valores de referência do NHANES III (National Health Nutrition Examination Survey), demonstrado na Tabela 3.10 de percentis por Frisancho (2008).

$$\text{Adequação da DCT (\%)} = \frac{\text{DCT obtida (mm)} \times 100}{\text{DCT percentil 50}}$$

Tabela 3.10 ■ Estado nutricional segundo classificação de DCT por percentil.

	DESNUTRIÇÃO GRAVE	DESNUTRIÇÃO MODERADA	DESNUTRIÇÃO LEVE	EUTROFIA	SOBREPESO	OBESIDADE
DCT	<70%	70-80%	80-90%	90-110%	110-120%	>120%

Fonte: Blackburn, G. L.; Thornton, P. A., 1979.

Tabela 3.11 ■ Estado nutricional segundo classificação de DCT por percentil.

PERCENTIL	CLASSIFICAÇÃO
<P5	Défict
P5-P15	Abaixo da média
P15-P85	Média
P85-95	Acima da média
>P95	Excesso

Fonte: Adaptado de Frisancho, A. R., 2008.

Quadro 3.1 ■ Métodos para medir pregas cutâneas e circunferências.

PREGAS CUTÂNEAS
- Acesse o local anatômico como descrito anteriormente.
- Levante a pele e o tecido gorduroso do tecido subjacente segurando os tecidos entre o polegar e o indicador.
- Aplique o adipômetro aproximadamente a 1 cm distalmente do polegar e do indicador, a meio caminho entre a ápice e a base da prega.
- Continue a segurar a prega com o polegar e o indicador durante a medida.
- Depois de aplicar o adipômetro por 2 a 3 segundos, leia a medida da dobra com precisão de 0,5 mm.
- As medidas são feitas em triplicata até que as leituras se estabilizem com precisão de +/-1 mm, é calculada a média dos resultados.

CIRCUNFERÊNCIAS
- A fita deve ser mantida em posição horizontal tocando a pele e seguindo os contornos do membro, mas sem comprimir os tecidos subjacentes.
- As medidas devem ser realizadas com aproximação de 1 mm, em triplicata, como previamente descrito para as dobras cutâneas.

Força de preensão palmar (FPP)

Outra avaliação importante é a determinação da capacidade funcional. Esse método avalia a força da mão, cujo resultado pode ser interpretado para verificar a força total do corpo. Ela é mensurada com o uso do dinamômetro, que consiste em procedimento objetivo, prático e de fácil utilização.

Recomenda-se que o indivíduo esteja sentado com o ombro abduzido e neutramente rodado, cotovelo fletido a 90° e antebraço e punho em posição neutra. São realizadas três medidas em cada mão, com um intervalo de cinco segundos entre cada medida. Solicita-se ao voluntário que aperte o dinamômetro com a força máxima, e que o segure até que o avaliador conte até três.

Os pontos de corte para definir baixa força de preensão palmar, de acordo com Massy-Westropp (2011), podem ser vistos na Tabela 3.12.

Tabela 3.12 ■ Valores de referência da força de preensão palmar (kg), de acordo com faixa etária e gênero.

IDADE (ANOS)	HOMENS DIREITA	HOMENS ESQUERDA	MULHERES DIREITA	MULHERES ESQUERDA
20 a 29	47	45	30	28
30 a 39	47	47	31	29
40 a 49	47	45	29	28
50 a 59	45	43	28	26
60 a 69	40	38	24	23
+70	33	32	20	18

Fonte: Massy-Westropp *et al.* 2011.

Pacientes com força de preensão palmar reduzida apresentam sérias complicações no pós-operatório. Essa avaliação consegue verificar, em um período curto de tempo, as mudanças nutricionais funcionais antes das mudanças antropométricas e bioquímicas e também permite, em curto prazo, avaliar a eficácia da terapêutica nutricional (Figura 3.6).

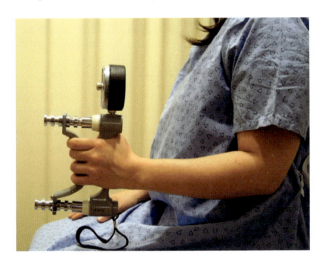

Figura 3.6 ■ Posicionamento adequado do paciente para a aferição da preensão palmar.

Outro método que permite avaliar a estimativa de composição corporal é a bioimpedância elétrica que é descrita no Capítulo 7 – Composição Corporal em Oncologia.

AVALIAÇÃO SUBJETIVA GLOBAL PRODUZIDA PELO PRÓPRIO PACIENTE (ASG-PPP)

Estudos indicam que a somente a utilização de parâmetros objetivos (como antropometria, dados bioquímicos etc.) vem sendo questionados uma vez que não são alterados somente por fatores nutricionais. Por isso, utilização de métodos que contemplem uma combinação de fatores como perda de peso, alterações na ingestão alimentar, sintomas gastrintestinais, alterações funcionais e exame físico do paciente tem se destacado para auxiliar na avaliação nutricional.

A Avaliação Subjetiva Global produzida pelo próprio paciente (ASG-PPP) é um instrumento validado para análise da condição nutricional em pacientes oncológicos. É um questionário modificado a partir da Avaliação Subjetiva Global (Detsky *et al.* 1981) e proposta em 1994 por Ottery de forma a incluir itens desenvolvidos para atender as particularidades dos pacientes oncológicos. O ASG-PPP foi traduzido para a língua portuguesa (Gonzalez *et al.* 2010) e a aplicação da versão traduzida foi validada em nosso país (Campos & Prado, 2012).

Segue a versão de Avaliação Subjetiva Global produzida pelo próprio paciente (ASG-PPP).

História (caixas de 1 a 4 devem ser preenchidas pelo paciente)

Folha 1 – Avaliação subjetiva global produzida pelo próprio paciente (ASG-PPP)

1. Peso (veja anexo 1)

Resumo do meu peso atual e recente:

Eu atualmente peso aproximadamente _____ kg

Eu tenho aproximadamente 1 metro e _____ cm

Há um mês atrás eu pesava aproximadamente _____ kg

Há seis meses atrás eu pesava aproximadamente _____ kg

Durante as 2 últimas semanas meu peso:

[__] diminuiu (1) [__] ficou igual (0) [__] aumentou (0)

Caixa 1 [__]

2. Ingestão alimentar: Em comparação a minha alimentação normal, eu poderia considerar minha ingestão alimentar durante o último mês como:

[__] Sem mudanças (0)

[__] Mais que o normal (0)

[__] Menos que o normal (1)

Atualmente, eu estou comendo:

[__] Comida normal (alimentos sólidos) em menor quantidade (1)

[__] Comida normal (alimentos sólidos) em pouca quantidade (2)

[__] Apenas líquidos (3)

[__] apenas suplementos nutricionais (3)

[__] muito pouco de qualquer comida (4)

[__] apenas alimentos por sonda ou pela veia (0)

Caixa 2 [__]

3. Sintomas: durante as 2 últimas semanas, eu tenho tido os seguintes problemas que me impedem de comer o suficiente (marque todos os que estiver sentindo):

[__] sem problemas para se alimentar (0)

[__] sem apetite, apenas sem vontade de comer (3)

[__] náusea (1)   [__] vômito (3)

[__] constipação (1)   [__] diarreia (3)

[__] feridas na boca (2)   [__] boca seca (1)

[__] alimentos têm gosto estranho ou não têm gosto (1)

[__] os cheiros me enjoam (1)

[__] problemas para engolir (2)

[__] rapidamente me sinto satisfeito (1)

[__] dor; onde? (3) _____

[__] outros* (1) _____

*p. ex.: depressão, problemas dentários ou financeiros

Caixa 3 [__]

4. Atividades e função: No último mês, eu consideraria minha atividade como:

[__] normal, sem nenhuma limitação (0)

[__] não totalmente normal, mas capaz de manter quase todas as atividades normais (1)

[__] não me sentindo bem para a maioria das coisas, mas ficando na cama ou na cadeira menos da metade do dia (2)

[__] capaz de fazer pouca atividade, e passando a maior parte do tempo na cadeira ou na cama (3)

[__] bastante tempo acamado, raramente fora da cama (3)

Caixa 4 [__]

Somatória dos escores das caixas 1 a 4   [____]

O restante do questionário será preenchido por médico, enfermeiro ou nutricionista:

5. Doença e sua relação com requerimentos nutricionais (veja anexo 2)		
Todos os diagnósticos relevantes (especifique) _____		
Estadiamento da doença primária (circule se conhecido ou apropriado) I II III IV Outro _____		
Idade _____	Escore numérico do anexo 2 B	[__]
6. Demanda metabólica (veja anexo 3)	Escore numérico do anexo 3 C	[__]
7. Exame físico (veja anexo 4)	Escore numérico do anexo 4 D	[__]

Avaliação Global (veja anexo 5)	Escore total da ASG produzida pelo paciente
[__] Bem nutrido ou anabólico (ASG A)	Escore numérico total de A + B + C + D acima [__]
[__] Desnutrição moderada ou suspeita (ASG B)	(Siga as orientações de triagem a seguir)
[__] Gravemente desnutrido (ASG C)	

Recomendações de triagem nutricional: A somatória dos escores é utilizada para definir intervenções nutricionais específicas, incluindo a orientação do paciente e seus familiares, manuseio dos sintomas incluindo intervenções farmacológicas e intervenção nutricional adequada (alimentos, suplementos nutricionais, nutrição enteral ou parenteral). A primeira fase da intervenção nutricional inclui o manuseio adequado dos sintomas.

0-1: Não há necessidade de intervenção neste momento. Reavaliar de forma rotineira durante o tratamento.

2-3: Educação do paciente e seus familiares pelo nutricionista, enfermeira ou outro profissional, com intervenção farmacológica de acordo com o inquérito dos sintomas (caixa 3) e exames laboratoriais se adequado.

4-8: Necessita de intervenção pela equipe de atendimento nutricional, composta de nutricionista, enfermeira e médico, como indicado pelo inquérito dos sintomas (caixa 3).

≥9: Indica necessidade crítica de melhora no manuseio dos sintomas e/ou opções de intervenção nutricional.

Folha 2 – Regras para pontuação da avaliação subjetiva global produzida pelo paciente (ASG-PPP)

As caixas de 1 a 4 da ASG-PPP foram feitas para serem preenchidas pelo paciente. O escore numérico da ASG-PPP é determinado usando: 1) os pontos entre parênteses anotados nas caixas 1 a 4 e na folha a seguir para itens não pontuados entre parênteses. Os escores para as caixas 1 e 3 são aditivos dentro de cada caixa e os escores das caixas 2 e 4 são baseados no escore mais alto marcado pelo paciente.

ANEXO 1 – ESCORE DE PERDA DE PESO

Para determinar o escore, use o peso de 1 mês atrás, se disponível. Use o peso de 6 meses atrás apenas se não tiver dados do peso do mês passado. Use os pontos abaixo para pontuar as mudanças do peso e acrescente pontos extras se o paciente perder peso nas últimas 2 semanas. Coloque a pontuação total na caixa 1 da ASG-PPP.

PERDA DE PESO EM 1 MÊS	PONTOS	PERDA DE PESO EM 6 MESES
10% ou mais	4	20% ou mais
5-9,9%	3	10-19,9%
3-4,9%	2	6-9,9%
2-2,9%	1	2-5,9%
0-1,9%	0	0-1,9%

Pontuação para Anexo 1
Anote na caixa A [__]

ANEXO 2 – CRITÉRIO DE PONTUAÇÃO PARA CONDIÇÃO

A pontuação é obtida pela adição de 1 ponto para cada condição listada abaixo que o paciente apresente.

CATEGORIA PONTOS

Câncer	1
AIDS	1
Caquexia pulmonar ou cardíaca	1
Lesão por pressão, ferida aberta ou fístula	1
Presença de trauma	1
Idade >que 65 anos	1

Pontuação para anexo 2
Anote na caixa B [__]

ANEXO 3 - PONTUAÇÃO DO ESTRESSE METABÓLICO

O escore para o estresse metabólico é determinado pelo número de variáveis conhecidas que aumentam as necessidades energéticas e proteicas. O escore adicional quando o paciente tem febre >38,9ºC (3 pontos) e faz uso crônico de prednisona (≥10 mg/dia) (2 pontos). Essa seção tem uma pontuação de 5 pontos.

Estresse	Nenhum (0)	Baixo (1)	Moderado (2)	Alto (3)
Febre	Sem febre	>37,2º e <38,3º	≥38,3º e <38,9º	≥38,9º
Duração de febre	Sem febre	<72 h	72 h	>72 h
Corticosteroides	Sem corticosteroides	Dose baixa (<10 mg prednisona/dia)	Dose moderada (≥10 e <30 mg prednisona)	Dose alta (≥30 mg prednisona)

Pontuação para Anexo 3   Anote na caixa C

Folha 4 - Exame físico

O exame físico inclui avaliação subjetiva de 3 aspectos da composição corporal: gordura, músculo e estado de hidratação. Como é subjetiva, cada aspecto do exame é graduado pelo grau de déficit. O déficit muscular tem maior impacto no escore do que o déficit de gordura. Definição das categorias: 0 = sem déficit, 1+ = déficit leve, 2+ = déficit moderado, 3+ déficit grave. A avaliação do déficit nestas categorias não deve ser somada, mas são usadas para avaliar clinicamente o grau de déficit (ou presença de líquidos em excesso).

RESERVAS DE GORDURA				
Região peri-orbital	0	+1	+2	+3
Prega de tríceps	0	+1	+2	+3
Gordura sobre as últimas costelas	0	+1	+2	+3
Avaliação geral do déficit de gordura	0	+1	+2	+3
ESTADO MUSCULAR				
Têmporas (músculo Temporal)	0	+1	+2	+3
Clavículas (peitorais e deltoides)	0	+1	+2	+3
Ombros (deltoide)	0	+1	+2	+3
Musculatura intraóssea	0	+1	+2	+3
Escápula (dorsal maior, trapézio e deltoide)	0	+1	+2	+3
Coxa (quadríceps)	0	+1	+2	+3
Panturrilha (gastrocnêumio)	0	+1	+2	+3
Avaliação geral do estado muscular	0	+1	+2	+3

ESTADO DE HIDRATAÇÃO				
Edema no tornozelo	0	+1	+2	+3
Edema sacral	0	+1	+2	+3
Ascite	0	+1	+2	+3
	0	+1	+2	+3

Avaliação geral do estado de hidratação
A pontuação do exame físico é determinada pela avaliação subjetiva geral do déficit corporal total.

Sem déficit	Escore = 0 pontos
Déficit leve	Escore = 1 ponto
Déficit moderado	Escore = 2 pontos
Déficit grave	Escore = 3 pontos

Pontuação para Anexo 4 Anote na caixa D

Folha 5 - Categorias da Avaliação Global da ASG-PPP

	ESTÁGIO A	ESTÁGIO B	ESTÁGIO C
Categoria	Bem nutrido.	Moderadamente desnutrido ou suspeito de desnutrição.	Gravemente desnutrido
Peso	Sem perda OU ganho recente não hídrico.	~5% PP em 1 mês (ou 10% em 6 meses) OU Sem estabilização ou ganho de peso (continua perdendo).	>5% PP em mês (ou 10% em 6 meses) OU Sem estabilização ou ganho de peso (continua perdendo).
Ingestão de nutrientes	Sem déficit OU melhora significativa recente.	Diminuição definitiva na ingestão.	Déficit grave de ingestão.
Sintomas com impacto nutricional	Nenhum OU melhora significativa recente, permitindo ingestão adequada.	Presença de sintomas de impacto nutricional (Caixa 3 da ASG-PPP).	Presença de sintomas de impacto nutricional (Caixa 3 da ASG-PPP).
Função	Sem déficit OU melhora significativa recente.	Déficit funcional moderado ou piora recente.	Déficit funcional grave OU piora recente significativa.
Exame físico	Sem déficit OU déficit crônico, porém, com recente melhora clínica.	Evidência de perda leve a moderada de gordura e/ou massa muscular e/ou tônus muscular à palpação.	Sinais óbvios de desnutrição (p. ex.: perda importante dos tecidos subcutâneos, possível edema). Categorias Globais da ASG-PPP (A, B ou C).

Fonte: Gonzalez, M. C. *et al.* 2010.

Além disso, a Espen reforça que não há consenso sobre os métodos individuais para avaliação nutricional e exemplifica outras ferramentas que também poderão ser utilizadas (de acordo com a população) como ASG ou MAN, onde também combinam dados qualitativos e semiquantitativos para se obter uma "classificação" do estado nutricional.

INDICADORES BIOQUÍMICOS

A avaliação bioquímica contribuirá na análise da condição nutricional do indivíduo. Será importante verificar estado de hidratação do paciente, condições plasmáticas de eletrólitos, hemograma completo, função hepática e renal, glicemia e proteína C-reativa (PCR).

Estar atento que valores bioquímicos poderão estar alterados devido à terapia antineoplásica (quimioterapia, radioterapia, imunoterapia etc.) e as medicações. Por exemplo, os corticoides podem contribuir para a hiperglicemia; os agentes quimioterápicos poderão ser mieloabaltivos, ou prover alterações em funções hepáticas ou renais.

Outros parâmetros podem ser utilizados para a avaliar o estado nutricional como albumina, pré-albumina, transferrina, balanço nitrogenado. Dados sobre a contagem total de linfócitos poderão sofrer alterações conforme o estado nutricional do paciente. Além disso, no paciente oncológico que está sendo submetido ao tratamento oncológico, também poderá apresentar grandes alterações na contagem de leucócitos e neutrófilos. Dessa forma, esses dados não são confiáveis como marcadores do estado nutricional nesta população, mas pode ser utilizado no paciente oncológico em fase prévia ao início do tratamento.

Linfocitometria ou contagem total de linfócitos (CTL) é o parâmetro de avaliação nutricional para medir a competência imunológica. Entretanto, há fatores que afetam a CTL como: hipoalbuminemia, estresse metabólico, infecção, câncer e doenças crônicas.

$$CTL = \frac{\% \text{ de linfócitos} \times \text{leucócito (mm}^3)}{100}$$

Os resultados podem ser interpretados da seguinte forma:

CLASSIFICAÇÃO	VALORES
Depleção leve	1.200 a 2.000 mm³
Depleção moderada	800 a 1.199 mm³
Depleção grave	<800 mm³

Fonte: Bottoni *et al.* 2009.

De acordo com National Cancer Institute (NCI), considera-se leucopenia e neutropenia graves:
- Leucócitos: <1.000 mm³
- Neutrófilos: <500 mm³

Contagem de Neutrófilos (Buckley, 1966).

$$(\%) \text{ Neutrófilos} = \frac{(\text{mielócitos} + \text{metamielócitos} + \text{bastonetes} + \text{segmentados}) \times \text{leucócitos}}{100}$$

Resultado: <800 mm³· Imunidade muito baixa

De modo resumido, a AND recomenda monitorar:

- glicose;
- contagem de neutrófilos e leucócitos;
- estado nutricional relacionado a anemia (hemoglobina, hematócrito, vitamina B_{12}, ferro, ácido fólico);
- eletrólitos, função renal e hepática;
- níveis inflamatórios incluindo PCR.

Avaliação dietética

A história dietética tem como objetivo investigar a qualidade e a quantidade da ingestão alimentar, questionar sobre alergias alimentares, dificuldades de ingestão alimentar (mastigação, deglutição, inapetência, dentre outros) utilizando recordatórios ou inquéritos de frequência alimentar. Para auxiliar no planejamento do cuidado nutricional

Vários métodos podem ser usados para a obtenção dos dados de ingestão alimentar. Entretanto, ainda não existe um instrumento considerado "padrão ouro. Seguem alguns exemplos:

- Recordatório alimentar de 24 horas: baseia-se em uma entrevista conduzida por um profissional treinado, com o objetivo de obter informações sobre a ingestão alimentar no período de 24 horas precedentes à avaliação.

  Esse método pode ser um impeditivo paciente com distúrbios de memória. Não reflete a ingestão usual ou as diferenças entre a ingestão de dias de semana. Por tais razões, tem sido recomendada a aplicação do Recordatório alimentar de 24 horas em três dias distintos, sendo dois dias de meio da semana e um dia de final de semana. A ingestão nutricional será considerada a média entre as três avaliações.

- Questionário de frequência alimentar (QFA): consiste na anotação da frequência do consumo de alimentos ou grupo de alimentos em determinado tempo. É considerado um método excelente para a obtenção de padrões de ingestão, mas não fornece informação detalhada da quantidade consumida.

- História dietética: o paciente é entrevistado para fornecer as informações detalhadas sobre seus hábitos alimentares (preferências alimentares, aversões, hábitos, intolerâncias, crenças, tabus, apetite etc.), com o objetivo de auxiliar na hipótese e diagnóstico nutricional.

- Registro alimentar: o indivíduo registra no momento do consumo todos os alimentos e bebidas ingeridos.

- Método de resto-ingestão: esse método exige que os alimentos sejam pesados antes e após o consumo, fornecendo informação bastante precisa e não estimativa da ingestão. É considerado pouco prático pelo tempo que exige, mas em situações específicas e individualizadas pode ser utilizado.

Além disso, segue um exemplo de obtenção de história dietética (Quadro 3.2).

Quadro 3.2 ■ Exemplo de protocolo para obtenção da história dietética.

DIFICULDADES:

Mastigação:	(____) sim	(____) não
Deglutição:	(____) sim	(____) não
Alergias:	(____) sim	(____) não

Quais: _____

Intolerâncias:	(____) sim	(____) não

Quais: _____

Aversões:	(____) sim	(____) não

Quais: _____

Tabus alimentares:	(____) sim	(____) não

Quais: _____

Limitação física:	(____) sim	(____) não

Quais: _____

Necessita ajuste de linguagem:	(____) sim	(____) não

Quais: _____ (idioma, deficiência física, compreensão etc.)

HÁBITOS:

Fumo:	(____) sim	(____) não

Quantidade/frequência: _____

Ingestão alcoólica:	(____) sim	(____) não

Quantidade/frequência: _____

Intestinal:	(____) normal	(____) atípico.

Obs.: _____

Atividade física:	(____) sim	(____) não

Tipo: _____ frequência: _____

Segue esquema alimentar específico:	(____) sim	(____) não

Qual: _____

Modificações alimentares devido à religião:	(____) sim	(____) não

Tipo: _____

ANTECEDENTES FAMILIARES:

Diabetes:	(____) sim	(____) não
Obesidade:	(____) sim	(____) não
Doença cardíaca:	(____) sim	(____) não
Câncer:	(____) sim	(____) não
ALTERAÇÃO DE PESO NOS ÚLTIMOS 6 MESES:	(____) sim	(____) não
	(____) ganho ou (____) perda	

Quantos quilos: _____ % de perda de peso: _____

De acordo com AND recomenda aos nutricionistas avaliar ingestão de nutrientes, alimentos e líquidos e sua relação de acordo com a anamnese alimentar. Seguem alguns pontos (de forma resumida) a serem observados:

- Ingestão energética e proteica.
- Porcentual de adequação da ingestão e/ou administração de nutrientes.
- Oferta calórica e proteica, nutrientes via nutrição enteral e parenteral.
- Alterações na consistência da dieta, tipo e temperatura dos alimentos.
- Aversões e intolerâncias alimentares.
- Fracionamento, número de refeições.
- Medicações, suplementos, vitaminas, minerais, fitoterápicos ou utilização de produtos "alternativos".
- Fatores que podem afetar o acesso ao alimento.

Exame físico simplificado

Uma das primárias razões para realizar o exame físico, é avaliar a presença de alterações de reservas proteicas e gordurosas. O exame físico, combinado com outros componentes da avaliação nutricional, oferece uma perspectiva única da evolução do estado nutricional, poderá fornecer evidências das deficiências nutricionais ou da piora funcional, que influenciarão a condição nutricional.

A avaliação é feita de forma sistêmica, da cabeça aos pés, com profissional treinado para esta prática (Quadro 3.3).

Há certas circunstâncias que a avaliação física pode sofrer interferências. Obesidade pode não revelar adequadamente sinais de depleção muscular devido ao excesso de tecido adiposo. Pacientes graves, em terapia intensiva, podem não apresentar condições favoráveis ao exame decorrente de alterações hemodinâmicas, de hidratação, medicações e drenos.

Quadro 3.3 ■ Parâmetros utilizados em avaliação física.

REGIÃO	MÚSCULO	POSICIONAMENTO	DESNUTRIÇÃO GRAVE	DESNUTRIÇÃO MODERADA	EUTROFIA
REGIÃO ORBITAL	Músculo orbicular.	Observar o paciente em pé, com o avaliador posicionado em sua frente. Toque acima do osso malar (maçã do rosto). Verificar: "almofada de gordura".	Côncavo, depressão, círculo escuro, pele solta (flácida).	Círculos ligeiramente escuros, levemente côncavos.	Bolsa de gordura ligeiramente abaulada. Retenção de fluido pode mascarar.
REGIÃO DAS TÊMPORAS	Músculo temporal.	Observar o paciente em pé ou sentado, com o avaliador posicionado em sua frente. Peça a ele que faça rotação lateral da cabeça.	Depressão com visualização do osso.	Depressão leve.	Pode-se observar o músculo bem definido.

(continua)

Quadro 3.3 ■ Parâmetros utilizados em avaliação física.

(continuação)

OSSO DA CLAVÍCULA	Músculos: peitoral maior, deltoide e trapézio.	Paciente sentado: observar a proeminência do osso da clavícula. Certifique-se que o paciente não esteja curvado para frente.	Osso proeminente.	Osso da clavícula mais proeminente.	Músculo bem definido ao redor do osso da clavícula, não visível.
REGIÃO DOS OSSOS DA CLAVÍCULA E ACRÔMIO	Músculo: deltoide.	Paciente sem camisa, de pé ou sentado. Braços ao lado do corpo. Observar contorno do músculo deltoide.	Ossos proeminentes. Acrômio: saliência muito proeminente.	Acrômio: ligeiramente salientes.	Curvas arredondadas no braço e ombros.
REGIÃO ESCAPULAR	Músculo: trapézio supra espinhal e intraespinhal.	Solicite ao paciente para estender as mãos contra um objeto sólido (parede).	Ossos visivelmente proeminentes. Depressão entre escápula e costelas ou ombro e coluna.	Depressão moderada em região escapular, o osso pode estar ligeiramente aparente.	Nenhuma depressão, ossos não proeminentes.
REGIÃO TORÁCICA E LOMBAR	Perda de gordura subcutânea. Costelas Parte inferior das costas Linha axilar média.	Solicite ao paciente para estender as mãos contra um objeto sólido (parede).	Depressão intensa entre as costelas Crista ilíaca muito proeminente.	Depressão aparente entre as costelas. Crista ilíaca pouco proeminente.	Costelas e crista ilíaca não aparente.
REGIÃO DO BRAÇO	Perda de gordura subcutânea na região do bíceps e tríceps.	Braço dobrado, segure a pele entre os dedos, não inclua o músculo.	Espaço muito pequeno entre os dedos.	Espaço um pouco maior entre os dedos.	Presença de tecido adiposo de maneira mais óbvia entre os dedos.
MÚSCULO DA MÃO	Músculo inter ósseo dorsal da mão (almofada).	Avaliar a "almofada" do polegar, quando a ponta do dedo indicador tocar a ponta do polegar.	Depressão acentuada.	Ligeira depressão.	Pode ser plana em algumas pessoas bem nutridas.
PERNAS, JOELHO, COXA E PANTURRILHA	Músculo: quadríceps, gastrocnêmio.	Paciente com as pernas dobradas.	Joelho: ossos proeminentes, pouco se enxerga o músculo ao redor do joelho. Coxa: emagrecida. Panturrilha: músculo não aparente.	Joelho: menos proeminentes mais arredondado. Coxa: depressão moderada. Panturrilha: musculo pouco aparente.	Joelho: ossos quase não aparecem, músculo evidente. Coxa: bem arredondada. Panturrilha: músculo bem desenvolvido.

Fonte: Adaptado de Hipskind *et al.* 2016.

Diagnóstico nutricional da desnutrição

De acordo com consenso, definido pelas sociedades Academy of Nutrition and Dietitic e American Society for Parenteral and Enteral Nutrition (Aspen), recomenda-se a identificação e documentação da desnutrição em pacientes adultos.

Por isso, elaboraram um guia sobre algumas características clínicas que definem a desnutrição. Propõe classificar a desnutrição (moderada ou severa) quando apresentar no mínimo duas das seis características descritas na Tabela 3.13. A avaliação nutricional inclui evolução de características que definem a desnutrição, divididas de acordo com a severidade.

Tabela 3.13 ■ Características de desnutrição em pacientes adultos.

| | DESNUTRIÇÃO EM DOENÇA AGUDA || DESNUTRIÇÃO EM DOENÇA CRÔNICA ||
	DESNUTRIÇÃO MODERADA	DESNUTRIÇÃO SEVERA	DESNUTRIÇÃO MODERADA	DESNUTRIÇÃO SEVERA
Ingestão alimentar	<75% das necessidades energéticas por >7 dias	50% das necessidades energéticas por ≥5 dias	<75% das necessidades energéticas por ≥1 mês	<75% das necessidades energéticas por ≥1 mês
% Perda de peso	% Tempo 1-2 1 semana 5 1 mês 7-5 3 meses	% Tempo >2 1 semana >5 1 mês >7-5 3 meses	% Tempo 5 1 mês 7-5 3 meses 10 6 meses 20 1 ano	% Tempo >5 1 mês >7-5 3 meses >10 6 meses >20 1 ano
AVALIAÇÃO FÍSICA					
Tecido adiposo Perda de tecido adiposo subcutâneo (p. ex.: orbital, tríceps etc.)	Leve	Moderado	Leve	Severo
Massa muscular Perda de massa muscular (p. ex.: perda de músculos temporais, escápulas etc.)	Leve	Moderada	Leve	Severo
Edema Generalizado ou localizado (extremidades, ascite)	Leve	Moderado a grave	Leve	Severo
Força palmar	Não se aplica	Medição reduzida	Não se aplica	Medição reduzida

Fonte: Adaptado de Levin *et al.* 2013 e White *et al.* 2012.

Hipótese diagnóstica e diagnóstico nutricional

Com base nos dados obtidos na avaliação nutricional, é possível determinar a hipótese diagnóstica nutricional. Importante reforçar que um método isolado não é capaz de atender a todas as características, sendo necessário utilizar vários métodos para obter o melhor resultado, com maior acurácia e a precisão.

A heterogeneidade da doença oncológica, associada a múltiplas modalidades de terapia antineoplásica promove um aumento no risco de depleção do estado nutricional. A nutrição provém um importante papel em ajudar estes pacientes por meio da avaliação e orientação nutricional de acordo com suas necessidades, suas especificidades para contribuir no melhor desfecho clínico e melhor qualidade de vida.

LEITURA RECOMENDADA

Arends, J.; Bachmann, P.; Baracos, V.; Barthelemy, N.; Bertz, H.; Bozzetti, F.; Fearon, K.; Hütterer, E.; Isenring, E.; Kaasa, S.; Krznaric, Z.; Laird, B.; Larsson, M.; Laviano, A.; Mühlebach, S.; Muscaritoli, M.; Oldervoll, L.; Ravasco, P.; Solheim, T.; Strasser, F.; de van der Schueren, M.; Preiser, J. C. Espen guidelines on nutrition in cancer patients. *Clin. Nutr. 2016*, aug. 6. p. S0261-5614; (16)30181-30189.

Barbosa, A.R.; Souza, J. M.; Lebrão, M. L.; Laurenti, R.; Marucci, M. F. Anthropometry of elderly residents in the city of São Paulo, Brazil. *Cad. Saúde Pública*. 2005 nov.-dec.; 21(6): 1929-1938.

Barrere, A. P. N.; Horie, L. M.; Nogueira, P. B. P.; Oliveira, R. M. C., Piovacari, S. M. F. Triagem e avaliação nutricional. In: Piovacari, S. M. F.; Toledo, D. O., Figueiredo, E. J. A. *Equipe Multiprofissional de Terapia Nutricional (EMTN) em prática*. Rio de Janeiro: Atheneu, p. 13-56, 2017.

Blackburn, G. L.; Thornton, P. A. Nutritional assessment of the hospitalized patient. *Med. Clin. North Am.* 1979 sep.; 63(5): 11.103-11.115.

Bottoni A. Exames laboratoriais. In: Waitzberg, D. L. *Nutrição oral, enteral e parenteral na prática clínica*. 4. ed. Rio de Janeiro: Atheneu. 2009, p. 421-439.

Campos, J. A. D. B. & Prado, C. D. Cross-cultural adaptation of the Portuguese version of the patient generated subjective global assessment. *Nutr. Hosp. 2012*; 27(2): 583-589.

Instituto Nacional de Câncer José Alencar Gomes da Silva. *Consenso nacional de nutrição oncológica*. 2. ed. rev. ampl. atual. Rio de Janeiro: Inca, 2015, 182p.

Cunha, S. F. C., Tanaka, L. S., Salomão, R. G., Macedo, D. M., Santos, T. D., Peria, F. M. Nutritional screening in a university hospital: comparison between oncologic and non-oncologic patients. *Food and Nutrition Sciences 2015*, jan. 13; 6: 75-82.

Detsky, A. S.; McLaughlin, J. R.; Baker, J. P. et al. What is subjective global assessment of nutritional status? *J. Parenter Enteral Nutr. 1987*; 11: 8-13.

Dias, M. C.; Horie, L. M.; Waitzberg, D. L. Exame físico e antropometria. In: Waitzberg, D. L. *Nutrição oral, enteral e parenteral na prática clínica*. 4. ed. Rio de Janeiro: Atheneu, p. 383-419, 2009.

Dias, M. C. G.; Van, A.; anholt, D. P. J.; Catalani, L. A.; Rey, J. S. F.; Gonzalez, M. C.; Coppini, L.; Franco Filho, J. W.; Paes-Barbosa, M. R.; Horie, L.; Abrahão, V.; Martins, C. *Triagem e avaliação nutricional*, projeto diretrizes, 2011.

Ferguson, M.; Capra, S.; Bauer, J.; Banks, M. Development of a valid and reliable malnutrition screening tool for adult acute hospital patients. *Nutrition 1999* jun.; 15(6): 458-464.

Frisancho, A. R. Anthropometric standards. *An interactive nutricional reference of body size and body composition for children and adults*. University Michigan, 2008, 335p.

Frisancho, A. R. New norms of upper limb fat and muscle areas for assessment of nutritional status. *Am J. Clin. Nutr. 1981* nov.; 34(11): 2.540-2.545.

Gonzalez, M. C.; Borges, L. R.; Silveira, D. H.; Assunção, M. C. F.; Orlandi, S. P. Validação da versão em português da avaliação subjetiva global produzida pelo próprio paciente. *Revista Bras. Nutr. Clin.* 2010; 25(2): 102-108.

Gonzalez, M. C.; Duarte, R. R.; Budziareck, M. B. Adductor pollicis muscle: reference values of its thickness in a healthy population. *Clin. Nutr. 2010*. apr. 29(2): 268-271.

Heredia, L. E.; Pena, G. M.; Galiana, Jr. Handgrip dynamometry in healthy adults. *Clin. Nutr. 2005*; 24: 250-258.

Hipskind, P.; Galang, M.; Jevenn, A.; Pogotschnik, C., Hanuton, C. Nutrition-focused physical exam. *An Illustrade Handbook*, Aspen, 2016.

Kim, J. Y.; Wie, G. A.; Cho; Y. A.; Kim, S. Y.; Kim, S. M.; Son, K. H.; Park, S. J.; Namd, B. H.; Joung, H. Development and validation of a nutrition screening tool for hospitalized cancer patients. *Clinical Nutrition 30, (2011)*, p. 724 e 729.

Klidjian, A. M.; Foster, K. J.; Kammerling, R. M.; Cooper, A.; Karran, S. J.; Relation of anthropometric and dynamometric variables to serious postoperative complication. *BMJ 1980*; 281: 899-901.

Kondrup, J.; Allison, S. P.; Elia, M.; Vellas, B.; Plauth, M. Educational and clinical practice committee. European Society of Parenteral and Enteral Nutrition (Espen). Espen guidelines for nutrition screening 2002. *Clin. Nutr. 2003*, aug.; 22(4): 415-21.

Lee, R. D.; Nieman, D. C. Introduction to nutricional assessment. In: Lee, R. D.; Nieman, D. C. *Nutritional Assessment*. 6. ed. USA. 2013: 383-419.

Levin, R. Nutrition risk screening and assessment of the oncology patient. In: Leser, M.; Ledesma, N.; Bergerson, S.; Trujillo, E. Oncology nutrition for clinical practice. *Oncology nutrition dietetics*. 2013, p. 25-32.

Lauretani, F.; Russo C. R.; Bandinelli, S.; Bartali, B.; Cavazzini C.; Di Iorio, A.; Corsi, A. M.; Rantanen, T.; Guralnik, J. M.; Ferrucci, L. Age – associated changes in skeletal muscles and their effect on mobility: an operational diagnosis of sarcopenia. *J. Appl. Physiol. (1985).* 2003 nov.; 95(5): 1851-1860.

Lebrão, M. L.; Duarte, Y. A. (Org.). *O Projeto SABE no município de São Paulo:* uma abordagem inicial. Brasília: OPAS/MS, 2003.

Martins, C.; Moreira, S. M.; Pierosan, S. R. *Interações droga nutriente.* 2. ed. Paraná: Nutro clínica, 2003.

Massy-Westropp, N. M.; Gil, T. K.; Taylor, A. W.; Bohannon, R. W.; Hill, C. L. Hand grip strength: age and gender stratified normative data in a population – based study. *BMC Research Notes.* 2011: 4: 127.

Mastelaro, I.; Pupin, M. P.; Ribeiro, S. M. F.; Oliveira, H. F.; Peria, F. M.; Cunha, S. F. C. Longitudinal assessment of nutritional risk in patients under chemo or radiotherapy. *Rev. Assoc. Med. Bras. 2016;* 62(7): 659-63.

Moreira, D.; Álvarez, R. R. A.; Godoy, J. R. D. Abordagem sobre preensão palmar utilizando o dinamometro Jamar: uma revisão de literatura. *Rev. Bras. Cienc. e Mov. 2003;* 11: 95-9.

Mueller, C.; Compher, C.; Ellen, D. M. American Society for Parenteral and Enteral Nutrition (Aspen) Board of Directors. Aspen clinical guidelines: Nutrition screening, assessment, and intervention in adults. *JPEN J Parenter Enteral Nutr.* 2011 jan.; 35(1): 16-24.

Osterkamp, L. K. Current perspective on assessment of human body proportions of relevance to amputees. *J. Am. Diet. Assoc.* 1995 feb.; 95(2): 215-218.

Ottery, F. D. Rethinking nutritional support of the cancer patient: the new field of nutritional oncology. *Sem. Oncol.* 1994, 21, 770-778.

Phillips W.; Zechariah S. Minimizing false-positive nutrition referrals generated from the malnutrition screening tool. *J. Acad. Nutr. Diet.* 2016 jul. 13.

Rabito, E. I.; Vannnucchi, G. B.; Suen, V. M. M.; Castilho Neto, L. L.; Marchini, J. S. Estimativa de peso e altura de pacientes hospitalizados e imobilizados. *Rev. Nutr.,* Campinas, 19: 655-661, 2006.

Rabito, E. I.; Mialich, M. S.; Martinez, E. Z.; Garcia, R. W. D.; Jordão, A. A.; Marchini, J. S. Validation of predictive equations for weight and height using a metric tape. *Nutric. Hospital 23:* 614-618, 2008.

Santarpia, L.; Contaldo, F.; Pasanisi, F. Nutritional screening and early treatment of malnutrition in cancer patients. *J. Cachexia Sarcopenia Muscle.* 2011 mar.; 2(1): 27-35.

Stratton, R. J.; Hackston, A.; Longmore, D.; Dixon, R.; Price, S.; Stroud; M., King; C., Elia, M. Malnutrition in hospital outpatients and inpatients: prevalence, concurrent validity and ease of use of the "malnutrition universal screening tool" (MUST) for adults. *Br. J. Nutr.* 2004 nov.; 92(5): 799-808.

Thompson, K. L.; Elliot, L.; Fuchs-Tarlovsky, V.; Levin, R.; Von A. C.; Piemonte, T. Oncology Evidence-Based Nutrition Practice Guideline for Adults. *Journal of Academy and Nutrition and Dietetics 2017,* v. 117, Issue 2, p. 297-310.

von Meyenfeldt M. Cancer-associated malnutrition: an introduction. *Eur. J. Oncol. Nurs. 2005;* 9 Suppl 2: S35-8,

White, J. V.; Guenter, P.; Jensen, G.; Malone, A.; Schofield, M. Academy Malnutrition Work Group. Aspen. Malnutrition Task Force. Aspen. Board of Directors. Consensus statement: Academy of Nutrition and Dietetics and American Society for Parenteral and Enteral Nutrition: characteristics recommended for the identification and documentation of adult malnutrition (undernutrition). *JPEN J. Parenter Enteral Nutr.* 2012, may; 36(3): 275-283.

WHO Expert Consultation. Appropriate body-mass index for Asian populations and its implications for policy and intervention strategies. *Lancet.* 2004 jan. 10; 363 (9403): 157-163.

4
OBESIDADE E CÂNCER

Andrea Pereira ■ Haila Bockis Mutti ■ Maria Teresa Zanella

INTRODUÇÃO

A obesidade é um dos grandes desafios da saúde pública mundial do século XXI, cuja prevalência cresce exponencialmente em todas as faixas etárias e em todos os continentes. No Brasil, isso não é diferente, sendo que, segundo dados do Instituto Brasileiro de Geografia e Estatística (IBGE), 60% dos brasileiros estão acima do peso e, aproximadamente 17% das mulheres e 13% dos homens estão obesos.

Ela é uma doença crônica caracterizada por maior quantidade de tecido adiposo periférico e central, podendo ou não estar associada a comorbidades.

Essa doença está relacionada a patologias cardiovasculares, diabetes melito tipo II, dislipidemia, hipertensão arterial, hipertrofia do ventrículo esquerdo, osteoartropatias, alterações respiratórias, infertilidade, entre outras comorbidades. E também está associada a vários tipos de câncer.

O diagnóstico da obesidade é feito por meio do **Índice** de Massa Corporal (IMC), como mostrado na Tabela 4.1. O IMC acima de 30 kg/m² caracteriza a obesidade.

Tabela 4.1 ■ Classificação do Estado Nutricional pelo Índice de Massa Corporal (kg/m²).

IMC (KG/M²)	CLASSIFICAÇÃO
<16	Desnutrição grau III
16-16,9	Desnutrição grau II
17-18,4	Desnutrição grau I
25-29,9	Eutrofia
25-29,9	Sobrepeso
30-34,9	Obesidade grau I
35-39,9	Obesidade grau II
≥ 40	Obesidade grau III

Fonte: Adaptada de World Health Organization (WHO). *Obesity:* preventing and managing the global epidemic. 1-4 (2000).

O tratamento da obesidade envolve mudança do estilo de vida, como hábitos alimentares saudáveis e prática de atividade física regular; medicamentos e cirurgia bariátrica. Geralmente, prescreve-se mais de um tratamento concomitante e o acompanhamento do paciente deve ser regular e contínuo, visto a cronicidade da doença.

Tanto a Sociedade Brasileira de Oncologia quanto a Americana preconizam que a redução da gordura corporal é um dos fatores de prevenção ao câncer. Muitos estudos comprovam a associação da obesidade com diversos tipos de câncer, cujo risco aumenta quando há intolerância a glicose ou diabetes melito tipo II concomitantemente.

Além disso, a obesidade e elevação da glicemia são fatores de mal prognóstico no câncer estabelecido. Elas aumentam a mortalidade e a toxicidade a quimioterapia, como também uma menor resposta ao tratamento oncológico. Quando associado ainda a obesidade sarcopênica, onde há redução significativa da massa muscular impactando na força e função, há uma redução da sobrevida, mas isso será melhor discutido no capítulo de *Composição Corporal*.

Nesse capítulo pretendemos enfatizar a relação da obesidade e dos diferentes tipos de câncer, detalhando os fatores de risco e a fisiopatologia.

OBESIDADE NA FISIOPATOLOGIA DO CÂNCER

Ao longo do tempo, tem-se definido a obesidade como fator de risco para diversos tipos de cânceres como cólon, reto, mama, endométrio, rim, esôfago, estômago, pâncreas, vesícula biliar, fígado, próstata e doenças linfoproliferativas. Assim sendo, o IMC tem uma associação significativa com a alta taxa de mortalidade devido a esses tumores.

O mecanismo pelo qual a gordura corporal influencia no risco de câncer deve-se aos inúmeros hormônios e fatores de crescimento. O fator de crescimento insulina-like 1 (IGF-1), insulina e leptina estão aumentados em pessoas obesas e isto pode promover o crescimento de células cancerígenas. A resistência à insulina também está elevada e a hiperinsulinemia aumenta o risco de câncer de cólon e endométrio, e possivelmente de pâncreas e rim. O tecido adiposo é um importante sítio de síntese de estrógeno em homens e mulheres na pós-menopausa, e também responsável por aumentar os níveis de insulina e a bioatividade do fator de crescimento semelhante à insulina tipo 1 (IGF-1). Estes atuam no fígado, diminuindo a síntese e os níveis séricos da globulina ligadora de hormônio sexual (SHBG), a qual possui alta afinidade pela testosterona e estradiol. Como resultado deste decréscimo, há uma maior fração biodisponível (fração livre) de estradiol. Na mulher, nota-se também o aumento da testosterona biodisponível. A hiperinsulinemia pode aumentar a síntese de andrógenos nos ovários e adrenais, favorecendo a síntese dos hormônios sexuais femininos e masculinos. O aumento dos hormônios esteroides estão fortemente associados com maior risco de câncer de endométrio e mama na pós-menopausa, assim como cólon e outros. Os adipócitos produzem fatores pró-inflamatórios como o fator de necrose tumoral (TNF-α), a interleucina 6 (IL-6) e a proteína C reativa que estão presentes na circulação. A leptina também funciona como uma citocina pró-inflamatória e seu aumento está relacionado ao câncer colorretal e de próstata. Desta forma, tem-se um estado inflamatório crônico de baixo grau.

A cascata de sinalização intracelular Akt/PI3K/mTOR tem se tornado o foco da conexão obesidade e câncer. Esta via é ativada pela insulina e IGF-1 e quando estes se encontram em níveis elevados há uma potencialização na ativação dessa cascata. Outras vias como MAPK e STATE podem ser ativadas pela leptina e desta forma favorecer a progressão do câncer. Todas estas vias de sinalização estão diretamente relacionadas a proliferação celular e sobrevida de células cancerígenas.

Em uma revisão da literatura recente, foi analisada a relação entre obesidade e câncer e classificada entre convincente e provável. Dos estudos apresentados, a relação convincente se deu para os seguintes tipos: esôfago, pâncreas, colorretal, mama, endométrio, rim e estômago. Enquanto as prováveis relações foram para ovário, vesícula biliar, fígado, próstata e doenças linfoproliferativas.

NEOPLASIAS ASSOCIADAS À OBESIDADE

Esôfago

O câncer de esôfago compreende dois tipos histológicos, os escamosos e os adenocarcinomas. A associação do câncer de esôfago e obesidade foi dita como convincente devido a uma meta-análise que mostrou aumento do risco relativo (RR) para adenocarcinoma de 1,7 (95% CI 1,50-1,96) para o IMC entre 25 e 30 kg/m^2 (sobrepeso), e de 2,34 (95% CI 1,95-2,81) para IMC ≥ 30 kg/m^2 (obesidade). Foi analisado também neste estudo, o adenocarcinoma gástrico da cárdia com RR 1,93 (95% CI 1,52-2,45) para obesidade, e essa associação não foi tão forte quanto para o adenocarcinoma de esôfago RR 2,73 para IMC ≥ 30 kg/m^2 (95% CI 2,16-3,46).

Uma análise combinada do estudo Internation Beacon Consortium que incluiu além de adenocarcinoma de esôfago, o adenocarcinoma de transição esofagogástrica, mostrou um aumento do risco de 1,54 para IMC de 25-29,9 kg/m^2 (95% CI 1,26-1,88) de mais duas vezes para indivíduos com IMC 30-34,9 kg/m^2 e de cinco vezes se IMC ≥ 40 kg/m^2 (OR 4,76 95% CI 2,96-7,66). Não houve diferença entre as idades ou quando ajustado para doença do refluxo gastresofágico (DRGE). Mulheres e homens com sintomas DRGE apresentaram o mesmo risco para câncer em relação ao IMC, porém a relação parece se atenuar nas mulheres quando comparadas aos homens na ausência de sintomas. Uma das explicações para esta associação é que a obesidade aumenta a pressão abdominal, relaxando o esfíncter distal do esôfago e aumentando o risco de DRGE, além do estado pró-inflamatório que também contribui para a progressão tumoral.

Estômago

No estudo do Turati *et al.*, mencionado anteriormente, foi incluído o adenocarcinoma da cárdia, mostrando um aumento do risco para câncer de 1,93 (95% CI 1,52-2,45) para obesidade e esta associação não foi tão intensa no caso de adenocarcinoma de esôfago. Um outro estudo apresentou um RR 1,8 (95% CI 1,3-2,5) para adenocarcinoma da cárdia comparando a categoria mais elevada *versus* a normal de IMC.

Uma análise de 10 estudos de coorte confirmou a significância estatística entre gordura corporal e câncer gástrico sobrepeso e obesidade-OR 1,22 (95% CI 1,06-1,4); obesidade – OR 1,36 (95% CI 1,21-1,54); sobrepeso OR 1,21 (95% CI 1,08-1,36). Quanto maior o IMC maior a associação com o câncer. Quando estratificado por gênero, não houve uma ligação entre o excesso de peso e câncer gástrico para homens (sobrepeso e obesidade OR 1,2-95% CI 0,96-1,55). Quando estratificado por localização do tumor, houve uma relação significante com os tumores da cárdia (sobrepeso e obesidade OR 1,55-95% CI 1,31-1,84), mas não com outras localizações (sobrepeso e obesidade OR 1,18-95% CI 0,96-1,45). Ao estratificar por raça, notou-se uma associação em não asiáticos (sobrepeso e obesidade OR 1,24, 95% CI 1,14-1,36) mas não entre os asiáticos (sobrepeso e obesidade OR 1,17-95% CI 0,88-1,56). Portanto este estudo concluiu que o excesso de peso está associado ao câncer da cárdia e não de outras localizações.

Uma outra meta-análise corroborou essa mesma relação com RR 1,21 para sobrepeso e 1,82 para obesidade em tumores da cárdia, sendo que os tumores gástricos não cárdia apresentaram RR 0,93 para sobrepeso e RR 1 para obesidade.

Pâncreas

Estudos epidemiológicos sugerem uma associação entre sobrepeso e obesidade com câncer de pâncreas. Há uma conexão bem estabelecida entre o aumento do IMC e a resistência à insulina e a diabetes melito tipo 2. A gordura corporal estimula a circulação de hormônios tais como insulina, IGF-1 e estrógeno, criando um ambiente favorável a carcinogênese. Além da resposta inflamatória que contribui para a iniciação e progressão do câncer. A gordura abdominal está mais relacionada com a resistência à insulina, e esta por sua vez com o aumento de câncer.

Em uma meta-análise, com 23 estudos prospectivos com 9.504 casos incluídos, mostrou uma associação não linear entre IMC e risco de câncer de pâncreas, pois essa relação não se manteve entre os tabagistas. Quando avaliado a relação cintura/quadril e a circunferência abdominal estas apresentaram uma associação linear. A mortalidade por câncer de pâncreas também sofre influência do IMC. Ou seja, 43% de aumento da mortalidade em IMC entre 30-40 kg/m² no início da vida adulta (95% CI 1,11-1,85). Esta associação foi mais proeminente em homens (MVHR = 1,25, 95% CI 1,15-1,35) do que nas mulheres (MVHR = 1,11, 95% CI 1,03-1,21). Da mesma forma, o aumento da circunferência abdominal e da relação cintura/quadril também elevam a mortalidade por câncer de pâncreas.

Rim

O câncer renal também tem como um fator de risco importante a obesidade ou sobrepeso. Uma meta-análise mostrou que o risco agrupado foi de 1,05 por unidade aumentada no IMC (1 kg/m²) baseado em estudos de coorte, sendo que na maioria destes o risco variou de 1,04-1,06 por unidade aumentada de IMC. Nos estudos que analisaram a diferença entre homens e mulheres, o risco foi levemente maior nas mulheres[16]. Um outro estudo mostrou um aumento de 31% de risco de câncer para cada aumento de 5 kg/m², quando ajustado para tabagismo o aumento foi de 42%. Os mecanismos são os mesmos descritos como liberação de hormônios e resposta inflamatória estimulada, sendo a insulina e leptina as principais responsáveis neste cenário.

Cólon e reto

Quando se trata de câncer colorretal há um número maior de estudos que avaliaram a relação IMC e risco de câncer. Sessenta estudos de coorte e 86 de caso-controle mostram que o aumento do risco de desenvolver câncer nesta região tem associação com o aumento da gordura corporal. Ao estratificar por localização, a incidência é maior no cólon do que no reto. A circunferência abdominal e a relação cintura/quadril foram avaliadas em outros estudos e comprovada suas influências nesta patologia. Uma meta-análise com 41 estudos avaliados mostrou um RR 1,47 (95% CI 1,348-1,602) para câncer de cólon e RR 1,149 (95% CI 1,099-1,201) para reto em relação ao IMC. Quando analisada a circunferência abdominal este risco foi de 1,613 (95% CI 1,417-1,837) para câncer de cólon e RR 1,349 (95% CI 1,114-1,634) para reto. Os mecanismos envolvidos são os mesmos descritos anteriormente, aumento da resistência à insulina, estímulo do IGF-1, estresse oxidativo e um estado pró-inflamatório envolvendo diversas citocinas.

Mama

Ao analisar a relação entre IMC e câncer de mama, o seu risco é mais elevado nas pacientes com IMC mais alto quando na pós-menopausa. Os estudos mostram um acréscimo em torno de 8 a 13% por 5 kg/m². A gordura corporal afeta os níveis de hormônios circulantes como insulina, IGF-1 e estrógeno.

Em mulheres na pré-menopausa o sobrepeso ou obesidade reduz o risco destes tumores. Uma explicação especulativa para este fato é que provavelmente estas pacientes têm maior período anovulatório e consequentemente menor exposição a progesterona endógena, uma vez que a anovulação e os níveis hormonais alterados estão relacionados a obesidade. Uma meta-análise mostrou que o aumento do IMC nas pacientes pré-menopausadas reduziu o risco de câncer de mama OR 0,93 (95% CI 0,86-1,02); RR 0,97 (95% CI 0,82-1,16), enquanto nas pacientes pós-menopausadas houve um aumento leve no risco de câncer com sobrepeso ou obesidade OR 1,15 (95% CI 1,07-1.24); RR 1,16 (95% CI 1,08-1,25).

Um estudo prospectivo de coorte dentro do *Nurses'Health Study* comparou as mulheres que mantiveram seus pesos com as que ganharam 25 kg ou mais desde os 18 anos e notou-se que o risco de câncer de mama era maior nestas últimas (RR 1,45; 95% CI 1,27-1,66), com uma forte associação com aquelas que nunca utilizaram hormônios na pós-menopausa (RR 1,98; 95% CI 1,55-2,53). As mulheres que ganharam 10 kg ou mais desde a menopausa também tiveram um risco mais elevado (RR 1,18; 95% CI 1,03-1,35). Este estudo concluiu que o ganho de peso durante a vida adulta, especificamente desde a menopausa aumenta o risco de câncer de mama. Com relação ao uso de terapia de reposição hormonal (TRH), os fatores antropométricos não estavam relacionados com o aumento do risco para câncer para aquelas pacientes que faziam uso. Entre as não usuárias e com IMC >31 kg/m² o risco foi maior RR 2,52 (95% CI 1,62-3,93).

Endométrio

Mulheres obesas têm uma probabilidade maior em desenvolver câncer de endométrio. Uma análise de 26 estudos encontrou um aumento do risco de 50% para cada 5 unidades a mais de IMC (RR 1,50 95% CI 1,42-1,59). Estratificando por subgrupos, tanto as pacientes pré quanto pós-menopausadas têm risco mais elevado RRs 1,41 (95% CI 1,37-1,45) e 1,54 (1,39-1,71), respectivamente. Outra análise de subgrupo refere-se a mulheres que faziam TRH ou não, mostrando um aumento significativo em ambos os grupos, embora o efeito mais forte tenha sido nas virgens de tratamento. O mecanismo da obesidade elevando o risco desta patologia se dá pelos altos níveis de estrógeno endógeno devido a conversão de androstenediona para estrona e a aromatização de andrógeno para estradiol, além da alteração do IGF-1 e resistência a insulina.

Outras neoplasias

Segundo World Cancer Research Fund (WCR)/American Institute for Cancer Research (AICR), de acordo com a avaliação dos estudos, seus resultados e as estatísticas há uma gama de tumores em que a obesidade e sobrepeso não são fatores de risco de uma forma bem clara ou convincente. Desta forma, eles se classificariam em prováveis ou até mesmo sugestivos como o caso do câncer de ovário, vesícula biliar, fígado, próstata e doenças linfoproliferativas.

Vesícula biliar

O principal fator de risco seria cálculos biliares e há alguns estudos que relacionam o peso com a formação dos cálculos, seja pelo excesso ou pela perda rápida como em dietas restritivas ou cirurgia bariátrica. Uma meta-análise recente mostrou um aumento de risco principalmente em mulheres com sobrepeso ou obesidade.

Fígado

Alguns estudos apresentam heterogeneidade e não foram ajustados para hepatites, portanto mostrando uma evidência inconsistente e os mecanismos especulativos. Uma meta-análise publicada em 2012 mostrou que pode haver um aumento de risco significativo para hepatocarcinoma em pacientes com sobrepeso ou obesos, porém a discussão se dá na heterogeneidade dos estudos como localização geográfica, averiguação dos dados antropométricos, resultados, duração de seguimento e confundidores (etilismo, infecção pelos vírus B e C). Uma outra meta-análise tentou comprovar esta associação e concluiu que há uma dose-resposta não linear na relação IMC e risco de hepatocarcinoma. Porém deve-se ressaltar possíveis confundidores além da etnia como asiáticos e não asiáticos e gêneros, que têm resultados diferentes em relação ao IMC. Portanto, permanece como provável sem dados consistentes até o momento.

Próstata

A obesidade e sobrepeso têm uma relação fraca com aumento do risco de câncer de próstata, contudo o elevado IMC e ganho de peso estão associados a mortalidade e agressividade da doença, com aumento de recidiva bioquímica, Gleason alto e mortalidade câncer específica.

Doenças linfoproliferativas

Nos casos dos linfomas, leucemias e mieloma múltiplo, parece haver uma associação com IMC mais elevado. Porém, a evidência dos estudos as classificam como provável.

CONCLUSÃO

É evidente que a prevalência de alguns tipos de câncer está fortemente associada ao excesso de gordura corporal, ao aumento da circunferência abdominal e da relação cintura/quadril, refletindo a gordura visceral. Além disso a obesidade influencia na agressividade, na mortalidade câncer-específica e contribui como comorbidades para estes pacientes.

Uma vez conhecendo essa comprovada associação entre câncer e obesidade, devemos enfatizar a importância do tratamento dessa doença crônica como uma medida de prevenção ao câncer e também como uma forma de melhorar o prognóstico do paciente oncológico.

LEITURA RECOMENDADA

WHO. *Obesity:* preventing and managing the global epidemic. 1-4 (2000).

Ger, R. *Pesquisa de orçamentos familiares antropometria e estado nutricional de crianças, adolescentes e adultos no Brasil.* Pesquisas de Orçamentos Familiares. www.ibge.gov.br, 2010.

Prado, C. M. M. *et al.,* Sarcopenia as a determinant of chemotherapy toxicity and time to tumor progression in metastatic breast cancer patients receiving capecitabine treatment. *Clin. Cancer Res.* 15, 2920-2926, 2009.

Prado, C. M. M. *et al.,* Prevalence and clinical implications of sarcopenic obesity in patients with solid tumours of the respiratory and gastrointestinal tracts: a population-based study. *Lancet. Oncol.* 9, 629-635, 2008.

Berrington de Gonzalez, A.; Hartge, P.; Cerhan, J. R. *et al.,* Body mass index and mortality among 1.46 million white adults. *N. Engl. J. Med 2010*; 363: 2211-2219.

World Cancer Research Fund e American Institute for cancer Research. *Food, nutrition, physical activity, and the prevention of cancer.* A global perspective. Washington: AICR, 2007.

Calle, E. E.; Rodriguez, C.; Walker-Thurmond, K.; Thun, M. J. Overweight, obesity, and mortality from cancer in a prospectively studied cohort of US adults. *N. Engl. J. Med. 2003;* 348(17): 165.

Vucenik, I.; Stains, J. P. Obesity and cancer risk: evidence, mechanisms, and recommendations. *Ann. N. Y. Acad.* Sci 2012; 1271: 37-43.

Latino-Martel, P.; Cottet, V.; Druesne-Pecollo N et al., Alcoholic beverages, obesity, physical activity and other nutritional factors, and cancer risk: A review of the evidence. *Critical Reviews in Oncology/Hematology 2016;* 99: 308-323.

Turati, F.; Tramacere, I.; LA Vecchia, C.; Negri, E. A meta-analysis of body mass index and esophageal and gastric cardia adenocarcinoma. *Ann. Oncol. 2013;* 24(3): 609.

Hoyo, C.; Cook, M. B.; Kamangar, F. et al., Body mass index in relation to oesophageal and oesophagogastric junction adenocarcinomas: a pooled analysis from the International BEACON Consortium. *Int. J. Epidemiol. 2012;* 41: 1706-1718.

Lauby-Secretan, B.; Scoccianti, C., Loomis, D. et al., Body fatness and cancer – Viewpoint of the IARC Working Group. *N. Engl. J. Med. 2016;* 375(8): 794-798.

Yang, P.; Zhou, Y.; Chen, B. et al., Overweight, obesity and gastric cancer risk: results from a meta-analysis of cohort studies. *Eur. J. Cancer 2009;* 45(16): 2867-2873.

Chen, Y.; Lui, L.; Wang, X. et al., Body mass index and risk of gastric cancer: a meta-analysis of a population with more than ten million from 24 prospective studies. *Cancer Epidemiol Biomarkers Prev. 2013;* 22(8): 1395-1408.

Aune, D.; Greenwood, D. C.; Chan, D. S. M. et al., Body mass index, abdominal fatness and pancreatic cancer risk: a systematic review and non-linear dose-response meta-analysis of prospective studies. *Ann. Oncol. 2012;* 23(4): 843-852.

Genkinger, J. M.; Kitahara, C. M.; Bernstein, L. et al., Central adiposity, obesity during early adulthood and pancreatic cancer mortality in a pooled analysis of cohort studies. *Ann. Oncol. 2015;* 26: 2257-2266.

Ildaphonse, G.; George, P. S.; Mathew, A. Obesity and kidney cancer risk in men: a meta-analysis (1992-2008). *Asian Pac. J. Cancer Prev. 2009;* 10: 279-286.

Mathew, A.; George, P. S.; Ildaphonse, G. Obesity and kidney cancer risk in women-A meta-analysis (1992-2008). *Asian Pac. J. Cancer Pre.v 2009;* 10: 471-478.

Ma, Y.; Yang, Y.; Wang, F. et al., Obesity and risk of colorectal cancer: a systematic review of prospective studies. *PLoSOne 2013;* 8(1): 53916.

Cheraghi, Z.; Poorolajal, J.; Hashem, T. et al., Effect of body mass index on breast cancer during premenopausal and postmenopausal periods: a meta-analysis. *PLoSOne 2012;* 7(12): 51446.

Eliassen, A. H.; Colditz, G. A.; Rosner, B. et al., Adult weight change and risk of postmenopausal breast cancer. *JAMA 2006;* 296(2): 193-201.

Morimoto, L. M.; White, E.; Chen, Z. et al., Obesity, body size, and risk of postmenopausal breast cancer: the Women's Health Initiative (United States). *Cancer Causes Control 2002;* 13(8): 741-751.

WCRF/AICR 2013, *Continuous update project report:* food, nutrition, physical activity and the prevention of endometrial cancer.

Tan, W.; Gao, M.; Lui, N. et al., Body mass index and risk of gallbladder cancer: systematic review and meta-analysis of observational studies. *Nutrients 2015;* 7: 8321-8334.

Chen, Y.; Wang, X.; Wang, J. et al. Excess body weight and the risk of primary liver cancer. An updated meta-analysis of prospective studies. *Eur. J. Cancer 2012;* 48: 2137-2145.

Rui, R.; Lou, J.; Zou, L. et al., Excess body mass index and risk of liver cancer. A nonlinear dose-response meta-analysis of prospective studies. *PLoSOne 2012; 7(9):* e44522

Alshaker, H.; Sacco, K.; Alfraidi, A. et al., Leptin signaling, obesity and prostate cancer: molecular and clinical perspective on the old dilemma. *Oncotarget 2015;* 6(34): 35556.

Allott, E. H.; Masko, E. M.; FreedLand, S. J. Obesity and prostate cancer: weighing the evidence. *Eur. Urol. 2013;* 63(5): 800-809.

Calle, E.; Kaaks, R. Overweight, obesity and cancer: epidemiological evidence and proposed mechanisms. *Nat Rev Cancer 2004;* 4: 579-591.

5
DESAFIOS NUTRICIONAIS EM ONCOGERIATRIA

■ Elci de Almeida Fernandes ■ Lucíola Barros Pontes ■ Myrian Spinola Najas ■ Thiago José Martins Gonçalves

A EPIDEMIOLOGIA DO ENVELHECIMENTO E A ONCOGERIATRIA

O envelhecimento é um fenômeno mundial. Segundo projeções da Organização Mundial de Saúde (OMS), o número de indivíduos com mais de 60 anos no mundo passará dos atuais 851 milhões para 2 bilhões em 2050. O Brasil conta com uma população de 14 milhões de indivíduos acima de 65 anos e projeta-se que este número alcançará o valor de 39 milhões em 2040.

Essa nova realidade epidemiológica torna doenças crônicas e o bem-estar da terceira idade novos desafios de saúde pública global. Nesse contexto, o câncer surge como protagonista: a incidência de neoplasias é em torno de 11 vezes maior em indivíduos acima de 65 anos do que nos mais jovens e 70% das mortes relacionadas ao câncer também ocorrem nesta faixa etária.

A população idosa é heterogênea e complexa, gerando desafios tanto no momento da escolha do tratamento oncológico quanto durante o seu curso. Para atender essa necessidade particular, a oncogeriatria surge como um conjunto de cuidados voltado para o idoso com câncer, praticado por uma equipe multidisciplinar.

Seguindo recomendações da Sociedade Internacional de Oncogeriatria (SIOG), todo idoso recém-diagnosticado com câncer dever ser analisado por meio da chamada avaliação geriátrica ampla (AGA). Por meio desta avaliação clínica, é possível determinar as particularidades de cada idoso, principalmente com relação à sua capacidade funcional e fragilidades. A situação nutricional é um dos aspectos avaliados na AGA, sendo fundamental estabelecer o risco de desnutrição e programar intervenções precoces. Estudos apontam o estado nutricional como fator prognóstico em oncogeriatria. Idosos desnutridos apresentam maior risco de mortalidade geral, mortalidade câncer específica e mais chance de desenvolver toxicidade relacionada ao tratamento oncológico proposto.

Assim, sabendo que o suporte nutricional é parte fundamental do cuidado em oncogeriatria, a seguir serão abordados aspectos sobre a avaliação nutricional no idoso e suas peculiaridades, ferramentas utilizadas para tal e recomendações específicas em geriatria.

FISIOPATOLOGIA DO CÂNCER EM IDOSOS

O envelhecimento é um fator de risco importante no aparecimento do câncer, porém de complexa relação, uma vez que curiosamente após os 85 anos a incidência diminui. Além disso, existe uma suscetibilidade dos tecidos mais envelhecidos aos carcinógenos do meio ambiente devido as alterações celulares causadas pela senectude que pode ser explicado pelo processo de casualidade, por mutações no DNA mitocondrial e nuclear além da maior formação de radicais livres.

O envelhecimento cursa com alterações moleculares e celulares que podem favorecer ou proteger à carcinogênese. As modificações pró-carcinogênicas compreendem desde a hipometilação do DNA até a instabilidade genética, porém a redução da telomerase e o encurtamento dos telômeros na senectude protegem à proliferação carcinogênica.

A presença de comorbidades em idosos oncológicos é um importante fator prognóstico que interfere tanto no diagnóstico como na terapêutica devido à influência na gravidade, capacidade funcional e qualidade de vida pela variabilidade da aptidão, fragilidade e vulnerabilidade. Assim, é importante distinguir entre a idade cronológica, a idade fisiológica e as condições geriátricas associadas e comorbidades.

Segundo Extermann, as principais comorbidades observadas em oncogeriatria são cardiopatias, pneumopatias, diabetes e um aumento expressivo na prevalência de demência entre esses pacientes. Além disso, muito comum o diagnóstico de fragilidade, ou seja, quando houver um ou mais dos seguintes critérios: idade superior a 85 anos; perda de peso não intencional; exaustão auto referida; dependência em uma ou mais atividades diárias; diminuição da velocidade de marcha e diminuição da força e massa magra. O idoso frágil oncológico tem maior toxicidade aos tratamentos antineoplásicos, piora da fragilidade, redução da qualidade de vida e maior taxa de mortalidade.

AVALIAÇÃO GERIÁTRICA AMPLA (AGA)

A Sociedade Internacional de Oncologia Geriátrica (SIOG) recomenda uma avaliação coordenada e sistematizada em idosos com câncer com o objetivo de prever as complicações oncológicas relacionadas ao tratamento, os achados da avaliação geriátrica relacionados a sobrevida global e o impacto desses achados nas decisões do tratamento oncológico.

Nesse contexto surge a Avaliação Geriátrica Ampla (AGA) que foi desenvolvida dentro de um contexto multidisciplinar para avaliar o impacto dos fatores fisiológicos associados a idade que podem afetar a saúde e a doença em geriatria. Essa avaliação multidimensional do idoso beneficia a equipe em saber a tolerância e a reposta a terapia; a probabilidade de morte precoce iminente; a probabilidade do paciente desenvolver e/ou se recuperar dos efeitos adversos da terapêutica; a identificação dos fatores de risco onde medidas corretivas podem ser tomadas para melhorar os resultados.

A Avaliação Geriátrica Ampla relaciona o grau de complexidade do paciente idoso aos seguintes domínios:

Capacidade funcional: definida como a capacidade de gerir a própria vida ou cuidar de si mesmo, influenciada pelo grau de autonomia e dependência. A escala ABVD (escala de Katz) refere-se às atividades necessárias para o cuidado com o corpo ou autopreservação, e é composta por seis domínios, com escore total que varia de 6 a 18 pontos, classificando o idoso como independente (6 pontos), semidependente (7 a 16 pontos) e dependente (acima de 16 pontos). A escala AIVD (escala de Lawton e Brody) refere-se às atividades necessárias para o cuidado com o domicílio ou atividades domésticas e instrumentais. É composta por nove domínios, com um escore total que varia de 9 a 27 pontos, permitindo classificar o idoso como dependente (9 pontos), semidependente (10 a 18 pontos) e independente (19 a 27 pontos). A escala Performance Status do Eastern Cooperative Oncology Group (PS-ECOG) que avalia como a doença afeta as habilidades de vida diária do paciente, com escore que varia de 0 a 5 pontos, permitindo classificar o paciente com o índice 0 (totalmente ativo), 1 (restritos para atividade física extenuante), 2 (completamente capaz para o autocuidado, mas incapaz de realizar atividades de trabalho), 3 (capacidade de autocuidado limitada, restrito ao leito ou à cadeira mais de 50% do tempo), 4 (completamente limitado, não pode exercer qualquer autocuidado; restrito ao leito ou à cadeira) e 5 (morto).

- Função cognitiva: pode ser realizada por meio de um miniexame do estado mental (MEEM), é um instrumento de triagem para avaliar dificuldades cognitivas em orientação, registro, atenção, cálculo, recordação e linguagem. É composto por 11 domínios, com o escore que varia de 0 a 30 pontos. É um teste de rastreio, que possibilita classificar o idoso como normal ou com possível demência.

- Mobilidade e equilíbrio: avaliação de mobilidade pelo TUG (Time Get Up and Go) e avaliação do risco de quedas pelo teste de Tinetti (TT). O TUG inicia com o idoso sentado em uma cadeira com assento a 45 cm do chão, que é submetido a um trajeto de 3 metros, de ida e volta, o que é devidamente cronometrado e classificado conforme o tempo de desempenho: mobilidade normal (menor que 10 s); boa mobilidade (11 a 20 s); mobilidade regular (21 a 30 s) e mobilidade prejudicada (acima de 30 s). O TT avalia a mobilidade levando em consideração o risco de queda; é subdivido em 16 domínios: 1 a 9 avalia o equilíbrio e de 10 a 16 avalia a marcha. Possui um escore que varia de 0 a 28 pontos, permitindo classificar o idoso com alto risco de queda (<19 pontos), risco moderado de queda (20 a 24 pontos) e baixo risco de queda (>24 pontos).

- Condição emocional: os distúrbios emocionais nos idosos, particularmente a depressão, que se estima estar presente em 5-20% dos idosos, podem interferir na aceitação ou aderência às estratégias terapêuticas, no manejo dos efeitos colaterais e nos cuidados pessoais. A avaliação do humor pode ser realizada pela escala de depressão geriátrica 15 (GDS-15), composta por 15 perguntas, com escore total que varia de 0 a 15 pontos. Por meio dessa escala pode-se obter o resultado dentro da normalidade (0 a 4 pontos), com depressão (5 a 10 pontos) ou com depressão grave (11 a 15 pontos).

- Risco nutricional: a Miniavaliação Nutricional (MAN) é uma abordagem validada para avaliar a deficiência nutricional e/ou desnutrição, que é um problema comum em 15-60% dos idosos devido a doenças crônicas, maus hábitos alimentares ou sistemas inadequados de apoio social. Os componentes do MAN incluem uma avaliação da estatura, peso, perda de peso não intencional, perguntas sobre estilo de vida e medicação, avaliação da adequação dietética e ingestão alimentar e auto percepção de saúde e da nutrição. Baixa pontuação no MAN são úteis para identificar pacientes em risco nutricional que devem ser utilizados para planejar e instituir intervenções nutricionais corretivas.

- **Suporte e apoio familiar:** em comparação com os pacientes em relações socialmente solidárias, o isolamento social e a percepção de solidão aumentam o risco de mortalidade, especialmente no idoso. Assim, as relações interpessoais e os serviços de apoio são importantes para avaliar o idoso com câncer, tanto para identificar a necessidade de companheirismo como para planejar os cuidados de suporte. A adequação de apoio social (MOS) fornece uma ferramenta multidimensional para avaliar interações sociais emocionais, tangíveis, efetivas e positivas. A adequação da Pesquisa de Apoio Social (MOS) está correlacionada com a melhoria do funcionamento e do bem-estar, enquanto baixas pontuações indicam a necessidade de serviços de apoio para melhorar os resultados de saúde.
- **Interações medicamentosas:** o uso de um número aumentado e excessivo de medicamentos prescritos e não prescritos, especialmente analgésicos e psicotrópicos, bem como medicamentos potencialmente inapropriados usados pelos idosos, fornece a base para o aumento do risco de interações e efeitos adversos de drogas. Os problemas associados à polifarmácia (uso concomitante de cinco ou mais fármacos) nos idosos podem ser ainda amplificados pela administração de quimioterapia juntamente com medicamentos utilizados para controlar os efeitos secundários, especialmente aqueles que podem inibir ou induzir o CYP450 que incluem inibidores da bomba de prótons, antidepressivos tricíclicos e alguns antibióticos, que podem alterar a farmacocinética, a eficácia e a toxicidade de agentes quimioterápicos.
- **Comorbidades e síndromes geriátricas:** foram identificadas várias síndromes geriátricas, em oposição à comorbidades distintas, que podem afetar negativamente a progressão da doença e a tolerância terapêutica. Estas incluem demência, *delirium*, depressão, osteoporose, quedas, fadiga, fraqueza e incontinência urinária. Estas síndromes são importantes para identificar tanto por causa de seus efeitos deletérios no paciente oncogeriátrico como também por atenção terapêutica. De particular importância é a possibilidade de algumas desordens neuropsicológicas poderem ser devidas a anormalidades de citocinas associadas à progressão tumoral, que podem ser melhoradas com o exercício e/ou com a terapia dirigida ao tumor.

Essa avaliação faz parte de um processo valioso para desenvolver um plano coordenado e integrado de tratamento e acompanhamento a longo prazo, melhorando a sobrevida global, a qualidade de vida e a função física e diminui o risco de hospitalizações ou transferência para casas de repouso.

SARCOPENIA NO IDOSO E CAQUEXIA DO CÂNCER

Anormalidades metabólicas e alterações no estado nutricional são comuns em pacientes oncogeriátricos. A desnutrição proteico-energética e a perda ponderal são os distúrbios nutricionais mais encontrados em idosos oncológicos, com consequente aumento do risco de morbimortalidade e fator de limitação na terapêutica.

A sarcopenia no idoso parece decorrer da interação complexa de distúrbios da inervação, diminuição de hormônios, aumento de mediadores inflamatórios e alterações da ingestão protéico-calórica que ocorrem durante o envelhecimento. A perda de massa e força muscular é responsável pela redução de mobilidade e aumento da incapacidade funcional e dependência. Fisiologicamente, a partir dos 40 anos, ocorre perda de cerca de 5% de massa muscular a cada década, com declínio mais rápido após os 65 anos. Estudos com diversos métodos radiológicos como US, TC e RM demonstraram que ocorre redução de 40% da área seccional transversa de vários grupos musculares (quadríceps, bíceps e tríceps braquial) com a idade, além da redução do teor de agua, aumento de gordura e declínio da massa muscular esquelética.

Dentre os fatores que predispõem a depleção do estado nutricional e da caquexia no paciente idoso oncológico, temos o metabolismo energético aumentado uma vez que gasto energético basal (GEB) pode apresentar-se hipermetabólico (maior que 30%), normometabólico ou hipometabólico (menor que 10%), dependendo do tipo de câncer, de sua localização e do estágio da doença. O aumento do GEB é relacionado ao aumento da termogênese no músculo esquelético devido a um aumento da expressão de desacoplamento da proteína e aumento da intensidade do ciclo de Cori, considerado energicamente "fútil". Isso contribui para a perda de massa muscular pois com a finalidade de fornecer aminoácidos para a gliconeogênese, o organismo acelera o catabolismo muscular e consequentemente diminui a síntese de proteínas, cursando com esgotamento proteico. A diminuição da sensibilidade do músculo esquelético à insulina e a diminuição da capacidade funcional são fatores que contribuem para essa redução da síntese proteica.

A perda ponderal no idoso oncológico pode ser explicada também pelo aumento na síntese de mediadores inflamatórios e da formação de fatores que causam o catabolismo proteico. O TNF-α, a IL-1 e IL-6 ocasionam a redução da ingestão alimentar e, estimulam as respostas metabólicas de fase aguda, que acarreta no aumento de proteínas positivas e redução das proteínas negativas. Esse aumento da liberação de citocinas inflamatórias que podem produzir inibição do apetite por estimularem a expressão e liberação do hormônio leptina, impedindo assim, a execução normal e mecanismos compensatórios, diante da diminuição da ingestão alimentar e aumento da perda ponderal.

Esses pacientes também podem apresentar a síndrome da caquexia e anorexia, ou seja, presença de manifestações clínicas, tais como: anorexia, perda ponderal involuntária e grave, astenia, diminuição da capacidade funcional, saciedade precoce, fraqueza, anemia, edema, resistência à insulina, diminuição da absorção intestinal, alterações hormonais e metabólicas, que não pode ser integralmente revertida pela terapia nutricional convencional, o que conduz a um estado debilitado da saúde e incapacidade funcional progressiva, que está associado ao aumento da morbimortalidade, menor qualidade de vida e progressão ao óbito.

Portanto, os diversos tipos de avaliações objetivas e subjetivas do estado nutricional do idoso oncológico são ferramentas essenciais para detecção precoce da desnutrição, dos distúrbios nutricionais e para intervenção nutricional, a fim de melhorar o prognóstico desse paciente.

SUPORTE NUTRICIONAL NO IDOSO ONCOLÓGICO

Segundo o Consenso Brasileiro de Nutrição Oncológica de 2016, a fragilidade no idoso e sua correlação com a desnutrição/sarcopenia é uma condição frequente nos idosos com câncer. A desnutrição por sua alta prevalência leva esses indivíduos a um maior risco de síndrome de realimentação, caquexia ou sarcopenia. Assim, a meta da intervenção na desnutrição é atingir balanço calórico positivo, ou seja, ingestão de calorias superior ao gasto resultando em aumento da reserva energética do indivíduo.

Para o alcance deste objetivo devem ser considerados todos os fatores que interferem na alimentação de idosos citados anteriormente.

Para determinar as necessidades calóricas de idosos desnutridos utiliza-se 32 a 38 kcal/kg/peso/dia. Mas no início deve-se considerar a aceitação e o grau da desnutrição e iniciar o tratamento com 20 kcal/kg/peso/dia e aumentar gradativamente conforme a resposta do paciente. Considerar o peso atual para o cálculo.

Os indivíduos desnutridos apresentam menor capacidade gástrica o que dificulta a aceitação de grandes volumes de alimentos. As estratégias para o tratamento devem pautar-se, portanto, em aumento de densidade calórica que consiste em aumentar o valor calórico da preparação sem alterar o seu volume e fracionamento das refeições em pequenos volumes a cada duas horas aumentando a quantidade gradativamente.

AUMENTO DA DENSIDADE CALÓRICA

Para o aumento da densidade calórica deve-se dar preferência aos óleos vegetais, às margarinas e a manteiga pelo seu alto valor energético de 9 kcal por grama.

Óleos *vegetais ou azeite:* adicionar 1 colher de sobremesa no prato pronto no almoço e jantar.

- Açúcar ou mel: acrescentar 1 colher de sobremesa nas frutas, sucos, vitaminas, leite ou chá.
- Margarina: acrescentar 1 colher de chá de margarina (5 g) na porção a ser consumida de mingau de aveia, maisena, fubá, ou outro farináceo de preferência do paciente.
- Leite em pó integral: acrescentar 1 colher de sopa (8 g) no copo de leite.

Caso o paciente apresente dificuldade para mastigar e/ou xerostomia deve-se orientar:

- Consumir alimentos macios e preparações macias.
- Adicionar caldos (de feijão, de carne e molhos) nos pratos prontos.
- Se necessário, mudar a consistência do alimento (sopas liquidificadas, arroz muito bem cozido – "papa" e vitaminas de frutas).
- Higiene oral frequente.

A escolha do alimento a ser utilizado no aumento da densidade calórica dependerá da presença e/ou tipo de doenças associadas:

- Sem doenças associadas: pode-se fazer uso de gorduras monoinsaturadas (azeite de oliva ou óleo de canola) ou poli-insaturadas (óleos vegetais como soja, milho, girassol ou margarinas) e carboidratos simples (açúcar, mel, frutose e outros).
- Diabetes melito e/ou hipertrigliceridemia: restrição de carboidratos simples.
- Dislipidemia mista: dar preferência às gorduras monoinsaturadas.

Para melhorar a aceitação das várias refeições, alternar as consistências (alimentos sólidos e líquidos) e sabores (doce, salgado, ácido e agridoce). A utilização de temperos naturais para realçar o sabor dos alimentos pode estimular o apetite.

A Sociedade Europeia de Nutrição Parenteral e Enteral recomenda (nível de evidência A) a utilização de suplementos nutricionais orais em idosos desnutridos e em risco nutricional, para o aumento de ingestão calórica, proteica e micronutrientes, e consequente melhoria do estado nutricional e sobrevida.

Os suplementos nutricionais são prescritos para completar o valor calórico e/ou a quantidade de proteínas e/ou vitaminas e minerais e não devem ser utilizados como substitutos das refeições.

Outro aspecto importante a ser considerado na intervenção nutricional é a ingestão de líquidos.

A ingestão de líquidos e principalmente de água é bastante comprometida no idoso, pois o mecanismo de resposta à sede diminui com a idade, assim como a quantidade total de água no organismo em virtude da perda de massa muscular.

A recomendação de ingestão de líquidos é de 25 a 30 mL/kg de peso atual/dia. Sendo de extrema importância as alterações de cor e sabor na agua para que seja possível um aumento do volume de ingestão.

O Consenso Brasileiro de Nutrição Oncológica (2016) sugere que o acompanhamento e os cuidados nutricionais nos idoso oncológico devem ser direcionados de acordo com a gravidade da desnutrição e os distúrbios da deglutição, envolvendo as seguintes abordagens:

- Visitas do nutricionista.
- Dieta hipercalórica e hiperproteica.
- Suplementação nutricional.
- Nutrição enteral.
- Monitoração do tratamento prescrito.

Vias de administração da alimentação:

- TNO: os complementos orais devem ser a primeira opção, quando a ingestão alimentar for <75% das recomendações em até 5 dias, sem expectativa de melhora da ingestão.
- TNE via sonda: na impossibilidade de utilização da via oral, ingestão alimentar insuficiente (ingestão oral <60% das recomendações) até 5 dias consecutivos, sem expectativa de melhora da ingestão, devendo verificar indicação do uso em domicílio para garantir independência do idoso e menores riscos em razão da hospitalização.
- TNP: somente deverá ser indicada quando o TGI não estiver funcionante, devendo verificar condições sociais e envolver equipe multiprofissional para. educação do acompanhante e/ou cuidador.

SUPORTE NUTRICIONAL EM CUIDADO PALIATIVO E FINAL DE VIDA NO IDOSO

Sabe-se que o paciente paliativo sob cuidados clínicos pode ser acompanhado em três fases. A fase inicial que e assintomática, a fase sintomática, onde a doença encontra-se em estágio mais avançado e, por fim, a fase terminal, onde a expectativa de vida e curta. Segundo Bachman (2003), pacientes com expectativa de vida menor que um mês, são considerados em fase terminal, enquanto os com mais de três meses ou não respondedores da terapia curativa recebem o tratamento paliativo (não curativo). Diante destas considerações, na fase inicial a terapia nutricional adotada tem como objetivo reduzir o crescimento tumoral, aumentando a sobrevida do paciente.

Em estágios avançados da doença, a terapia nutricional objetiva reduzir os sintomas ocasionados pela doença e, consequentemente, conferindo qualidade de vida. Em estágios terminais, o objetivo e proporcionar conforto ao paciente.

A progressão da doença, a toxicidade do tratamento e a própria doença geram sintomas que impedem o paciente de manter suas atividades diárias e aumentam o risco nutricional. Dentre os sintomas mais relevantes para o cuidado nutricional o paciente apresentar inapetência, desinteresse pelos alimentos e recusa àqueles de maior preferência. Consequentemente, podem ocorrer: baixa ingestão alimentar; perda ponderal com frequências que podem variar de 31 a 87%; depleção de tecido magro e adiposo; e caquexia. Em contrapartida, os efeitos colaterais dos tratamentos medicamentosos podem causar náuseas, vômitos, diarreia, saciedade precoce, má absorção, obstipação intestinal, xerostomia, disgeusia, disfagia, entre outros.

Para muitos profissionais que atuam em cuidados oncológicos, há um verdadeiro dilema em relação ao emprego da dieta via oral (VO), terapia nutricional enteral (TNE) e/ou nutrição parenteral (TNP) aos pacientes paliativos ou em final de vida. Entretanto a nutrição possui diferentes significados, pois depende do indivíduo, dos hábitos alimentares, da procedência e da religião etc. Dentre outros fatores, a alimentação pode envolver afeto, carinho e vida.

A dieta VO será sempre preferencial, desde que o trato gastrointestinal (TGI) esteja íntegro e o paciente apresente condições clínicas para realizá-la e assim o deseje. Em pacientes paliativos não em fase terminal o uso da VO pode ser em conjunto com a TNE e TNP. A relação custo/benefício é prioritária, e a TNE é sempre preferencial em relação à TNP, desde que haja funcionalidade do TGI. Porém, não é recomendado começar ou manter a TNE ou TNP nos últimos momentos de vida, por constituir medida fútil e não oferecer conforto.

Pacientes portadores de demências, frequentemente evoluem com disfagia, pneumonia aspirativa, perda ponderal e recusa alimentar. Nessas situações, a opção tradicional de tratamento seria a TNE, de modo a garantir a oferta de alimentos e assim prolongar a vida. Porém, na última diretriz da Sociedade Europeia de Dieta Enteral e Parenteral não se recomenda TNE e TNP em demências avançadas, uma vez que não há benefício para esses pacientes.

Segundo os *guidelines* instituídos de TNE, TNP e hidratação para pacientes paliativos terminais, devem ser considerados oito passos para a tomada de uma decisão sobre a TN do paciente: condição clínica, sintomas, expectativa de vida, estado nutricional, condições e aceitação de alimentação VO, estado psicológico, integridade do TGI e necessidade de serviços especiais para oferecimento da dieta. Posteriormente, é aconselhável iniciar o tratamento e reavaliar seus resultados periodicamente.

Em pacientes impossibilitados de se comunicarem, comatosos, com rebaixamento do nível de consciência ou confusão mental, a opinião dos familiares deve ser considerada e a equipe deve discutir e definir junto à família toda conduta tanto clínica como nutricional.

Segundo Palecek, esses desafios podem ser superados com a criação de uma linguagem clara que enfatize os objetivos do paciente cuidado. Uma nova ordem visando apenas a alimentação "de conforto" afirma que, medidas devem ser tomadas para assegurar a acolhida do paciente por meio de um plano de cuidados individualizados de alimentação, eliminando a aparente dicotomia relacionada a renúncia da hidratação e da nutrição artificial.

LEITURA RECOMENDADA

Organização Mundial de Saúde. Relatório mundial de envelhecimento e saúde. [Internet]. 2015. [citado 2016 nov.]. Disponível em: http: //www.who.int/publications/en/.

IBGE – Instituto Brasileira de Geografia e Estatística. Mudança demográfica no Brasil no início do século XXI: subsídios para as projeções da população do Brasil e das Unidades da Federação. 2015. [citado 2016, nov.]. Disponível em: http://biblioteca.ibge.gov.br/index.php/biblioteca-catalogo?view=detalhes&id=293322.

Pallis, A. G.; Fortpied, C.; Wedding, U.; Van Nes, M. C.; Penninckx, B. et al., EORTC elderly task force position paper: approach to the older cancer patient. *European Journal of Cancer 2010*; 46: 1502-1513.

Wildiers, H.; Heeren, P.; Puts, M.; Topinkov. a. E.; Janssen-Heijnen, M. L. et al., International Society of Geriatric Oncology consensus on geriatric assessment in older patients with cancer. *J. Clin. Oncol. 2014*, aug. 20; 32(24): 2595-603.

Kanes, v. R; Li, H., Koo, K. N. et al: Analysis of prognostic factors of comprehensive geriatric assessment and development of a clinical scoring system in elderly Asian patients with cancer. *J. Clin. Oncol.* 29: 3620-3627, 2011.

Puts, M. T.; Hardt, J.; Monette, J. et al: Use of geriatric assessment for older adults in the oncology setting: A systematic review. *J. Natl. Cancer Inst.* 104: 1133-1163, 2012.

Giglio, A.; Sitta, M. C.; Jacob Filho, W. Princípios de oncogeriatria. *Rev. Bras. Clin. Ter.* 2002; 28(3): 127-132.

Balducci, L. Geriatric oncology: challenges for the new century. *Eur. J. Cancer.* 2000; 36: 1741-1754.

Extermann, M. Evaluation of the senior cancer patient: comprehensive geriatric assessment and screening tools for the elderly. In: Schrijvers, D.; Aapro, M.; Zakotnik, B.; Audisio, R.; Halteren, H.; Hurria, A. (ed.). Handbook of cancer in the senior patients. *European Society for Medical Oncology.* 1st ed. London; p. 13-21, 2010.

Gosney, M. Frailty in the elderly. In: Schrijvers, D.; Aapro, M.; Zakotnik, B.; Audisio, R.; Halteren, H.; Hurria, A. (ed.). Handbook of cancer in the senior patients. *European Society for Medical Oncology.* 1st ed. London, p. 22-28, 2010.

Silva, M. P. N. Síndrome da anorexia-caquexia em portadores de câncer. *Rev. Bras. Cancerologia.* 2006; 52(1): 59-77.

Muscaritoli, M.; Anker, S. D.; Argilés, J.; Aversa, Z.; Bauer, J. M.; Biolo, G. et al., Consensus definition of sarcopenia, cachexia and pre-cachexia: Joint document elaborated by Special Interest Groups (SIG) "cachexia-anorexia in chronic wasting diseases" and "nutrition in geriatrics". *Clinical Nutrition* 2010: 1-6.

Tisdale, M. J. Mecanismos de câncer e caquexia. *Physiol Rev. 2009*; 89(2): 381-410.

Serpa LF, Santos VLCG. Desnutrição como fator de risco para o desenvolvimento de úlceras por pressão. Acta Paul Enferm 2008; 21(2): 367-369.

INSTITUTO NACIONAL DO CÂNCER (Brasil). Consenso Nacional de Nutrição Oncológica. v. II, 2. ed. Revisada. Rio de Janeiro, 2016.

Gaillard, C.; Alix, E.; Saile, A. et al., Energy requirements in frail elderly people. A review of the literature. *Clinical Nutrition* 2007; 26: 16-24.

Najas, M. S.; Maeda, A. P.; Nebuloni, C. C. Nutrição em gerontologia. In: Freitas, E. V. et al., *Tratado de geriatria e gerontologia.* 3. ed. Rio de Janeiro: Guanabara Koogan, 2011.

Volkert D. et al., Espen guidelines on enteral nutrition: geriatrics. *Clinical Nutrition 2006;* 25, 330-360.

I Consenso Brasileiro de Nutrição e Disfagia em Idosos Hospitalizados. São Paulo-Barueri: Minh. editora, 2011.

INSTITUTO NACIONAL DO CÂNCER (Brasil). Consenso Nacional de Nutrição Oncológica, v. II, 2. ed. Revisada. Rio de Janeiro, 2016.

Dodesini, A. R.; Benedini, S.; Terruzzi, I.; Sereni, L. P.; Luzi, L. Protein, glucose and lipid metabolism in the cancer cachexia: A preliminary report. *Acta Oncológica 2007*; 46: 118-20.

Laviano, A.; Inui, A.; Marks, D. L.; Meguid, M. M.; Pichard, C.; Fanelli, F. R. et al., Neural control of the anorexia-cachexia syndrome. AJP-Endocrinol. *Metab. 2008;* 295(5): 1000-1008.

Fox, K. M.; Brooks, J. M.; Gandra, S. R.; Markus, R.; Chiou, C. F. Estimation of cachexia among cancer patients based on four definitions. *Journal of Oncology*, 2009: 1-7.

Benarroz, M. O.; Faillace, G. B. D.; Barbosa, L. A. Bioética e nutrição em cuidados paliativos oncológicos em adultos. *Cad, Saúde Pública 2009*; 25 (9): 1875-1882.

Corrêa, P. h.; Shibuya, E. Administração da terapia nutricional em cuidados paliativos. *Revista Brasileira de Cancerologia 2007*; 53(3): 317-323.

Bachmann, P.; Marti-Massoud, C.; Blanc-Vincent, M. P.; Desport, J. C.; Colomb, V.; Dieu, L. *et al.*, Standards, options et recommandations: nutrition en situation palliative ou terminale de l'adulte porteur de cancer évolutif. *Bull Cancer 2001*; 88: 985-1006.

Bauer, J.; Capra, S.; Ferguson, M. Use of the scored Patient-Generated Subjective Global Assessment (PG-SGA) as a nutrition assessment tool in patients with cancer. *Eur. J. Clin. Nutr. 2002*: 56; 779-785.

Reiriz, A. B.; Motter, C.; Buffon, V. R.; Scatola, R. P.; Fay, A. S.; Manzini, M. Nutrição em paciente terminal. *Ver. Soc. Bras. Clin. Med. 2008*; 6(4): 150-155.

Finucane, T. E.; Christmas, C.; Travis, K. Tube feeding in patients with advanced dementia: a review of the evidence. *JAMA 2009*; 282: 1365-1370.

Eberhardie, C. Nutrition support in palliative care. *Nurs Stand. 2002*; 17(2): 47-52.

Holmes, s. Principles of nutrition in the palliation of long-term conditions. *International Journal of Palliative Nursing 2011*, v. 17, n. 5, p. 217-222.

Pessini, L.; Bertanchini, L. Novas perspectivas em cuidados paliativos: ética, geriatria, gerontologia, comunicação e espiritualidade. *O mundo da saúde – São Paulo*, ano 29, v. 29, n. 4, out.-dez. 2005, p. 491-507.

Huhmann, M. b.; Cunningham, R. s. Importance of nutritional screening in treatment of cancer-related weight loss. *Lancet Oncol. 2005*; 6: 334-343.

Orrevall, Y.; Tishelman, C.; Permert, J.; Cederholm, T. The use of artificial nutrition among cancer patients enrolled in palliative home care services. SAGE Publications, Los Angeles, London, New Delhi and Singapore. *Palliative Medicine 2009*; 23: 556-564.

Mckinlay, A. W. Nutritional support in patients with advanced cancer: permission to fall out? Proc. Nutr. Soc. 2004; 63: 431-435.

Palecek, E. J.; Teno, J. M.; Casarett, D. J.; Hanson, L. C.; Rhodes, R. L.; Mitchell, S. L. Comfort feeding only: a proposal to bring clarity to decision-making regarding difficulty with eating for persons with advanced dementia. *J. Am. Geriatr. Soc. 2010,* mar. 58(3): 580-584.

Volker, D. *et al.*, Espen guidelines on nutrition dementia. *Clin. Nut. 2015*: 1-22.

6

DESAFIOS NUTRICIONAIS EM ONCOPEDIATRIA

Adriana Garófolo ■ Juliana Moura Nabarrete
■ Mirna Maria Dourado Gomes da Silva ■ Vicente Odone Filho

INTRODUÇÃO

As doenças neoplásicas na faixa etária pediátrica são raras se comparadas a população adulta, compreende entre 0,5 e 3% de todas as neoplasias malignas, com uma incidência anual de aproximadamente duzentos mil casos em todo o mundo. O Instituto Nacional do Câncer (Inca) estimou que em 2016, cerca de 3% de todos os casos novos de câncer não melanoma no território nacional acometeriam a faixa etária pediátrica (0 a 19 anos), o que equivale a 12.600 casos.

Apesar de raro, o câncer infanto-juvenil é a segunda causa de óbito nas regiões Sul, Sudeste e Centro-oeste entre a idade de 1 a 19 anos, e a segunda causa de óbito no Brasil na faixa etária de 4 a 10 anos.

Entre os tumores mais comuns da infância estão leucemias (30%), seguidos pelos tumores do sistema nervoso central (19%), linfomas (13%), neuroblastoma (8%), sarcomas de partes moles (7%), tumor de Wilms (6%), tumores ósseos (5%) e retinoblastoma (3%).

A incidência do câncer infantil varia conforme idade, sexo e raça. Apresenta dois picos etários de incidência, nos primeiros anos de vida, caracterizado principalmente por neuroblastoma e leucemias, e posteriormente entre 15 e 19 anos de idade, com linfomas e tumores ósseos. De forma geral, há discreta predominância do sexo masculino, com variações de acordo com subtipos específicos de neoplasias.

De origem multifatorial, a maioria dos casos de câncer infanto-juvenil apresentam causas desconhecidas. De regra geral, as doenças neoplásicas pediátricas se desenvolvem por alterações celulares nas vias de proliferação, diferenciação, sinalização ou apoptose celular. Porém cerca de 3 a 4% dos diagnósticos podem estar relacionados com algum fator predisponentes como: exposição intrauterina *à* radiação e drogas, exposição paterna *à* metais e raio X, etnia, alterações genéticas (Síndrome de Down), quimioterapia prévia, história familiar, infecções prévias, imunodeficiências ou história prévia de perda fetal e dieta materna deficiente em frutas, vegetais, e em alguns nutrientes (p. ex.: vitamina C, folatos e nitratos).

A heterogeneidade dos diagnósticos faz com que o tratamento tenha necessidade de atender as diversas características. Radioterapia, quimioterapia, imunoterapia, cirurgia e transplante de células tronco hematopoiéticas, podem ser aplicados de forma concomitante ou isoladas de acordo com os protocolos instituídos. Em comum, todas estas terapias antineoplásicas podem ocasionar efeitos agressivos ao paciente, que impactam diretamente na aceitação alimentar e consequentemente no estado nutricional.

O constante desenvolvimento dos tratamentos, com protocolos combinados, desenvolvimento de drogas biológicas, bem como o diagnóstico precoce e a estruturação de serviços especializados, permite que o tratamento do câncer infanto-juvenil alcance taxas de sobrevida em torno de 80%, em alguns diagnósticos.

Mesmo com altas taxas de sobrevida, os efeitos decorrentes do tratamento podem impactar no estado nutricional, no crescimento e desenvolvimento da criança. Estados nutricionais extremos (obesidade e desnutrição), carências nutricionais e diminuição da ingestão alimentar são os grandes desafios dos profissionais da nutrição que atuam na oncopediatria.

O TRATAMENTO E O IMPACTO NUTRICIONAL

O câncer é uma doença que poderá promover alterações na condição nutricional da criança decorrente da própria doença, (atuação de citocinas inflamatórias, alterações metabólicas), da terapia antineoplásica proposta e da resposta do próprio organismo.

Malnutrition, ou em livre tradução *má nutrição*, é um termo utilizado para definir condições nutricionais relacionadas à deficiência ou excesso de energia e/ou nutrientes, entre elas, a desnutrição e obesidade. Estudos demonstram que estas condições são associadas a maior morbimortalidade, menor tolerância a terapêutica proposta e menor qualidade de vida.

Dados também sugerem que a má nutrição poderá estar relacionada ao tipo, estágio da doença, toxicidade de terapias antineoplasicas utilizadas no câncer. Essas associações nos auxiliam na identificação de quais patologias apresentam maior risco nutricional (desnutrição ou obesidade), conforme demonstrado na Tabela 6.1.

Tabela 6.1 ■ Tipos de neoplasias e risco nutricional.

TIPOS DE NEOPLASIAS E RISCO NUTRICIONAL		
ALTO RISCO DE DESNUTRIÇÃO	MODERADO RISCO DE DESNUTRIÇÃO	ALTO RISCO DE ACUMULO DE GORDURA (GANHO DE PESO)
Tumores sólidos em estágio avançado: Tumor de Wilms – estágio III e IV e com histologia desfavorável Neuroblastoma – estágio III e IV Rabdomiossarcoma	Leucemia linfocítica aguda de bom prognóstico.	Leucemia linfocítica aguda, realizando radioterapia no crânio.
Sarcoma de Ewing	Tumores sólidos não metastáticos.	Craniofaringioma.
Tumores de diencéfalo	Doenças avançadas em remissão durante o tratamento de manutenção.	Doenças malignas em uso prolongado e altas doses de corticoesteroides ou outras drogas que aumentem o depósito de gordura corporal.
Meduloblastoma		Radioterapia corporal total, abdominal ou em sistema nervoso central.

(continua)

Tabela 6.1 ■ Tipos de neoplasias e risco nutricional.

(continuação)

Linfoma não Hodgkin		
Leucemia não linfocítica aguda		
Leucemia linfocítica aguda de alto risco		
Leucemia e linfomas com múltiplas recaídas		
Tumores de cabeça e pescoço		
Pós-transplante de células tronco hematopoiéticas		

Fonte: Adaptado de Teixeira, 2010 e Bauer, 2011.

A terapia antineoplásica proposta poderá promover eventos adversos e consequentemente diminuição da ingestão alimentar, agravando ainda mais o estado nutricional. A maioria dos pacientes podem apresentar um período prolongado de ingestão oral mínima, o que contribuirá para a perda de fluidos, eletrólitos e oligoelementos, bem como deficiência de alguns minerais e vitaminas.

A quimioterapia é a modalidade terapêutica mais utilizada no tratamento oncológico infanto-juvenil tendo em diversos momentos características imunossupressoras e agressivas, ocasionando ao paciente sintomas como náuseas, vômitos, mucosite orofaríngea, alteração do paladar, esofagite e diarreia, que podem permanecer por semanas após o início do tratamento. Essas manifestações relacionadas ao trato gastrointestinal (TGI) determinam implicações negativas no aporte calórico-proteico e prejuízo na absorção de nutrientes. A consequência desses fatores múltiplos é a piora progressiva do estado nutricional.

Os ciclos intensivos e frequentes de quimioterapia podem trazer outros tipos de repercussões para o organismo em geral, efeitos tóxicos para medula óssea, fígado, rins entre outros que também podem prejudicar o estado nutricional da criança oncológica.

Além da quimioterapia, a radioterapia pode influenciar a ingestão alimentar, levando em consideração o local anatômico de tratamento (Quadro 6.1). Por exemplo, pacientes com tumores de cabeça e pescoço, ao receberem a radiação podem ter sintomas como mucosite, odinofagia, disgeusia ou xerostomia evidenciados durante ou até mesmo após o término da terapia.

Quadro 6.1 ■ Efeitos da radioterapia relacionados com o local de irradiação.

LOCAL	EFEITOS PRECOCES	EFEITOS TARDIOS
TUMOR DE SNC	NÁUSEAS E VÔMITOS	SEM EFEITOS TARDIOS
Cabeça e pescoço	Odinofagia Xerostomia Mucosites Anorexia Hipogeusia Disosmia	Úlcera Xerostomia Cáries dentárias Trimus Hipogeusia Osteorradionecrose
Tórax	Disfagia	Fibrose Estenose Fístula
Abdômen e pélvis	Anorexia Náuseas Vômitos	Úlcera Má absorção Diarreia
	Diarreia Enterite aguda Colite aguda	Enterite crônica Colite crônica

Fonte: de Souza, 2015.

A cirurgia, procedimento comum em tumores sólidos, tem seu agravo nutricional relacionado com ao sítio cirúrgico, muitas vezes mascara estados nutricionais debilitados. Assim o pré e pós-cirúrgicos necessitam de atenção ao método de avaliação e escolha da terapia nutricional, para auxiliar na recuperação e/ou manutenção do estado nutricionais.

O transplante de células tronco hematopoiéticas (TCTH) na população pediátrica pode resultar em graves alterações do estado nutricional, tanto para desnutrição quanto para obesidade. A utilização de quimioterápicos ou radioterapia são mais intensas e podem ocasionar alterações importantes do TGI.

Independentemente da modalidade terapêutica utilizada, além das alterações fisiológicas é importante lembrar que a alteração da rotina habitual da criança e da família como tratamento, longos períodos de internação, isolamento social e restrição alimentar, afetam diretamente o consumo alimentar, agravando estados nutricionais tão prejudicados pela reação orgânica à doença.

ACOMPANHAMENTO NUTRICIONAL: DO DIAGNÓSTICO AO TÉRMINO DO TRATAMENTO

O acompanhamento do peso e da estatura são os dois principais parâmetros antropométricos de acompanhamento nutricional na oncologia pediátrica, mantém sua importância associados a outros métodos e/ou ferramentas que complementam esta avaliação e/ou monitoramento.

Avaliação nutricional

Toda criança diagnosticada com câncer apresenta algum grau de risco nutricional, pois as alterações físicas, clínicas e psicológicas influenciam a ingestão de macro e micronutrientes, podendo comprometer o crescimento e desenvolvimento em cada faixa etária desta população.

Assim, conforme demonstrado na Tabela 6.1, A identificação do estado nutricional (EN) da criança oncológica inicia com o reconhecimento dos diagnósticos e do tratamento proposto.

A desnutrição tem índices dispares, variando entre 6 a 60%, porém sabe-se que além do diagnóstico o método de avaliação influencia a correta classificação. Além da perda de massa muscular, o ganho de massa gorda também deve ser considerado.

Como em outras diversas patologias os métodos de avaliação nutricional devem ser associados, não levando somente em consideração um item.

Triagem nutricional

As ferramentas de triagem nutricional têm o objetivo identificar risco nutricional de maneira precoce e auxiliar na implantação de medidas de intervenção nutricional. De maneira geral a triagem em pediatria considera peso, estatura, ingestão alimentar, sinais clínicos e doenças de base como indicadores para desnutrição ou risco nutricional.

O paciente oncológico pediátrico apresenta algum grau de risco nutricional e assim algumas ferramentas podem não atender a especificidade desta população. Além dos indicadores citados, temos que avaliar a fase do tratamento e a toxicidade ao paciente.

Avaliação antropométrica

É o índice mais importante utilizado nesta faixa etária. O peso e a estatura/comprimento estão diretamente ligados à uma boa nutrição. Semelhante à pediatria geral, a classificação utilizada são os parâmetros recomendados pela Organização Mundial da Saúde (OMS) de 2006 e 2007.

Os dados de peso e estatura são analisados conforme idade e sexo e classificados pelos índices escore-z: Peso/Idade (P/I), Estatura ou comprimento/Idade (E/I), Peso/estatura (P/E) e *Índice* de massa corpórea/Idade (IMC/I).

Além dos valores de escore-z que determinam o estado nutricional (crianças menores de 2 anos escore-z P/E maiores de 2 anos IMC/I), os *índices* devem ser acompanhados individualmente, tanto em valores de escore-z (Quadros 6.2 e 6.3), como em gráficos específicos sobre a curva de crescimento (Figuras 6.1 e 6.2).

Quadro 6.2 ■ Índice antropométrico determinante do estado nutricional por faixa etária de 0 a 5 anos.

VALORES CRÍTICOS	ÍNDICES ANTROPOMÉTRICOS						
	CRIANÇAS DE 0 A 5 ANOS INCOMPLETOS				CRIANÇAS DE 5 A 10 ANOS INCOMPLETOS		
	P/I	P/E	IMC/I	E/I	P/I	IMC/I	E/I
<Escore-z − 3	Muito baixo peso para a idade	Magreza acentuada	Magreza acentuada	Muita baixa estatura para a idade	Muito baixo peso para a idade	Magreza acentuada	Muita baixa estatura para a idade
>Escore-z-3 e <escore-z − 2	Baixo peso para a idade	Magreza	Magreza	Baixa estatura para idade	Baixo peso para a idade	Magreza	Baixa estatura para idade
>Escore-z-2 e <Escore-z − 1	Peso adequado para idade	Eutrofia	Eutrofia	Estatura adequada para idade	Peso adequado para idade	Eutrofia	Estatura adequada para idade
>Escore-z-1 e <Escore-z + 1							
>Escore-z +1 e <Escore-z + 2		Risco de sobrepeso	Risco de sobrepeso			Sobrepeso	
>Escore-z + 2 e <Escore-z + 3	Peso elevado para idade	Sobrepeso	Sobrepeso		Peso elevado para idade	Obesidade	
>Escore-z + 3		Obesidade	Obesidade			Obesidade grave	

Fonte: Sociedade Brasileira de Pediatria, 2009 e da Silva, 2014.

Quadro 6.3 ■ Índice antropométrico determinante do estado nutricional por faixa etária de 10 a 19 anos.

VALORES CRÍTICOS	ÍNDICES ANTROPOMÉTRICOS PARA ADOLESCENTES	
	IMC/I	E/I
<Escore-z − 3	Magreza acentuada	Muita baixa estatura para a idade
>Escore-z-3 e <Escore-z − 2	Magreza	Baixa estatura para idade
>Escore-z-2 e <Escore-z − 1	Eutrofia	Estatura adequada para idade
>Escore-z-1 e <Escore-z +1		
>Escore-z +1 e <Escore-z +2	Sobrepeso	
>Escore-z + 2 e <escore-z +3	Obesidade	
>Escore-z +3	Obesidade grave	

Fonte: Sociedade Brasileira de Pediatria, 2009 e da Silva, 2014.

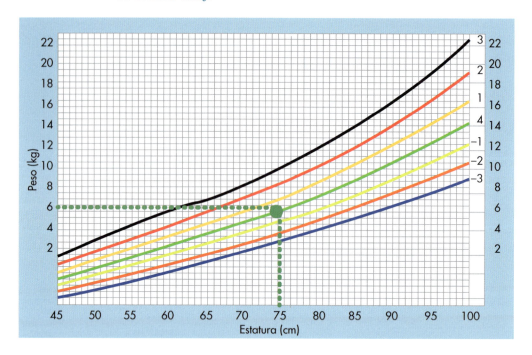

Figura 6.1 ■ Peso por estatura – Meninos dos 2 aos 6 anos. Exemplo de gráfico/curvas de acompanhamento pondero-estatural para o sexo masculino.

Fonte: World Health Organization (WHO), 2006.

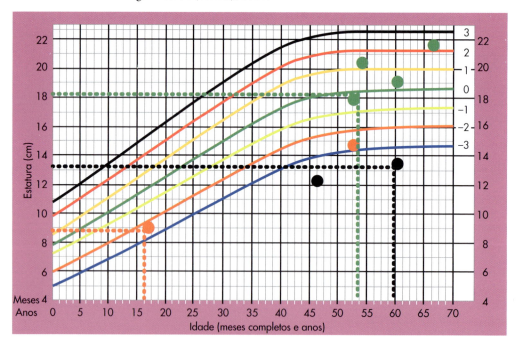

Figura 6.2 ■ Peso por idade – Meninas dos 5 aos 10 anos. Exemplo de gráfico/curvas de acompanhamento pôndero/estatural para o sexo feminino.

Fonte: World Health Organization (WHO), 2007

O porcentual de perda de peso (em relação ao tempo) durante o tratamento deve ser acompanhada conforme fórmula abaixo. Este índice pode ser utilizado como um indicador para introdução de terapia nutricional

$$\text{Percentual de perda de peso} = \frac{\text{peso habitual} - \text{peso atual}}{\text{peso habitual}} \times 100$$

Tabela 6.2 ▪ Classificação da perda de peso de acordo com o tempo e a porcentagem de perda de peso.

PERÍODO	PERDA DE PESO SIGNIFICATIVA (%)	PERDA DE PESO GRAVE (%)
1 semana	1-2	>2
1 mês	5	>5
3 meses	7,5	>7,5
6 meses	10	>10

Fonte: Blackburn e Bistrian, 1977.

Em casos de pacientes amputados é utilizada a mesma referência utilizada em adultos para correção do peso. Pode ser que em alguns momentos seja impossível pesar ou medir o paciente, nesta situação recomenda-se utilizar peso e estatura aferidos pela equipe de enfermagem, ou referidos pelo paciente/acompanhante, ou mensurado pelo serviço de Nutrição em um período de até 3 meses.

Avaliação de composição corporal

A avaliação somente com peso e estatura não revela as alterações que muitas vezes podem ser mascaradas pela presença de edema, massa tumoral, organomegalias, pois o paciente também pode apresentar alterações de reservas musculares e tecido adiposo. Dessa forma, a avaliação de composição corporal deve estar associada à avaliação de peso e estatura.

Os métodos utilizados podem ser circunferências e dobras cutâneas, bioimpedanciometria (BIA), potássio corporal total, análise de tomografia ou ressonância magnética abdominal, pletismografia a ar e absorciometria por dupla emissão de raios X (DEXA.). Nesta população as mais usualmente utilizadas são a circunferência do braço (CB), dobra cutânea triciptal (DCT) e a área muscular do braço (AMB), por serem procedimentos de fácil aferição, baixo custo e não invasivos.

A medida de DCT estabelece indiretamente a massa de gordura corporal. A CB e AMB são usadas para se obter uma mensuração de quantidade e da taxa de variação de proteína muscular esquelética. Esses indicadores são classificados conforme recomendação de Frisancho, 2008 e classificados conforme o percentil (p).

A BIA pode ser utilizada na avaliação da composição corporal, porém a indisponibilidade de equações calibradas e validadas para esta população e a sensibilidade a alterações de integridade de membrana e crescimento celular, pode apresentar limitações e aplicabilidade restrita na avaliação nutricional de pacientes oncopediátricos. Devido a estas restrições, o acompanhamento dos valores de ângulo de fase e análise vetorial da bioimpedância elétrica (BIVA) são estudados no monitoramento do estado nutricional e de hidratação de pacientes oncológicos pediátricos.

Avaliação bioquímica

A coleta de exames bioquímicos faz parte da rotina do paciente. Desde o hemograma completo (hemoglobina, hematócrito, leucócitos, neutrófilo e plaqueta), perfil lipídico (colesterol e triglicérides) parâmetros de acompanhamento de função renal (ureia, creatinina, sódio e potássio) ou hepática (transaminases, bilirrubinas) até proteínas plasmáticas específicas (albumina, pré-albumina, transferrina e proteína transportadora do retinol), avaliam o estado metabólico nutricional e auxiliam na tomada de decisão da terapia nutricional.

Avaliação clínica

A realização da avaliação clínica ou exame físico em pediatria é um indicador de doenças pediátricas não oncológicas e deve ocorrer em qualquer consulta ou avaliação na internação.

Apesar de sofrer alteração do tratamento devido a toxicidade ocasionada a realização do exame físico é recomendada na avaliação nutricional a fim de identificar sinais clínicos de desnutrição prévios ou consequente do tratamento.

Avaliação dietética

A avaliação dietética verifica o consumo de alimentos e suplementos alimentares, bem como auxilia na identificação de hábitos alimentares inadequados e excesso ou falta de algum nutriente. O método utilizado para avaliação pode ser recordatório de 24 horas, dia alimentar habitual, questionário de frequência alimentar ou registro alimentar.

A quantidade recomendada de cada grupo alimentar varia de acordo com a faixa etária, conforme Quadros 6.4 e 6.5 e Tabela 6.3.

Quadro 6.4 ■ Esquema alimentar para lactentes de (0 a 12 meses) em aleitamento materno.

PERÍODO	6 A 7 MESES	7 A 8 MESES	8 A 10 MESES	12 MESES
MANHÃ	Leite materno	Leite materno	Leite materno	Leite materno ou fórmula indicada para idade Pão ou biscoito
INTERVALO	Papa de fruta	Papa de fruta	Papa de fruta	Papa de fruta
ALMOÇO	Leite materno	Papa salgada	Papa salgada	Papa ou refeição da família
LANCHE	Papa de fruta Leite materno	Papa de fruta Leite materno	Papa de fruta Leite materno	Papa de fruta Leite materno ou fórmula indicada para idade Pão ou biscoito
JANTAR	Leite materno	Leite materno	Papa salgada	Papa ou refeição da família
NOITE	Leite materno	Leite materno	Leite materno	Leite materno ou fórmula indicada para idade

Fonte: Sociedade Brasileira de Pediatria, 2009 e da Silva, 2014.

Quadro 6.5 ■ Esquema alimentar para lactentes de (0 a 12 meses) em aleitamento artificial (fórmula infantil/láctea adequada para idade).

PERÍODO	6 A 7 MESES	7 A 8 MESES	8 A 10 MESES	12 MESES
MANHÃ	Fórmula infantil adequada para idade	Fórmula infantil adequada para idade	Fórmula infantil adequada para idade	Fórmula infantil/láctea adequada para idade Pão ou biscoito
INTERVALO	Papa de fruta	Papa de fruta	Papa de fruta	Papa de fruta
ALMOÇO	Fórmula infantil adequada para idade	Papa salgada	Papa salgada	Papa ou refeição da família
LANCHE	Papa de fruta Fórmula infantil adequada para idade	Fórmula infantil adequada para idade	Papa de fruta Fórmula infantil adequada para idade	Papa de fruta Fórmula infantil/láctea adequada para idade Pão ou biscoito
JANTAR	Fórmula infantil adequada para idade	Fórmula infantil adequada para idade	Papa salgada	Papa ou refeição da família
NOITE	Fórmula infantil adequada para idade	Fórmula infantil adequada para idade	Fórmula infantil adequada para idade	Fórmula infantil/láctea adequada para idade

Fonte: Sociedade Brasileira de Pediatria, 2009; da Silva, 2014.

Tabela 6.3 ■ Esquema alimentar para pré-escolar (1 a 6 anos), escolar (7 a 12 anos) e adolescentes (maiores de 12 anos).

GRUPO ALIMENTAR	PORÇÃO PARA PRÉ-ESCOLAR E ESCOLAR	PORÇÃO PARA ADOLESCENTES
Cereais, pães, tubérculos, raízes e massas (de preferência integrais)	5	5-9
Verduras e legumes	3	4 a 5
Frutas	3	4 a 5
Leites e derivados	3	3
Carnes ou ovos	2	1 a 2
Leguminosas (feijões, lentilha, grão de bico, ervilha)	1	1
Óleos e gorduras	1	1 a 2
Açúcar e doces	1	1 a 2

Fonte: Sociedade Brasileira de Pediatria, 2009; da Silva, 2014.

Além disso, avaliam-se também alguns critérios comportamentais tanto da própria criança como do responsável pela alimentação. Sugerem-se alguns critérios de avaliação alimentar conforme Quadro 6.6

Quadro 6.6 ■ Critérios para diagnóstico da alimentação em crianças e adolescentes.

DIAGNÓSTICO	DEFINIÇÃO
PADRÃO	Tipo de alimentação.
COMPOSIÇÃO	Alimentos consumidos e o número de porções/dia.
VARIEDADE	Variedade da oferta de alimentos e preparações oferecidos.
DISCIPLINA	Adesão às orientações e intervalos entre as refeições.
ADMINISTRAÇÃO	Avaliar os seguintes aspectos e/ou comportamentos relacionados à alimentação: Aquisição responsável pelo preparo, oferta e aquisição dos alimentos. Local onde faz as refeições. Utensílios.

Fonte: da Silva, 2014.

Sabe-se que além dos fatores da própria doença, o estado emocional é um grande influenciador do consumo alimentar. Isolamento social, restrição alimentar, alterações de rotina associados à toxicidade do tratamento e alterações do metabolismo fazem com que o consumo de energia desta população fica em torno de 40 a 80% dos valores recomendados.

Recomenda-se que se a ingestão alimentar abaixo de 70% do recomendado por um período de 3 a 5 dias, deve realizar alguma intervenção nutricional.

A avaliação nutricional é uma soma de todos estes fatores: antropométricos e composição corporal, bioquímica, clínico e dietético relatados. Algumas informações são essenciais para determinar a hipótese diagnóstica nutricional, traçar um plano de cuidado específico, observar indicadores e monitorar a evolução nutricional do paciente durante o tratamento (Quadro 6.7).

Quadro 6.7 ▪ Resumo de indicadores de risco nutricional em oncologia pediátrica.

AVALIAÇÃO ANTROPOMÉTRICA E COMPOSIÇÃO CORPORAL
Peso/estatura
P/E ou IMC/I ou P/I, entre z-escore −1,00 e −2,00
E/I escore-z<−2,00
DCT e CMB entre o P10 e P25
Perda de peso recente involuntária
Obesidade e sobrepeso
Avaliação bioquímica
Albumina <3,2 mg/dL
Avaliação clínica
Toxicidade do TGI
Avaliação dietética
Consumo alimentar <70% das necessidades por de 3 a 5 dias consecutivos, independente do déficit antropométrico.

Fonte: Inca, 2014.

Todos esses parâmetros da avaliação nutricional devem ser reavaliados em toda consulta ambulatorial e na internação (em até 24 horas da admissão e depois a cada 72 horas).

Necessidades nutricionais

Durante o tratamento oncológico pediátrico, os substratos de macro e micronutrientes devem atender as necessidades de crescimento e desenvolvimento, bem como as alterações metabólicas ocasionadas pelo diagnóstico e/ou tratamento. As recomendações de nutrientes para criança com câncer são as mesmas das crianças saudáveis, variando de acordo com idade, sexo, peso e estatura.

Seguem algumas fórmulas preditivas para determinar as necessidades enérgico-proteicas para pacientes oncopediátrico em radio/quimioterapia conforme Quadro 6.8.

Quadro 6.8 ■ Cálculo de necessidade energéticas e proteicas de pacientes em quimioterapia ou radioterapia.

ENERGIA	**DIETARY REFERENCE INTAKE 2006 (DRIs)**
	De 0 a 3 meses: (89 × peso (kg) − 100) + 175
	De 4 a 6 meses: (89 × peso (kg) − 100) + 56
	De 7 a 12 meses: (89 × peso (kg) − 100) + 22
	De 13 a 35 meses: (89 × peso (kg) − 100) + 20
	   Meninos:
	      De 3 a 8 anos: 88,5 − 61,9 × idade + fator atividade × (26,7 × peso + 903 × altura) + 20
	      De 9 a 18 anos: 88,5 − 61,9 × idade + fator atividade × (26,7 × peso + 903 × altura) + 25
	   Meninas:
	      De 3 a 8 anos: 135,3 − 30,8 × idade + fator atividade × (10 × peso + 934 × altura) + 20
	      De 9 a 18 anos: 135,3 − 30,8 × idade + fator atividade × (10 × peso + 934 × altura) + 25
	FATOR ATIVIDADE:
	■ 1 = atividades do dia a dia
	   Meninos = 1,16; meninas = 1,13 − atividades do dia a dia + de 30 a 60 minutos de atividade moderada.
	   Meninos = 1,31; meninas = 1,26 − atividades do dia a dia + 60 minutos de atividade moderada.
	   Crianças com baixo peso: utilizar o P/E do escore-z = 0,00
	   Crianças eutróficas: utilizar peso atual
	   Crianças com sobrepeso ou obesas: utilizar P/E no escore-z = +2,00
	   Esse ajuste em relação ao peso atual não deve ultrapassar 20%

	HOLLIDAY AND SEGAR, 1957 Crianças de 0 a 10 kg − 100 kcal/kg Crianças de 10 a 20 kg − 1.000 kcal + 50 kcal/kg para cada kg acima de 10 kg Crianças com mais de 20 kg − 1.500 kcal + 20 kcal/kg para cada kg acima de 20 kg

	ASPEN, 2002
	Idade (anos) kcal/kg peso
	   De 0 a 1 de 90 a 120
	   De 1 a 7 de 75 a 90
	   De 7 a 12 de 60 a 75
	   De 12 a 18 de 30 a 60
	   De 18 a 25 de 25 a 30

PROTEÍNA	De neonatos até 2 anos: de 2,5 a 3,0 g/kg/dia Crianças (de 2 a 11 anos): 2,0 g/kg/dia Adolescentes (acima de 12 anos): de 1,5 a 2,0 g/kg/dia Em casos de perda de peso e desnutrição, sugere-se um incremento de 15 a 50% das recomendações de proteína. Crianças com baixo peso: utilizar o P/E do escore-z = 0,00 Crianças eutróficas: utilizar peso atual Crianças com sobrepeso ou obesas: utilizar P/E no escore-z = +2,00 Esse ajuste em relação ao peso atual não deve ultrapassar 20%

Fonte: Inca, 2014.

Pacientes em situações críticas ou em TCTH necessitam de maior aporte calórico e proteico, de acordo com o início do condicionamento até a pega medular (pega neutrofílica). Recomenda-se utilizar o peso seco (pré-TCTH) para cálculo dessas situações específicas.

Quadro 6.9 ■ Cálculo de necessidade energéticas e proteicas de pacientes críticos pacientes submetidos ao TCTH no período de condicionamento até a pega neutrofílica.

ENERGIA	**EQUAÇÃO SCHOFIELD, 1985:**
	Meninos 0 a 3 anos
	   TMB = (59,48 × P) − 30,33
	   TMB = (0,167 × P) + (1517,4 × E) − 617,6
	Meninas 0 a 3 anos
	   TMB = (58,29 × P) − 31,05
	   TMB = (16,25 × P) + (1023,2 × E) − 413,5
	Meninos 3 a 10 anos
	   TMB = (22,7 × P) + 505
	   TMB = (19,6 × P) + (130,3 × E) + 414,9
	Meninas 3 a 10 anos
	   TMB = (20,3 × P) + 486
	   TMB = (16,97 × P) + (161,8 × E) + 371,2
	Meninos 10 a 18 anos
	   TMB = (13,4 × P) + 693
	   TMB = (16,25 × P) + (137,2 × E) + 515,5
	Meninas 10 a 18 anos
	   TMB = (17,7 × P) + 659
	   TMB = (8,365 × P) + (465 × E) + 200
	Para crianças com sobrepeso ou obesas deve-se utilizar o peso corrigido no percentil 97.

PROTEINA	**PARA PACIENTES CRÍTICOS:**
	Aspen, 2010
	   0 a 2 anos: 2,0 a 3,0 gPtn/kg
	   2 a 13 anos: 1,5 a 2,0 gPtn/kg
	   13 a 18 anos: 1,5 gPtn/kg
	PARA PACIENTES SUBMETIDOS AO TCTH NO PERÍODO DE CONDICIONAMENTO ATÉ A PEGA NEUTROFÍLICA:
	Até 1 ano: 3,0 gPtn/kg
	1 a 6 anos: 2,5 a 3 gPtn/kg
	7 a 10 anos: 2,4 gPtn/kg
	11 a 14 anos: 2,0 gPtn/kg
	15 a 18: 1,8 gPtn/kg
	>19 anos: 1,5 gPtn/kg

Fonte: Inca, 2014.

A necessidade hídrica deve ser calculada em todas as situações pelas fórmulas de Holliday e Segar (1957).

Quadro 6.10 ■ Cálculo de necessidade hídrica para pacientes em radioterapia, quimioterapia, situações críticas e durante o TCTH.

HÍDRICA	**HOLLIDAY E SEGAR, 1957:** Crianças de 1,5 a 3 kg − de 110 a 130 mL/kg Crianças de 3 a 10 kg − 100 mL/kg Crianças de 10 a 20 kg − 1.000 mL + 50 mL/kg para cada kg acima de 10 kg Crianças com mais de 20 kg − 1.500 mL + 20 mL/kg para cada kg acima de 20 kg

Fonte: Inca, 2014.

As recomendações de vitaminas e minerais para pacientes baseiam-se nas DRI 2006 para crianças saudáveis.

DISTÚRBIOS CLÍNICO-NUTRICIONAIS DECORRENTES DO TRATAMENTO

Todas as modalidades de tratamento podem ocasionar efeitos tóxicos ao organismo dos pacientes. E, em oncopediatria, alguns podem ser mais agravantes do que outros, dificultando a alimentação e podendo interferir no crescimento e desenvolvimento.

Náuseas e vômitos

Trata-se de efeitos comuns que ocorrem após o tratamento com alguns quimioterápicos e podem levar a deficiências nutricionais, decorrentes da baixa aceitação alimentar, bem como desidratação e alterações hidroeletrolíticas. A presença desses sintomas tem impacto negativo e bastante significativo na ingestão alimentar. Ocasionando aversões a alimentos específicos importantes ao desenvolvimento, como carne, leite e leguminosas. Em pacientes que utilizam mamadeira o material pode piorar o sintoma, sendo necessário alterar o modo de oferta.

Mucosites

A mucosite caracteriza-se por lesões na cavidade oral (estomatite), esofágica (esofagite) e intestinal (enterites) que pode apresentar desde pequenas feridas até lesões mais generalizadas e infectadas. Pode haver apenas um processo inflamatório leve, bem como inflamações mais graves A mucosite oral e gastrointestinal pode afetar grande parte dos pacientes submetidos a altas doses de quimioterapia e transplante de medula óssea, assim como pacientes com tumores abdominais e de cabeça e pescoço submetidos à radioterapia.

Nos quadros de enterites, além do processo inflamatório, podem ocorrer alterações nos processos de digestão e absorção de nutrientes, levando à intolerância à lactose, má absorção de nutrientes e em quadros mais graves alergias alimentares, além de outras situações.

Intolerância à lactose

Intolerância à lactose significa que o organismo não consegue digerir e absorver a lactose, o açúcar existente no leite, adequadamente. Tal intolerância pode ocorrer em decorrência de quadros graves de desnutrição, alguns tratamentos com quimioterapia, antibióticos, irradiação abdominal ou pélvica ou mesmo em decorrência a infecções intestinais. Nessas situações ocorre destruição da mucosa e redução no número e atividade da enzima (lactase).

Flatulência, cólicas e diarreia podem aparecer, porém sua ocorrência, bem como o grau de intensidade dos mesmos pode variar de indivíduo para indivíduo.

Diarreia

Ocorre quando há uma alteração no número de episódios de evacuação e na consistência das fezes que passam a ser líquidas. A diarreia gera uma anormalidade no transporte de água e eletrólitos, o que pode causar desidratação.

Na maioria das vezes, ocorre devido à agressão da quimioterapia ou da radioterapia na mucosa do intestino. Porém, o uso prolongado ou frequente de antibióticos, infecções e presença de tumores podem levar a quadros diarreicos. O conhecimento das possíveis causas torna a conduta clínico-nutricional mais eficiente com melhores resultados.

É importante destacar que destruição da mucosa intestinal e má absorção de nutrientes podem estar presentes mesmo na ausência de diarreia. Muitas vezes, apenas alterações na consistência das fezes ou outros sinais, como cólicas e flatulência, podem ser indicativo de algum grau de distúrbio digestivo e absortivo.

Constipação intestinal

A constipação intestinal pode se manifestar como toxicidade gastrointestinal decorrente dos quimioterápicos. Essa condição resulta da diminuição da motilidade gastrointestinal pela ação das drogas sobre o sistema nervoso do aparelho digestivo, podendo levar até mesmo a quadros de íleo paralítico. Outras modalidades terapêuticas, como a terapia para dor, podem apresentar constipação grave como efeito adverso.

Os alcaloides da vinca são os quimioterápicos envolvidos nesta manifestação.

Frequentemente provoca anorexia, desconforto, dor e distensão abdominal. Quando prolongado, este quadro pode ainda provocar náuseas, vômitos e alterações de humor.

Apesar de a constipação intestinal não causar perdas nutricionais importantes, como ocorre com a diarreia, é um sintoma que causa desconforto considerável nos pacientes e pode levar a baixa aceitação alimentar.

Xerostomia

A xerostomia ocorre por redução do fluxo salivar, por destruição das papilas salivares, secundária à quimioterapia e à radioterapia em região de cabeça e pescoço.

A saliva desempenha um papel importante na manutenção das condições fisiológicas dos tecidos da boca, pois além de umidificar, a saliva tem propriedade lubrificante que auxilia na formação e na deglutição do bolo alimentar.

Alteração do paladar

Uma parcela importante de pacientes em tratamento oncológico apresenta alteração no paladar e no odor (disosmia) dos alimentos, podendo sentir um gosto desagradável, o que prejudica o apetite.

A sensação do sabor é percebida por terminações nervosas, chamadas de botões gustativos que formam as papilas gustativas localizadas na língua. Esses botões gustativos são capazes de perceber cinco diferentes sabores: doce, amargo, salgado, azedo e umami.

O umami, conhecido como o quinto sabor, específico para o glutamato, é um composto encontrado em carnes, queijos e frutos do mar. O sabor umami, é alterado a partir da terceira semana de tratamento e essa alteração pode produzir um impacto significativo na qualidade da dieta, uma vez que vários alimentos podem ser rejeitados, ou então, podem não ser mais percebidos como saborosos e nutritivos.

Sensação de gosto metálico, em especial como consequência do uso de derivados de platina (cisplatina, carboplatina e oxaliplatina), e aumento ou redução do limiar para sabor salgado e doce dos alimentos, são consideradas efeitos adversos decorrentes do tratamento contra o câncer.

A grande maioria dos pacientes reestabelecem suas percepções de sabores após o término do tratamento. Até que isso ocorra parcial ou completamente, é importante o acompanhamento nutricional para manutenção de uma alimentação adequada.

A conduta nutricional pode variar para cada indivíduo, considerando-se o diagnóstico, terapêutica aplicada, fase do tratamento, grau de toxicidades gastrintestinais e presença ou ausência de dor e nível de implicação destes na alimentação, além do estado nutricional e inflamatório.

Vários indicadores podem auxiliar na compreensão desses aspectos, como escalas de toxicidade gastrointestinal, escalas de dor, coleta do diário alimentar e indicadores antropométricos, bioquímicos e de composição corporal, além de outros.

Vale salientar que a ingestão do alimento e a ocorrência do sintoma pode levar o paciente a criar resistência ao consumo de algum alimento devido as experiências desagradáveis. O importante é tratar com o familiar e/ou responsável e a criança que o alimento não é o principal causador do sintoma na tentativa de retornar a oferta do mesmo.

TERAPIA NUTRICIONAL

Oral

A Terapia Nutricional Oral (TNO) é sempre a primeira escolha para atender as necessidades de macro e micronutrientes, porém devido aos inúmeros efeitos colaterais do tratamento, poderá ser o maior desafio para o profissional que atua em oncologia pediátrica.

A oferta da dieta habitual sofre alterações (devidas algumas restrições) e algumas alternativas devem ser consideradas para melhorar a aceitação alimentar.

Características da dieta via oral

Os tratamentos dos pacientes com câncer são altamente geradores de radicais livres e podem depletar vários nutrientes e compostos importantes ao organismo, considerando esses dados, a qualidade da dieta exerce um papel relevante, no contexto terapêutico, durante e após o tratamento.

Preparações dietéticas saudáveis, ricas em alimentos in natura ou minimamente processados (que fornecem nutrientes e compostos bioativos) e pobre em alimentos processados e ultra processados (ricos em compostos tóxicos, oxidantes e pró-inflamatórios como corantes, conservantes, açúcares e gorduras saturadas), são indicadas.

Levando-se em consideração que crianças podem ter mais dificuldades de aceitação dietética do que adultos, a elaboração de preparações especiais e receitas atrativas, é uma das facetas da terapia nutricional em pacientes pediátricos com câncer.

Dietas sem crus/dieta para neutropenia

Apesar de controverso, a utilização da dieta para sem crus/para neutropenia ainda é frequente em alguns centros de tratamento.

A utilização desta pode interferir no tratamento e no estado nutricional das crianças com câncer, sendo que alimentos frescos são fontes de antioxidantes, que podem minimizar os efeitos tóxicos e contribuir para uma melhor resposta ao tratamento. Assim, em alguns locais há liberação de alguns alimentos, seguindo normas de segurança alimentar.

Quadro 6.11 ■ Restrições alimentares na dieta sem crus/para neutropenia.

RESTRIÇÕES ALIMENTARES
■ Água e gelo de procedência duvidosa não filtrada ou fervida.
■ Carnes cruas ou malcozidas.
■ Ovo cru ou malcozido, ou preparações que os contenham crus.
■ Leite e produtos lácteos frescos não pasteurizados.
■ Alimentos contendo probióticos.
■ Hortaliças cruas sem higienização adequada.
■ Frutas cruas de casca fina e/ou de difícil higienização (p. ex.: amora, morango, uva, cereja, jabuticaba, mirtilo etc.).
■ Frutas cruas com casca média e grossa não íntegras ou sem higienização adequada (p. ex.: abacate, maçã, manga, mamão, caqui, melancia, Abacaxi, melão, banana, mexerica, laranja, maracujá, limão, pera, goiaba, ameixa etc.).
■ Frutas secas e oleaginosas cruas.
■ Queijos que não passaram por processo de cocção.
■ Embutidos e frios que não passaram por processo de cocção (p. ex.: salsicha, salame, presunto etc.).
■ Ervas e temperos secos que não passaram por processo de cocção.
■ Mel caseiro cru ou isento do selo de inspeção federal.
■ Conservas caseiras isentas do selo de inspeção federal (p. ex.: palmito em conserva, azeitonas em conserva etc.).
■ Caldo de cana.
■ Açaí *in natura*.
■ Alimentos não processados prontos para consumo comprados em restaurantes, lanchonetes, padarias etc.

Fonte: Viani, K., 2014.

Além dessas restrições, alguns cuidados de segurança alimentar devem fazer parte da rotina familiar desde a aquisição, armazenamento e preparo dos alimentos. Alguns cuidados são recomendados pela Agência Nacional de Vigilância Sanitária (Anvisa).

No Consenso Nacional de Nutrição Oncológica para Paciente Pediátrico Oncológico de 2014, o Inca recomenda a exclusão de probióticos, frutas oleaginosas, chás e carnes e ovos malcozidos; a liberação do consumo de frutas, legumes e verduras higienizados; e atenção na segurança alimentar.

Ainda faltam orientações nutricionais padronizadas no país, especificamente quanto ao uso da dieta sem crus/para neutropenia entre os centros pediátricos oncológicos. Enquanto isso, deve-se considerar a realidade do hospital (infraestrutura, matéria prima, mão de obra etc.) e da população atendida (nível socioeconômico, grau de instrução, origem do paciente etc.) para que a conduta mais adequada para aquela realidade possa ser tomada.

Suplementação artesanal e industrializada

A suplementação nutricional por via oral em pacientes jovens com câncer representa um dos maiores desafios para a nutrição. Enquanto em adultos há uma melhor adesão a esse tratamento, crianças e adolescentes não costumam se comportar da mesma maneira, recusando com maior frequência essa forma de suplementação. Desse modo, esses pacientes estão mais suscetíveis à inadequação alimentar e queda do estado nutricional, com maior recorrência da alimentação artificial.

Contudo, a adequação dietética como medida de intervenção nutricional ainda é a abordagem primária a ser instituída na maioria das circunstâncias em crianças com câncer. Mas, a equipe deve estar preparada, não ignorando a necessidade de abordagens terapêuticas nutricionais especiais, caso seja necessário.

Há uma escassez de suplementos para a faixa etária pediátrica, fazendo com que a equipe oriente a adaptar a utilização dos suplementos com preparações artesanais, com alimentos com maior densidade calórico-proteica.

Devido às dificuldades alimentares de pacientes oncológicos, a oferta de suplemento nutricional por via oral pode ser uma alternativa viável para prevenir a desnutrição nessa população. Entretanto, o custo dos suplementos industrializados é um fator restritivo para aplicação contínua eficaz em países pobres como o Brasil, tornando o suplemento artesanal uma alternativa importante.

Para a decisão de iniciar a suplementação via oral, alguns critérios devem ser considerados como redução na ingestão alimentar, independente de outros indicadores; risco de desnutrição; qualquer perda de peso ou desaceleração da curva de crescimento; redução de reservas adiposas ou de massa muscular; alterações gastrintestinais, independente de outros indicadores; paciente submetido ao transplante de medula óssea (TMO), independente de outras condições.

Para a escolha de qual suplemento utilizar deve-se considerar: faixa etária do paciente, palatabilidade e forma de apresentação; estado nutricional e catabólico, identificando pacientes que precisam de suplementos hidrolisados ou poliméricos, normo ou hiperproteicos e calóricos ou com quantidade controlada de lipídeos; estados inflamatórios; alterações gastrintestinais e situação socioeconômica.

Contudo, na prática clínica, a aceitação dos suplementos orais pelas crianças e adolescentes são um desafio para o nutricionista. Assim, quando a falta de adesão tem implicação em um estado nutricional deficiente, sem perspectiva de melhora, a indicação de outros métodos de terapia nutricional deve ser considerada.

Gastronomia

A evolução clínica dos pacientes pode ter efeitos negativos na ingestão alimentar. Os efeitos colaterais do tratamento como dificuldades para mastigação e deglutição, inapetência, náuseas, alteração de paladar e questões clinicas, podem impactar de forma importante na aceitação alimentar dos pacientes.

A utilização de cardápio de opções, técnicas gastronômicas (como utilização de fundos/caldos, ervas e especiarias ou modificação no modo de preparo), apresentação dos pratos com os utensílios adequados, finalização atraente para o público em questão (desde opções lúdicas até opções "gourmetizadas") e o porcionamento adequado, resultaram em maiores possibilidades de assistência nutricional ao paciente.

Enteral

As últimas décadas, a nutrição enteral, tem sido amplamente utilizada devido aos seus inúmeros benefícios, tais como um menor risco de infecção e outras complicações relacionadas com o cateter, em comparação com a nutrição parenteral.

Pacientes com desnutrição leve ou perda de peso entre 5 e 10%, apresentando ingestão alimentar com suplementação oral inferior a 70-80% das necessidades calóricas por 3 a 5 dias são candidatos ao início da terapia enteral. Caso o uso da mesma seja superior a 3-4 semanas, é indicada o uso de uma gastrostomia (dentre as disponíveis a endoscópica percutânea é atualmente a primeira opção).

A administração poderá ser por meio de bomba de velocidade de infusão. No entanto, quando este sistema não estiver disponível, a dieta pode ser infundida lentamente em bolos usando uma seringa. A velocidade máxima recomendada é de 20 mL/min, em 15 min. Se houver necessidade de uma infusão de dieta ainda mais lenta, a alimentação por gravidade pode ser utilizada posicionando o frasco de alimentação pelo menos 60 cm acima da cabeça do paciente e conectando a ponta do tubo de fornecimento ao tubo de alimentação, permitindo que a alimentação passe por gravidade.

As complicações em terapia nutricional enteral podem ocorrer, sendo problemas mecânicos, gastrintestinais e infecciosos, de acordo com o Quadro 6.12.

Quadro 6.12 ■ Complicações em terapia nutricional enteral.

MECÂNICA	GASTROINTESTINAL	INFECCIOSA
Obstrução da sonda	Vômitos associados à quimioterapia	Contaminação na manipulação da dieta
Deslocamento da sonda	Retardo do esvaziamento gástrico	Contaminação na administração da dieta
Aspiração pulmonar	Diarreia	
Remoção acidental da sonda	Distensão abdominal	

Fonte: Adaptado Garófolo, 2005.

A indicação precoce da terapia enteral é atualmente um dos principais objetivos da terapia nutricional em crianças e adolescentes com câncer. Dentre os benefícios da manutenção da integridade funcional e estrutural da mucosa intestinal, ressalta-se redução permeabilidade e da translocação bacteriana, redução da deficiência da resposta imune, além de auxiliar na manutenção e/ou recuperação do estado nutricional.

Em seu estudo, Barbosa *et al.* (2005) verificaram que a terapia enteral apresenta limitações em pacientes com câncer devido a complicações terapêuticas secundárias à toxicidade do tratamento (náuseas, vômitos e diarreia). Entretanto, os pacientes submetidos à terapia enteral mantiveram ou conseguiram uma melhora significativa no estado nutricional, o que demonstra a importância do suporte nutricional e acompanhamento durante a hospitalização.

Parenteral

Durante muitos anos, a nutrição parenteral (NP) foi a terapia nutricional mais utilizada, especialmente entre os que são submetidos ao transplante de células tronco hematopoiéticas ou que realizam ciclos intensivos de quimioterapia. Entretanto, a imunossupressão, decorrente do tratamento antineoplásico, aumenta o risco em desenvolver infecções associadas à NP. Assim, definir situações em que a via endovenosa trará mais benefícios ao invés de malefícios é fundamental para o planejamento terapêutico desses pacientes.

Porém há situações em ser exclusiva devido a um trato gastrointestinal não funcionante (mesmo que momentaneamente) ou que seja utilizada como via complementar para atender as necessidades nutricionais em oncopediatria.

Monitoramento de complicações relacionadas ao acesso venoso central, níveis de glicose, níveis de eletrólitos e minerais, efeitos hepáticos ou da vesícula biliar, volume e emulsões lipídicas é essencial.

CONSIDERAÇÕES FINAIS

A atuação do nutricionista é ampla e deve estar presente nas diversas fases do tratamento: curativo, paliativo do paciente pediátrico oncológico junto a equipe multiprofissional.

Deve-se levar em conta a avaliação nutricional, o cálculo das necessidades nutricionais do paciente, o acompanhamento e monitoramento de acordo com o protocolo de cada instituição.

O monitoramento nutricional, de maneira individualizada, permite reavaliar a eficácia da terapia nutricional planejada e fazer os ajustes necessários levando em consideração todos os fatores que estão envolvendo o paciente naquele momento do tratamento.

LEITURA RECOMENDADA

Braga, P. E.; Latorre, M. R. D. O.; Curado, M. P. Câncer na infância: análise comparativa da incidência, mortalidade e sobrevida em Goiânia (Brasil) e outros países. *Cad. Saúde Pública 2002*; 18(1): 33-44.

Barbosa, M. et al., Nutritional status and adequacy of enteral nutrition in pediatric cancer patients at a reference center in northeastern. *Brazil Nutr Hosp. 2012*; 27(4): 1099-1105.

Garófolo, A. Diretrizes para terapia nutricional em crianças com câncer em situação crítica. *Rev. Nutr.*, Campinas, 18(4): 513-527, jul./ago. 2005.

Viani, K. Parenteral and enteral nutrition for pediatric oncology in low and middle income countries. *Indian J. Cancer 2015*; 52: 182-184.

Aspen Board of Directors and The Clinical Guidelines Task Force. Guidelines for the use of parenteral and enteral nutrition in adult and pediatric patients. JPEN. 2002; 26(1 Suppl): 15A-138SA, 26(2): 144.

Bauer, J. et al., Important aspects of nutrition in children with. *Cancer Adv. Nutr.* 2: 67-77, 2011.

Orasch, C. et al., Comparison of infectious complications during induction/consolidation chemotherapy versus allogeneic hematopoietic stem cell transplantation. *Bone Marrow Transplant*, Basingstoke, v. 45, n. 3, p. 521-526, mar. 2010.

Brinksma, A.; Huizinga, G.; Sulkers, E.; Kamps, W.; Roodbol, P.; Tissing, W. Malnutrition in childhood cancer patients: a review on its prevalence and possible causes. *Crit. Ver. Oncol. Hematol. 2012*; 83(2): 249-275.

Brinksma, A.; Sanderman, R.; Roodbol, P. F.; Sulkers, E.; Burgerhof, J. G.; de Bont, E. S.; Tissing, W. J. Malnutrition is associated with worse health-related quality of life in children with cancer. *Support Care Cancer* 2015; 23(10): 3043-3052.

Galati, P. C.; Resende, C. M. M.; Salomão, R. G.; Scridelli, C. A.; Tone, L. G.; Monteiro, J. P. Accurate determination of energy needs in children and adolescents with cancer. *Nutrition and Cancer. 2011*; 63(2): 306-313.

Garófolo, A.; Maia, P. S.; Petrilli, A. S.; Ancona-Lopez, F. Resultados da implantação de um algoritmo para terapia nutricional enteral em crianças e adolescentes com câncer. *Rev. Nutr. 2010*; 23(5): 715-730.

Mosby, T. T.; Barr, R. D.; Pencharz, P. B. Nutritional assessment of children with cancer. *J. Pediatr. Oncol. Nurs. 2009*; 26(4): 186-197.

Murphy, A. J.; White, M.; Davies, P. S. W. Body composition of children with cancer. *Am. J. Clin. Nutr. 2010*; 92: 55-60.

Murphy, A. J.; White, M.; Davies, P. S. W. The validity of simple methods to detect poor nutritional status in paediatric oncology patients. *Br. J. Nutr. 2009*; 101: 1388-1392.

Murphy, A. J.; White, M.; Viani, K.; Mosby, T. T. Evaluation of the nutrition screening tool for childhood cancer (SCAN). *Clin Nutr. 2016*; 35(1): 219-224.

Sociedade Brasileira de Pediatria. Avaliação da composição corporal. Avaliação nutricional da criança e do adolescente. *Manual de Orientação/Sociedade Brasileira de Pediatria*. Departamento de Nutrologia. São Paulo: SBP: p. 50-52, 2009b.

Sociedade Brasileira de Pediatria. Exames bioquímicos. Avaliação nutricional da criança e do adolescente. *Manual de Orientação/Sociedade Brasileira de Pediatria*. Departamento de Nutrologia. São Paulo, SBP: p. 52-57, 2009a.

da Silva, A. P. A.; Nascimento, A. G. *Manual de dietas e condutas nutricionais em pediatria*. Rio de Janeiro: Atheneu, 21-26, 2014.

Brinksma, A. *et al.*, Finding the right balance: An evaluation of the adequacy of energy and protein intake in childhood cancer patients, *Clinical Nutrition 2014*.

Consenso Nacional de Nutrição Oncológica. Paciente pediátrico oncológico/Instituto Nacional de Câncer José Alencar Gomes da Silva. Rio de Janeiro: Inca, 2014.

Lemos, P. S. M.; Oliveira, F. L. C.; Caran, E. M. M. Nutritional status of children and adolescents at diagnosis of hematological and solid malignancies. *Revista Brasileira Hematologia e Hemoterapia 2014*; 36(6): 420-423.

Murphy, A. J.; White, M.; Davies, P. S. W. Body composition of children with cancer. *Am. J. Clin. Nutr. 2010*; 92: 55-60.

Viani, K.; Nabarrete, J. M.; Oliveira, V. C. Neoplasias. In: da Silva, A. P. A.; Nascimento, A. G., *Zamberlan. Manual de dietas e condutas nutricionais em pediatria*. Rio de Janeiro: Atheneu, 2014, p. 393-398.

Braun, L. E.; Chen, H.; Frangoul, H. Significant inconsistency among pediatric oncologists in the use of the neutropenic diet. *Pediatr Blood Cancer 2014*; 61: 1806-1810.

Cohen, J., Rosen, K., Russel, K. K., Wakefield, C. E., Goodnough, B. Paediatric oncology patient preference for oral nutritional supplements in a clinical setting. *Support Care Cancer 2011*; 19: 1289-1296.

Teixeira, R. A. P., Vieira, M. A. Abordagem nutricional da criança com câncer. In: Delgado, A. F.; Cardoso, A. L.; Zamberlan, P. *Nutrologia básica e avançada*. 187-196. São Paulo-Barueri: Manole, 2010.

Blackburn, G. L.; Bistrian, B. R.; Maini, B. S.; Schlamm, H. T.; Smith, M. F. Nutritional and metabolic assessment of the hospitalized patient. *JPEN J Parenter Enteral Nutr 1977*; (1): 11-23.

Frisancho, A. R. *Anthropometric standards:* an interactive nutritional reference of body size and body composition for children and adults. Ann Arbor: University of Michigan Press, c2008. 335p.

Osterkamp, L. K. A current perspective in assessment of human body proportions of relevance to amputees. *J. Am. Diet. Assoc. 1995*; 95(2): 215-218.

World Health Organization. *Child growth standards: methods and development*. Geneva: WHO; 2006.

World Health Organization. *The Who Child Growth Standards Geneva*. WHO; 2007.

Sak, K. Chemotherapy and dietary phytochemical agents. *Chemotherapy Research and Practice 2012*.

Alves F. R.; Garófolo, A.; Maia, P. S.; Nobrega, F.; Petrili, A. S. Suplemento artesanal oral: uma proposta para recuperação nutricional de crianças e adolescentes com câncer. *Rev. Nutr. 2010*, v. 23, n. 5, p. 731-744.

de Souza, J. L.; Nabarrete, J. M.; Oliveira, V.; Savane, V. A; Buschinelli, L. K. O. Dietas em oncologia. In: Pinto e Silva, M. E. M.; Yonamine, G. H.; von Atzingen, M. C. B. C. *Técnica dietética aplicada à dietoterapia*. São Paulo-Barueri: Manole, p. 135-161, 2015.

7

COMPOSIÇÃO CORPORAL EM ONCOLOGIA

Ana Paula Noronha Barrére • Andrea Pereira • Carla Prado • Ludmila de Oliveira Muniz Koch

INTRODUÇÃO

A análise da composição corporal, incluindo a avaliação da massa muscular e da gordura, periférica e visceral, apresenta uma grande associação com morbimortalidade de várias doenças, tais como o câncer. Nesse grupo de pacientes, a perda de massa muscular está relacionada a risco de fraturas, maior tempo de hospitalização, maior morbimortalidade, maior toxicidade e pior resposta a quimioterapia, maior número de complicações pós-cirúrgicas e redução da sobrevida.

Além disso, observamos maiores perdas de massa magra nas mulheres, diabéticos, idosos e obesos, portanto esses são um grupo de maior risco, devendo necessariamente ter sua composição corporal avaliada para uma mais eficiente terapia nutricional.

Na oncologia, como em outras modalidades clínicas, a sarcopenia, que é a perda de massa muscular, é um importante fator de mal prognóstico. Ela ocorre principalmente relacionada ao envelhecimento, causando fragilidade, redução de força, funcionalidade e maior risco de quedas nos idosos.

Embora, exista uma tendência a associar a sarcopenia a desnutrição, ela também ocorre em pacientes obesos, sendo chamada de obesidade sarcopênica. Essa modalidade é de difícil diagnóstico, se não usarmos um método de avaliação de composição corporal, e apresenta uma etiologia complexa, como por exemplo, estilo de vida, fatores endócrinos, vasculares e imunológicos, entre outros. Em pacientes oncológicos, a obesidade sarcopênica reduz a sobrevida.

A avaliação da composição corporal pode ser realizada por diferentes métodos. Os mais usados são: Adipometria, Densitometria Corporal (DXA), Tomografia Computadorizada (TC), Ressonância Nuclear Magnética (RNM), Bioimpedanciometria (BIA) e Ultrassonografia (US).

A DXA e TC são métodos considerados padrão ouro para avaliação da massa magra e gorda, porém são caros e submetendo os pacientes a radiação ionizante. Embora a RNM não submeta os pacientes a radiação, também é um método de alto custo. Esses três métodos apresentam limitações para pacientes obesos e acamados.

A Adipometria é o método de custo mais baixo, livre de radiação e simples, porém apresenta limitações em pacientes obesos, porque superestima o tecido gorduroso, e depende de avaliadores experientes.

A BIA e a US são métodos de baixo custo e práticos, não submetendo os pacientes a radiação. A BIA apresenta restrições que serão melhor descritas posteriormente. E a US vem se consolidando como uma importante ferramenta no acompanhamento de pacientes hospitalizados, obesos e idosos, incluindo os oncológicos.

As principais diferenças entre os métodos estão descritas no Quadro 7.1.

Quadro 7.1 ■ Comparação entre os métodos de avaliação de composição corporal.

MÉTODO	VANTAGEM	DESVANTAGEM
ADIPOMETRIA	Rápido Portátil Baixo custo Útil para detectar mudanças na porcentagem de gordura corporal	Experiência do examinador. Não muito acurado para obesos. Não avalia gordura visceral. Idade e compressibilidade da gordura podem levar a erro. Estimativa da % de gordura total de baixa acurácia.
TC	Alta acurácia Avaliação segmentar da massa muscular Avaliação da gordura periférica e visceral	Exposição a radiação. Não pode ser usada em pacientes hospitalizados. Requer um software específico para as análises. Alto custo.
RNM	Melhor resolução espacial da composição corporal Não tem radiação Alta precisão	Longo tempo para aquisição das imagens. Alto custo. Requer um software específico para as análises.
DXA	Alta acurácia e precisão Rápido Porcentagem total e segmentar da composição corporal	Não é portátil. Exposição a radiação. Não pode ser feita em pacientes acamados.
BIA	Baixo custo Portátil	Baixa acurácia para detectar mudanças na porcentagem de gordura corporal. Necessidade de complementar com variáveis como peso, altura, sexo etc. Pode apresentar erros dependendo de desidratação, volume vesical, temperatura, assimetria de tecido adiposo, posição dos braços etc.
US	Baixo custo Não invasivo Rápido Portátil Não há restrição de pacientes obesos e acamados	Experiência do examinador. Padronização de procedimento e medidas deficiente. Artefatos podem influenciar a aquisição de imagens.

TC: Tomografia Computadorizada; RNM: Ressonância Nuclear Magnética; DXA: Densitometria Corporal; BIA: Bioimpedanciometria; US Ultrassonografia

Fonte: Adaptada de Gugliemi, C. et al., *Eur J Radiol*, 2016.

Neste capítulo, descreveremos mais detalhadamente os métodos de BIA, TC e US.

ULTRASSONOGRAFIA

A US é um método simples, de baixo custo, prático e portátil, e, surgiu como uma ferramenta para avaliação da composição corporal, principalmente em pacientes hospitalizados, idosos e obesos.

Esse método foi baseado nos sonares usados nos navios da Segunda Guerra Mundial para rastrearem submarinos. Portanto é resultado da emissão da onda sonora pelo transdutor ou probe. Esta onda se propaga de forma diferente pelas estruturas avaliadas, explicando a coloração em escala de cinza na imagem resultante. Quanto mais líquida a estrutura, mais escura a imagem, por exemplo, vesícula biliar e bexiga preenchidas, respectivamente, por líquido biliar e urina, são pretas; quanto mais calcificada a estrutura, mais branca a imagem, como por exemplo, osso, cálculos renais e vesiculares.

Em 1942, Karl Dussik projetou o primeiro aparelho de ultrassom, muito diferente dos atuais. Na prática médica tem sido usada desde 1950, porém apenas em 1980 descobriu-se que os músculos patológicos tinham uma aparência diferente dos saudáveis. Em 1990 iniciou-se o interesse em avaliar a gordura visceral pela US. A maioria dos estudos usando a US para avaliação de composição corporal são relativamente recentes, sendo baseados nas imagens em escala de cinza, permitindo diferenciar o tecido muscular, a gordura periférica e visceral.

Esse método foi validado e fornece a medida da espessura muscular e da gordura visceral com boa correlação com métodos padrão ouro, tais como, TC, BIA ou RNM. A US, no idoso, permite a avaliação da sarcopenia apresentando resultados comparáveis ao DXA.

Mais recentemente, tem sido usado nas Unidades de Terapia Intensiva para avaliar perda de massa muscular, associada a imobilidade, sepse, falha de órgãos e inflamação sistêmica. Essa perda ocorre em 25-100% desses pacientes e aumenta o tempo de hospitalização, a probabilidade de complicações e o óbito. Em 2016, a Sociedade Americana de Nutrição Enteral e Parenteral passou a indicar realização da US para avaliar massa magra em pacientes críticos no seu último guia sobre o assunto.

A US pode ser usada para avaliarmos qualquer músculo do corpo, contudo a maioria dos estudos utiliza a medida do quadríceps femoral. Essa medida é realizada da fáscia externa do músculo, entre o músculo e o tecido adiposo subcutâneo, e o osso. Podendo ser realizada no plano longitudinal ou transversal. Na Figura 7.1, observamos uma imagem que exemplifica essa medida.

Além disso, a US nos permite estudar a qualidade da massa muscular, por meio da avaliação da ecogenicidade, que é a "cor ultrassonográfica" do músculo, baseando-se na medida dos pixels da imagem. Essa medida apresenta aplicação prática na sarcopenia, doenças musculares, uso de medicamentos etc.

Em pacientes oncológicos, há uma grande preocupação com a massa magra e, muitas vezes, nos esquecemos da gordura visceral que é um fator de risco para hipertensão arterial, diabetes melito tipo 2, dislipidemia, doenças cardiovasculares e câncer. A US é um método excelente para essa avaliação e deveria ser mais utilizada nos pacientes com câncer devido a todos os fatores de risco citados, além de maior probabilidade de recidiva e de um segundo câncer nos pacientes que apresentam grandes quantidades de gordura visceral.

Há diferentes métodos para medir a gordura visceral pela US, tais como: distância da veia esplênica e parede do reto abdominal; espessura da camada de gordura da parede posterior do rim direito; espessura da camada de gordura do apêndice xifoide. Porém, o mais utilizado é a medida da distância da linha alba (entre os músculos reto abdominais) e a parede anterior da aorta.

Enfim, acreditamos que nos próximos anos a US será consolidada como um importante método na avaliação da composição corporal e da qualidade muscular, para a prática clínica e para o acompanhamento dos pacientes.

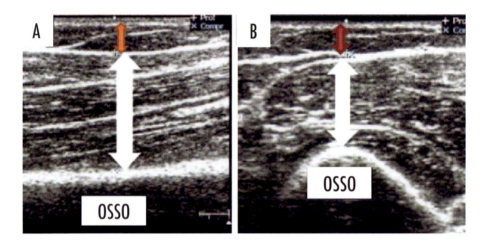

Figura 7.1 ▪ Medida da espessura muscular (seta branca) e espessura do tecido adiposo periférico (seta vermelha) do braço direito nos planos longitudinal (A) e transversal (B).

TOMOGRAFIA COMPUTADORIZADA

Em 1979, a avaliação da composição corporal, por meio da análise de imagem por TC, foi realizada pela primeira vez por Heymsfield e cols. Este exame é baseado na emissão e captação de feixes de raios X de áreas internas do corpo. As imagens, que são constituídas por pixels, identificam diferentes compartimentos de acordo com a densidade, que corresponde à média de absorção nas áreas avaliadas expressa em unidades de Hounsfield (HU).

A HU é uma transformação linear da medida do coeficiente de atenuação de tecido corporais no qual a radiodensidade da água destilada a condições padrão de temperatura e pressão equivale a zero e a radiodensidade do ar nas mesmas condições a –1.000. Assim, é capaz de gerar imagens bidimensionais de seções transversais do corpo humano e avaliar os diferentes tecidos corporais e, subsequentemente, suas diferentes densidades.

Esta técnica apresenta alto grau de especificidade e acurácia na avaliação de compartimentos corporais; escalas de HU predeterminadas podem ser utilizadas para identificar órgãos e tecidos corporais quantificando massa muscular (HU = –29 a +150), tecido adiposo subcutâneo e intramuscular (HU = –190 a –30) e tecido adiposo visceral (HU = –150 a –50). Além da análise dos órgãos e tecidos internos, também permite verificar infiltração de gordura em tecidos magros.

Ele tornou-se método de escolha em análise da composição corporal em oncologia devido à sua precisão e disponibilidade, uma vez que os pacientes com câncer são submetidos rotineiramente a esse exame para estadiamento.

A análise da composição corporal por essa técnica pode ser feita utilizando uma única imagem de corte transversal. A área anatômica geralmente utilizada como referência localiza-se a 5 cm acima da transição da quarta e quinta vértebra lombar (L4/L5), aproximadamente na altura da terceira vértebra lombar (L3). (Figura 7.2). Embora exista também a possibilidade em analisar a região da quarta vértebra torácica (T4). (Figura 7.3). Essa área foi identificada como a de maior associação com a massa muscular e adiposa total. A imagem deste segmento pode ser analisada manualmente ou por meio de *softwares* específicos, que permitem a demarcação dos diferentes tecidos com base em sua densidade. É possível quantificar a área desse corte como medida absoluta e avalia-la de forma relativa à altura dos pacientes (ajustando a área em cm² pela altura em metros quadrados = cm^2/m^2. Equações preditivas podem ser utilizadas para estimativa da massa muscular ou tecido adiposo total do corpo inteiro.

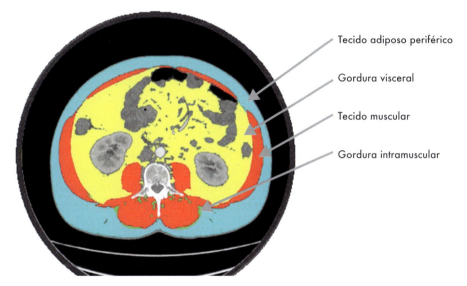

Figura 7.2 ▪ Imagem transversal de segmento abdominal (aproximadamente na altura de L3) por tomografia computadorizada (TC).

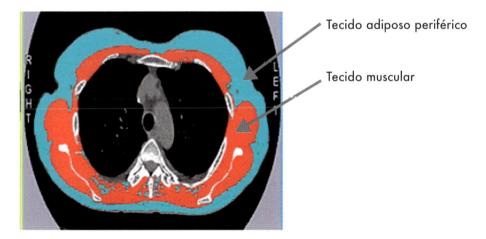

Figura 7.3 ▪ Imagem transversal de segmento torácico (aproximadamente na altura de T4) por tomografia computadorizada (TC).

Apesar das vantagens dessa técnica, ela apresenta limitações como exposição do indivíduo à radiação, alto custo e restrição quanto ao peso do paciente. Além disso, a necessidade o tempo e a habilidade da técnica para executar a análise devem ser considerados. Outra limitação inclui a disponibilidade de imagens no nível da L3 e T4. As imagens em T4 ainda não estão validadas, porém podem ser utilizadas para estratificar pacientes de acordo com a quantidade de massa muscular e subsequente associação com desfechos clínicos.

O uso dessa técnica para investigar a composição corporal e suas modificações ao longo da trajetória da doença oncológica, representa uma ótima escolha devido a capacidade de discriminar os diferentes tecidos. A TC é um excelente método de avaliação de composição corporal em oncologia, uma vez que esse exame faz parte da investigação desses pacientes.

BIOIMPEDANCIOMETRIA (BIA)

A bioimpedanciometria (BIA) é um método de avaliação da composição corporal que permite verificar o percentual dos compartimentos corporais: massa gorda (MG), massa livre de gordura (MLG). A MLG engloba o tecido proteico (músculo e órgãos), a água intra e extracelular e o tecido mineral ósseo. Ela baseia-se no princípio de que vários compartimentos no organismo oferecem uma resistência diferente à passagem de corrente elétrica, a partir da quantidade de água em sua composição.

Ele consiste na passagem de corrente elétrica de baixa voltagem, emitida pelo aparelho, por meio de eletrodos colocados em contato com a pele, permitindo a medição da resistência (R) e da reactância (Xc). A R é a medida de oposição ao fluxo da corrente elétrica através do corpo e a Xc é a medida de oposição ao fluxo de corrente causada pela capacitância produzida pela membrana celular.

Assim, após identificar os níveis de R e Xc do organismo, ela é capaz de estimar a impedância tecidual, ou seja, a capacidade tecidual de diminuir a condução de energia elétrica. E por meio desses dados estimar a quantidade de água corporal total a quantidade de massa livre de gordura.

Outra medida obtida na BIA é o ângulo de fase (relação entre esses dois vetores e o ângulo formado entre eles) com importante associação com prognóstico nutricional e morbimortalidade do paciente (principalmente em câncer, hemodiálise, imunodeficiência adquirida, geriatria, dentre outras áreas).

Este método atraiu grande interesse por ser prático, não invasivo, rápido e de baixo custo para a determinação da composição corporal e do risco de morbidade do paciente. Entretanto apresenta limitações: não deve ser realizado em pacientes com lesões cutâneas que não permitem a utilização de eletrodos, pacientes com contato limitado (que apresentem infecções hospitalares) e com alterações em seu estado de hidratação, como hiper ou hipovolemia.

Apesar de sua praticidade e alta reprodutibilidade, resulta em estimativas menos precisas em situações onde o equilíbrio hidroeletrolítico estiver alterado. Assim, atenção ao estado de hidratação corporal é a principal limitação deste método. Outros fatores que podem afetar os resultados são ingestão de alimentos, temperatura corporal, atividade física e consumo de álcool e líquidos antes da avaliação, utilização de diuréticos e ciclo menstrual. A obesidade, gestação, ascite ou a desnutrição proteica podem também representam uma limitação do uso de BIA.

Resumindo é um método não invasivo, de baixo custo e prático. Respeitando-se as limitações do método, é uma ótima escolha na avaliação da composição corporal.

CONCLUSÃO

A importância da composição corporal associada a prognóstico e morbimortalidade, na oncologia e em outras áreas da saúde, tem assumido um papel fundamental na avaliação nutricional nos últimos anos. Existem inúmeros métodos para a sua avaliação, todos com vantagens e desvantagens. Respeitando a peculiaridade de cada método, escolhendo o mais adequado para o paciente e o mais prático para o serviço onde será feito o tratamento e acompanhamento do mesmo, as possibilidades são inúmeras. O essencial é não deixarmos de usar essa ferramenta.

LEITURA RECOMENDADA

Thibault, R.; Genton, L. & Pichard, C. Body composition: Why, when and for who? *Clin. Nutr.* 31, 435-447, 2012.

Prado, C. M. M. *et al.* Sarcopenia as a determinant of chemotherapy toxicity and time to tumor progression in metastatic breast cancer patients receiving capecitabine treatment. *Clin. Cancer Res.* 15, 2920-2926, 2009.

Thoresen, L. *et al.* Nutritional status, cachexia and survival in patients with advanced coloretcal carcinoma. Different assessment criteria for nutritional status provide unequal results. *Clin. Nutr.* 32, 65-7, 2013.

Pichard, C. *et al.* Nutritional assessment: lean body mass depletion at hospital admission is associated with an increased lenghth of stay. *Am J Clin Nutr* 79, 613-8, 2004.

Di Sebastiano, K. M. *et al.* Accelerated muscle and adipose tissue loss may preditc survival in pancreatic cancer patients: the relationship with diabetes and anaemia. *Br. J. Nutr.* 109, 302-12, 2013.

Richards, C. H. *et al.* The relationships between body composition and the systemic inflammatory response in patients with primary operable coloretcal cancer. *PLoS One* 7, 2012.

Muscaritoli, M. *et al.* Consensus definition of sarcopenia, cachexia and pre-cachexia: Joint document elaborated by Special Interest Groups (SIG) 'cachexia-anorexia in chronic wasting diseases' and 'nutrition in geriatrics'. *Clin. Nutr.* 29, 154-159, 2010.

Cesari, M. *et al.* Biomarkers of sarcopenia in clinical trials-recommendations from the International Working Group on Sarcopenia. J. Cachexia. *Sarcopenia Muscle* 3, 181-190, 2012.

Dello, S. A. W. G. *et al.* Sarcopenia negatively affetcs preoperative total funtcional liver volume in patients undergoing liver resetcion. *Hpb 15,* 165-169, 2013.

Berger, J. *et al.* Retcus femoris (RF) ultrasound for the assessment of muscle mass in older people. *Arch. Gerontol. Geriatr.* (2015. doi: 10. 1016/j. archger. 2015. 03. 006.

Fearon, K. *et al.* Definition and classification of cancer cachexia: an international consensus. *Lancet Oncol.* 12, 489-95, 2011.

Prado, C. M. M.; Wells, J. C. K.; Smith, S. R.; Stephan, B. C. M. & Siervo, M. Sarcopenic obesity: A Critical appraisal of the current evidence. *Clin. Nutr.* 31, 583-601, 2012.

Batsis, J. *et al.* Variation in the prevalence of sarcopenia and sarcopenic obesity in older adults associated with different research definitions: Dual-energy X-ray absorptiometry data from the National Health and Nutrition Examination Survey 1999-2004. *J. Am. Geriatr. Soc.* 61, 974-980, 2013.

Prado, C. M. M. *et al.* Prevalence and clinical implications of sarcopenic obesity in patients with solid tumours of the respiratory and gastrointestinal tratcs: a population-based study. Lancet. Oncol. 9, 629-35, 2008.

Guglielmi, C. G. Body Composition in Clinical Pratcice. Eur. J. Radiol. (2016. doi: 10. 1016/j. ejrad. 2016. 02. 005.

Abe, T.; Bemben; M. G.; Kondo, M.; Kawakami, Y. & Fukunaga, T. *Comparison of Skeletal Muscle Mass To Fat-Free Mass Ratios.* 16, 534-538, 2012.

Pereira, A. Z.; Marchini, J. S.; Carneiro, G.; Arasaki, C. H. & Zanella, M. T. Lean and fat mass loss in obese patients before and after Roux-en-Y gastric bypass: A new application for ultrasound technique. *Obes. Surg.* (2012. doi: 10.1007/s11695-011-0538-3.

Tillquist, M. *et al.* Bedside ultrasound is a pratcical and reliable measurement tool for assessing quadriceps muscle layer thickness. JPEN. J. Parenter. *Enteral Nutr.* 38, 886-90, 2014.

Pillen, S. Skeletal muscle ultrasound. *Eur. J. Transl.* Myol. 1, 145-155, 2010.

Sanada, K.; Kearns, C. F.; Midorikawa, T. & Abe, T. Preditcion and validation of total and regional skeletal muscle mass by ultrasound in Japanese adults. *Eur. J. Appl. Physiol.* 96, 24-31, 2006.

Maurits, N. M.; Bollen, A. E.; Windhausen, A.; De Jager, A. E. J. & Van Der Hoeven, J. H. Muscle ultrasound analysis: Normal values and differentiation between myopathies and neuropathies. *Ultrasound Med. Biol.* 29, 215-225, 2003.

Arbeille, P. *et al.* Quantification of Muscle Volume by Echography: Comparison with MRI Data on Subjetcs in Long-Term Bed Rest. *Ultrasound Med. Biol.* 35, 1092-1097, 2009.

Mcclave, S. A. *et al.* Guidelines for the Provision and Assessment of Nutrition Support Therapy in the Adult Critically Ill Patient : Society of Critical Care Medicine (SCCM) and American Society for Parenteral and Enteral Nutrition (Aspen) Preliminary Remarks. J. Parenter. Enter. Nutr. 40, 159-211, 2016.

Watanabe, Y. *et al.* Echo intensity obtained from ultrasonography images refletcing muscle strength in elderly men. Clin. Interv. Aging 8, 993-998, 2013.

Fukumoto, Y. *et al.* Skeletal muscle quality assessed from echo intensity is associated with muscle strength of middle-aged and elderly persons. *Eur. J. Appl. Physiol.* 112, 1519-1525, 2012.

Pillen, S.; Arts, I. M. P. & Zwarts, M. J. Muscle ultrasound in neuromuscular disorders. *Muscle and Nerve* 37, 679-693, 2008.

McLean, R. R; Kiel, D. P. Developing consensus criteria for sarcopenia: An update. *J. Bone Miner. Res.* 30, 588-592, 2015.

Ribeiro-Filho, F. F.; Faria, A. N.; Azjen, S.; Zanella, M.; T. Ferreira, S. R. G. Methods of estimation of visceral fat: advantages of ultrasonography. *Obes. Res.* 11, 1488-1494, 2003.

Ms, W. G. *et al.* Original Article A comparison of ultrasound and magnetic resonance imaging to assess visceral fat in the metabolic syndrome. *Asia Pac J Clin Nutr* 16, 339-345, 2007.

Kim, S. K. *et al.* Visceral fat thickness measured by ultrasonography can estimate not only visceral obesity but also risks of cardiovascular and. *Am J Clin Nutr* 79, 593-9, 2004.

Hirooka, M. *et al.* A technique for the measurement of visceral fat by ultrasonography: comparison of measurements by ultrasonography and computed tomography. *Intern. Med.* 44, 794-799, 2005.

Aisling M. M.; Howard B.; Rosane N.; J. G. R. Abdominal Visceral Adiposity in the First trimester preditcs glucose intolerance in later pregnancy. *Diabetes Care* 32, 1308-1310, 2009.

Prado, C. M. M. *et al.* An exploratory study of body composition as a determinant of epirubicin pharmacokinetics and toxicity. *Cancer* Chemother. Pharmacol. 67, 93-101, 2011.

Prado, C. M. M.; Birdsell, L. A. & Baracos, V. E. The emerging role of computerized tomography in assessing cancer cachexia. Curr. Opin. Support. *Palliat. Care* 3, 269-75, 2009.

Baracos, V. E. *et al.* Advances in the science and application of body composition measurement. *JPEN J Parenter Enteral Nutr.* 2012; 36: 96-107.

Massicotte M, *et al.* Body Composition Variation and Impact of Low Skeletal Muscle Mass in Patients With Advanced Medullary Thyroid Carcinoma Treated With Vandetanib: Results From a Placebo-Co A,ntrolled Study. *J Clin Endocrinol Metabol* 2013; 98(6).

Mialich MS *et al.* Analysis of body composition: a critical review of the use of bioelectrical impedance analysis. *Int J Clin Nutr.* 2014; 2(1): 1-10.

Mourtzakis M *et al.* A practical and precise approach to quantification of body composition in cancer patients using computed tomography images acquired during routine care. *Appl Physiol Nutr Metab.* 2008; 33: 997-1006.

Prado C. M.; Heymsfield S. B. Lean tissue imaging: a new era for nutritional assessment and intervention. *JPEN J Parenter Enteral Nutr.* 2014; 38(8): 940-53.

Shen W *et al.* Total body skeletal muscle and adipose tissue volumes: estimation from a single abdominal cross-sectional image. *J Appl Physiol.* 2004; 97: 2333-8.

8

IMPORTÂNCIA DA NUTRIÇÃO NA CIRURGIA ONCOLÓGICA

Antonio Luiz de Vasconcellos Macedo ■ Maria Carolina Gonçalves Dias ■ Priscila Barsanti de Paula Nogueira

INTRODUÇÃO

O câncer vem aumentando progressivamente sua incidência em todo o mundo. De fato, nos últimos dez anos, pudemos observar um expressivo aumento de pacientes com essa doença. Importante salientar que fatores ambientais relacionados à dieta, obesidade, sedentarismo, entre outros fatores fizeram com que o câncer de esôfago, de pâncreas, de fígado, de cólon e de reto tivesse sua incidência aumentada de modo exponencial.

O tratamento oncológico desses pacientes implica em tratamento cirúrgico especializado muitas vezes com operações extensas em pacientes que frequentemente encontram-se desnutridos e que, portanto, apresentam riscos de complicações e mesmo óbito, além disso, os pacientes são submetidos à quimioterapia pré-operatória seguido de tratamento cirúrgico ou dependendo do caso são operados para depois serem submetidos ao tratamento clinico oncológico.

A terapia nutricional é considerada hoje de grande importância para o seu sucesso. Assim, nesse capítulo será feito uma revisão dos dados e das evidências científicas que valorizam a importância do preparo nutricional no período perioperatório como medida de reduzir riscos e permitir uma melhor racionalização de custos do tratamento oncológico.

ASSISTÊNCIA NUTRICIONAL NO PRÉ-OPERATÓRIO

Muitos dos indivíduos com câncer provavelmente apresentarão, em algum momento no percurso da doença, danos físicos, psicológicos e/ou nutricionais. É notório que o estado nutricional tem importante impacto na qualidade de vida, no bem-estar e na evolução do tratamento. Em pacientes graves, as consequências da debilidade nutricional podem levar o paciente a limitações da capacidade funcional, aumento do risco de infecções devido à diminuição da imunidade, redução da tolerância ao tratamento proposto, aumento da morbidade, aumento da mortalidade e redução da qualidade de vida.

A desnutrição no câncer é associada à inflamação sistêmica que pode variar em diferentes graus e pode afetar aproximadamente 80% dos pacientes com neoplasias do trato gastrointestinal (TGI), pâncreas, câncer de cabeça e pescoço e 60% dos portadores de câncer de pulmão. Estima-se que 20% das mortes ocorrem decorrentes da desnutrição e da caquexia. Além disso, a desnutrição preexistente, aliada à doença maligna, ao trauma cirúrgico e à resposta metabólica pós-operatória, pode resultar em várias complicações. Entre elas, destacam-se as infecciosas, como a pneumonia e a sepse, e as não infecciosas, como as fístulas. Soma-se a isso a internação hospitalar prolongada, redução da qualidade de vida, além do aumento da mortalidade.

O Inquérito Brasileiro de Nutrição Oncológica que avaliou 4.822 pacientes oncológicos de 45 instituições brasileiras por meio do instrumento da Avaliação Subjetiva Global Subjetiva Produzida pelo Paciente (ASG-PPP) mostrou que 45,1% apresentaram algum grau de desnutrição ou risco nutricional sendo que 55,6% dos pacientes idosos oncológicos foram identificados como desnutridos ou em risco nutricional (Inca, 2013). No Inquérito Luso-brasileiro de Nutrição Oncológica do Idoso foram investigados o estado nutricional de 3.257 pacientes idosos com câncer no Brasil e em Portugal por meio da Miniavaliação Nutricional (MAN) que demonstrou que 33,2% dos idosos eram desnutridos e 39,8% em risco de desnutrição. Mais da metade dos pacientes relataram perda de peso nos últimos 3 meses, sendo que em 34% as perdas eram superiores a 3 kg (Inca, 2015).

O estado nutricional pode ser debilitado não somente pelo tratamento antineoplásico proposto, mas também de acordo com o tipo de tumor e sua localização (resultando na diminuição de ingestão e absorção de nutrientes por obstruções e ressecções tumorais do TGI), alterações metabólicas e inflamatórias promovidas pela neoplasia, perda de peso, anorexia, alterações do paladar e o impacto psicológico da doença. Fatores psicológicos como medo, depressão, ansiedade afetam não somente a qualidade de vida como podem impactar negativamente no apetite e na ingestão alimentar.

Para minimizar a perda de peso e a piora clínica no pré e no pós-operatório, a dieta oral deverá ser modificada e adaptada às preferências e necessidades do paciente para manter a ingestão adequada de todos os nutrientes. Além disso, deverá ser individualizada, principalmente na presença de transtornos do trato digestório, como diarreia, constipação, plenitude, mucosite, náuseas, entre outros.

Pacientes oncológicos poderão desenvolver deficiências de vitaminas e minerais como resultado da redução da ingestão alimentar, do aumento das perdas de micronutrientes (p. ex.: na urina, sangue, fezes e vômitos), do tratamento ou do aumento de suas necessidades nutricionais. Em adição, tem sido reportado que *déficits* de nutrientes apresentam efeitos adversos específicos na competência imunológica, incluindo redução da resposta linfocitária, alteração na imunidade mediada por células, disfunção fagocitária, atividade citotóxica deficiente de células T dentre outros, além da desnutrição proteico-calórica, manifestada pela perda de massa magra.

Os benefícios da imunonutrição foram abordados em várias meta-análises, os quais concluíram que a imunonutrição reduz complicações perioperatórias e tempo de hospitalização em comparação com a nutrição enteral padrão, mas não tem impacto sobre a mortalidade.

Estudos clínicos controlados e randomizados, metanálises e diretrizes nacionais e internacionais apontam que a dieta hiperproteica e imunomoduladora, iniciada antes da cirurgia, pode resultar nesses benefícios. Pacientes candidatos a cirurgia de grande porte do trato digestório e cabeça e pescoço, independente do estado nutricional, devem receber fórmula imunomoduladora contendo arginina, ômega 3, nucleotídeos e antioxidantes na quantidade de 500 a 1.000 mL por cinco a sete dias antes do procedimento cirúrgico e poderá ser continuada no pós-operatório por cinco a sete dias. Sempre que possível, a via oral é a primeira escolha e, nessa situação, a dieta imunomoduladora estará associada à dieta oral hospitalar ou domiciliar na quantidade fracionada de duas a três vezes ao dia.

A avaliação e orientação nutricional precoce são fundamentais para auxiliar o paciente na recuperação ou na manutenção do seu estado nutricional, na melhor tolerância a terapêutica proposta, na melhora da imunidade, na redução de complicações, o que contribui para melhor qualidade de vida. Além disso, poderá contribuir na redução de custos ao sistema de saúde devido à redução no tempo de hospitalização. O planejamento nutricional individualizado inicia-se com avaliação para identificar o estado nutricional e os fatores de risco para desnutrição, com a investigação sobre ingestão alimentar, tolerância e efeitos colaterais do tratamento. Adequações e/ou adaptações dietéticas e um novo plano nutricional muitas vezes são necessários.

A primeira possibilidade terapêutica oncológica foi a cirurgia, (tratamento mais antigo) onde se praticavam ressecções amplas, com tratamento exclusivo locorregional e o único que poderia curar o paciente com câncer. A cirurgia tem papel importante na prevenção, no diagnóstico, na definição do tratamento e na reabilitação deste paciente.

Os pacientes cirúrgicos eletivos, com esvaziamento gástrico preservado e sem risco de broncoaspiração, devem ser submetidos à rotina de abreviação do tempo de jejum pré-operatório para DUAS horas. Na noite anterior à cirurgia, o paciente deve receber 400 mL de fórmula líquida, contendo 12,5% de dextrose, e mais 200 mL, 2 horas antes do procedimento cirúrgico.

Portanto, independente da condição nutricional do paciente oncológico adulto que será submetido à cirurgia de grande porte, o tratamento nutricional inicia-se no pré-operatório, ou seja, muito antes das possíveis complicações acontecerem, pois a terapia nutricional tem como principal objetivo preparar o paciente para a cirurgia com a finalidade de promover a melhora das respostas cicatricial e imunológica prevenindo a piora nutricional.

Diante disso, pode-se afirmar que o estado nutricional do paciente adulto oncológico está diretamente relacionado com o sucesso da terapêutica cirúrgica a ser realizada. A assistência nutricional ao paciente oncológico deve ser individualizada, o que compreende a avaliação nutricional, o cálculo das necessidades nutricionais, a definição da terapia nutricional seja ela, oral (TNO), enteral (TNE) ou parenteral (TNP), a alta e o seguimento ambulatorial.

Nesse contexto, a condição nutricional do paciente tem um papel importante no desfecho clínico e na qualidade de vida. Assim, a triagem de risco nutricional e a avaliação da condição nutricional devem ser realizadas dentro das primeiras 48 horas da admissão. As avaliações realizadas no pré ou no pós-operatório devem ser priorizadas e são os primeiros passos para prescrever o plano terapêutico do paciente cirúrgico oncológico.

ASSISTÊNCIA NUTRICIONAL NO PÓS-OPERATÓRIO

Pacientes em pós-operatório poderão permanecer por um período em jejum e, dependendo do local e da extensão da cirurgia poderão apresentar alterações metabólicas, imunológicas, retardo da cicatrização de feridas, inflamação sistêmica, excesso de proliferação de radicais livres, dificuldades mecânicas e/ou de absorção dos nutrientes. Além disso, quando envolve ressecções da cavidade oral, de esôfago ou gastrintestinais estes efeitos podem persistir, assim, causando piora nos aspectos psicológicos como ansiedade, medo, nervosismo e até mesmo a dor que, poderão comprometer a ingestão de nutrientes.

No pós-operatório, a dieta deve ser iniciada precocemente. Vários estudos mostraram que tanto a dieta oral quanto a enteral precoce resultam em menos complicações, sem alteração na taxa de mortalidade ou deiscência de anastomoses, eliminação de flatos e tempo de internação hospitalar.

A reintrodução da dieta também poderá retardar a oferta adequada de nutrientes uma vez que a liberação é progressiva, respeitando a consistência, mas nem sempre ao conteúdo nutricional.

A calorimetria indireta é o padrão ouro para determinar o total de calorias que o paciente necessita, porém, esse aporte pode ser estimado utilizando a fórmula de bolso. A quantidade de calorias varia de acordo com a condição clínica de cada paciente nos períodos pré e pós-operatórios e decorre da resposta ao trauma cirúrgico. No caso de pacientes que evoluem no pós-operatório com resposta inflamatória sistêmica, hiperglicemia, falência respiratória e/ou sepse, a oferta de uma dieta de 20 a 25 kcal/kg apresenta melhores resultados que a dieta hipercalórica. Na fase de recuperação, a quantidade pode chegar até 35 kcal/kg. Pacientes desnutridos graves também respondem melhor ao tratamento com uma oferta menor de calorias para evitar distúrbios metabólicos graves causados pela síndrome de realimentação. À medida que o paciente for se adaptando à oferta de mais nutrientes a quantidade deverá ser aumentada lentamente.

A recomendação da oferta proteica acima de 1,5 g/kg de peso corporal minimiza a perda nitrogenada com melhora do balanço nitrogenado. Muito importante observar a função renal diariamente, pois poderá requerer modulações diárias na quantidade de proteína.

As necessidades hídricas para pacientes nos pré e pós-operatórios são semelhantes ao de indivíduos sadios, que é de 1,0 mL/kcal ou de 30 a 35 mL/kg. Ajustes são necessários na presença de desidratação ou retenção hídrica. As últimas evidências orientam para a prescrição de uma quantidade de líquidos e fluidos próxima a 30 mL/kg ao dia, pois cursa com melhores desfechos clínicos, principalmente para os pacientes cirúrgicos de grande porte em pós-operatório em unidade de terapia intensiva. O excesso de soluções, contendo principalmente sódio, cloreto e água, tem sido reconhecido como a maior causa de morbidade pós-operatória e fator de contribuição para aumento do tempo de internação, falência de órgãos e morte. Excesso de fluidos leva ao aumento de peso corporal no pós-operatório, o que resulta em aumento de complicações, edema pulmonar, transtornos gastrointestinais, aumento no tempo de internação, falência orgânica e óbito.

A terapia nutricional oral será sempre priorizada por ser a via mais fisiológica, menos invasiva e por contribuir para oferta de nutrientes. A terapia nutricional via oral pode dar-se por meio da utilização de suplementos nutricionais hipercalóricos e hiperproteicos, líquidos ou em pó, que tem como objetivo a complementação alimentar.

Os *Guidelines* da European Society of Parenteral and Enteral Nutrition (Espen) 2016 para paciente oncológico alerta que a terapia nutricional deve ser oferecida quando os pacientes ainda não estão gravemente desnutridos com objetivo de manter ou melhorar o estado nutricional especialmente naqueles com risco de anorexia ou com efeitos colaterais da terapia antineoplásica.

Entretanto, de acordo com a impossibilidade de se alimentar ou naqueles indivíduos que não são capazes de digerir, ingerir ou metabolizar os nutrientes adequadamente a TNE ou TNP poderá ser necessária.

A TNE está indicada quando a via oral for insuficiente, geralmente na presença de ingestão oral em torno de 60% das necessidades ou quando o paciente não puder utilizar a via oral (nas cirurgias altas do trato digestório).

Quando o paciente não tolerar a TNE de modo a suprir 100% de suas necessidades, ou seja, o volume necessário para a oferta plena de nutrientes e calorias, a TNP será prescrita como suplemento da via enteral. O início da TNP como suplemento deverá ser no terceiro dia do insucesso da enteral. A TNP também deve ser prescrita quando o trato digestório não puder ser utilizado (obstrução intestinal, isquemia intestinal, peritonite aguda ou síndrome do intestino curto, íleo prolongado). A TPN tem melhor evidência quando prescrita para os pacientes desnutridos que não podem utilizar a via digestória e quando continuada no pós-operatório.

Os pacientes devem ser monitorados diariamente com visitas à beira leito, com investigação da ingestão oral e da tolerância da TNE, avaliação de sinais e sintomas e exames físico, funcional, clínico e laboratorial.

Essa avaliação diária minuciosa permite ajustes diários na prescrição nutricional, adaptando e prescrevendo a melhor terapia para o paciente nas diferentes fases do tratamento, com consequente melhora clínica e nutricional. Todos os dados, cálculos e intercorrências referentes à terapia nutricional instituída devem ser diariamente registrados no prontuário do paciente.

As terapias nutricionais oral, enteral ou parenteral devem ser suspensas na presença de instabilidade hemodinâmica. Alguns transtornos do TGI, como vômitos incoercíveis, distensão abdominal persistente com volume residual gástrico elevado, e sangramento digestório, indicam a suspensão da terapia oral e enteral até que esses problemas tenham sido resolvidos.

No momento da visita diária, o profissional avalia os pacientes que apresentam condições para desmame da TNE, ou seja, que conseguem ingerir cerca de 60% das suas necessidades pela via oral. Para os pacientes com TNP, esse desmame vai ser iniciado quando o trato digestório estiver em condições de ser utilizado ao menos parcialmente. Para o desmame dessas terapias, o profissional e a equipe devem ficar atentos para não ocorrer suspensão precoce da dieta enteral ou parenteral e necessitar, nos dias seguintes, retornar a essa nutrição.

Pacientes com câncer gastrointestinal apresentam distúrbios nutricionais mais frequentes que pacientes portadores de outros tumores, devido à localização do tumor, mas também de acordo com as ressecções cirúrgicas. A cirurgia poderá causar barreiras mecânicas e fisiológicas para o aporte nutricional e resultar em alterações digestivas, má absorção de nutrientes, hiperglicemia, níveis elevados de lipídios, alterações eletrolíticas, síndrome de *dumping*, deficiência de vitaminas e minerais.

Ressecções cirúrgicas em pacientes com câncer de cabeça e pescoço poderão apresentar dificuldades na mastigação, deglutição e salivação, alterações de paladar e olfato. Além disso, outras complicações poderão surgir como fadiga, dor e diminuição do apetite.

Nos pacientes com câncer de cabeça e pescoço sua localização se relaciona diretamente a prejuízos nutricionais e fonoaudiólogos, podendo causar modificações na alimentação, fala e deglutição. O tratamento nutricional adequado, juntamente com o acompanhamento fonoaudiólogo, visa recuperar o estado nutricional do paciente, se necessário, e mantê-lo adequado durante todo o tratamento, inclusive no pós-operatório. O papel do fonoaudiólogo no tratamento multidisciplinar do paciente com câncer de cabeça e pescoço é fundamental para a reabilitação do paciente, para reestabelecimento de funções de deglutição, fonação, proteção de vias aéreas, e reinserção social do indivíduo. O acompanhamento com fonoaudiólogo deve ser iniciado no momento da admissão do paciente, incluindo a fase pré-cirúrgica. Neste momento, algumas medidas vocais e da deglutição são aferidas para serem comparadas ao longo do tratamento e no pós-operatório, com objetivo de minimizar as alterações da comunicação e da ingestão alimentar presentes neste tipo de paciente.

Todas as modalidades de tratamento para pacientes com câncer de cabeça e pescoço podem resultar em alterações agudas ou crônicas da deglutição. No entanto, o profissional deve estar atento, uma vez que a disfagia também pode estar presente antes do início da terapia e afetar negativamente o prognóstico do paciente.

O Quadro 8.1 apresenta os eventos adversos mais comuns após a cirurgia no câncer.

Quadro 8.1 ■ Eventos adversos em cirurgia oncológica.

LOCAL CIRÚRGICO	SEQUELAS
CAVIDADE ORAL E FARINGE	Alteração de paladar, xerostomia, perda de apetite, dificuldades de mastigação e/ou deglutição, dor, perda de apetite, fadiga. Indicação de (TNE) ou gastrostomia em casos de ingestão alimentar insuficiente ou na impossibilidade em se alimentar por via oral.
ESÔFAGO	Azia, sensação de plenitude gástrica ao se alimentar, estase gástrica (secundário a vagatomia), dificuldade ou dor ao engolir, má absorção de gorduras, perda de apetite, fadiga. Indicação de gastrostomia em casos de reconstrução.
ESTÔMAGO	Sensação de plenitude gástrica ao se alimentar, síndrome de Dumping, intolerância às gorduras (má absorção), diarreia, perda de apetite, anemia, fadiga.
INTESTINO DELGADO (DUODENO, JEJUNO E ÍLEO)	Má absorção de gorduras, vitaminas e minerais, diarreia, desidratação, cólicas, flatulência, obstipação.
CÓLON (TOTAL OU SUBTOTAL)	Perda de água e eletrólitos, diarreia, desidratação, flatulência, cólicas, perda de apetite, fadiga.
RETO	Aumento da pressão retal, obstipação, perda de apetite, fadiga.
PÂNCREAS	Perda de apetite, fadiga, obstipação, inchaço, flatulência, intolerância à gordura, risco de hiperglicemia.
PULMÃO	Perda de apetite, fadiga, falta de ar, sensação de plenitude ao se alimentar.
MAMA	Fadiga, inchaço de braço e mão; e movimentos limitados de ombro e braço (relacionada ao mesmo lado da mama que se submeteu à cirurgia).
PRÓSTATA	Mudanças no hábito urinário (dificuldade em urinar e/ou maior frequência), fadiga, perda de apetite.
CÉREBRO	Mudanças nos hábitos alimentares (polifagia) e de sono (se estiver em uso de corticoide). Perda de apetite, náuseas, fadiga.
OVÁRIO, ÚTERO, COLO CERVICAL	Perda de apetite, fadiga, sensação de plenitude ao se alimentar, flatulência e inchaço.

Fonte: Adaptado de Barrere et al., Modulação dos distúrbios nutricionais e alimentares durante o tratamento de quimio e radioterapia. In: Paschoal, V, Naves, A, Sant'Anna, V. Nutrição clínica funcional: câncer. São Paulo, VP Editora, 2012, p. 289-383.

O Quadro 8.2 apresenta um resumo das condutas recomendadas sobre a terapia nutricional para o paciente oncológico adulto nos períodos pré e pós-operatórios.

Quadro 8.2 ■ Resumo das condutas em terapia nutricional do paciente oncológico.

ESTIMATIVA DAS NECESSIDADES CALÓRICAS	No pós-operatório ou na presença de sepse: 20 kcal/kg a 25 kcal/kg/dia. Ganho e manutenção do peso: 30 kcal/kg a 35 kcal/kg/dia.
RECOMENDAÇÃO PROTEICA	>1,5 g/kg de peso corporal.
RECOMENDAÇÃO HÍDRICA	30 mL/kg/dia ou 1,0 mL/kcal.
CRITÉRIOS DE INDICAÇÃO DA VIA A SER UTILIZADA	TNO: quando a ingestão oral for <70% das necessidades. Nutricionais nos últimos três dias, os suplementos nutricionais são indicados. TNE: quando a alimentação via oral está contraindicada ou a ingestão alimentar por via oral for <60% das necessidades nutricionais nos últimos três dias. TNP: quando o paciente apresenta impossibilidade total ou parcial do uso do TGI; como complemento da TNE, quando essa for incapaz de fornecer as necessidades nutricionais dentro dos 3 primeiros dias.
TEMPO DE JEJUM PRÉ-OPERATÓRIO, TIPO DE DIETA E QUANTIDADE INDICADA PARA ABREVIAR O JEJUM	O tempo adequado para a abreviação do jejum pré-operatório é de 2 horas. Na noite que antecede à cirurgia, o paciente deve receber 400 mL de fórmula líquida contendo 12,5% de dextrose e, 2 horas antes da cirurgia mais 200 mL com a mesma concentração de dextrose.
DADOS QUE DEVERÃO SER REGISTRADOS	Todos os dados referentes à dietoterapia devem ser registrados em prontuário. Indicadores de qualidade de terapia nutricional.
QUANDO SUSPENDER A TERAPIA NUTRICIONAL	TNO: na presença de instabilidade hemodinâmica, disfagia e odinofagia graves que impossibilitem a ingestão oral adequada, obstrução, vômitos incoercíveis, broncoaspiração, recusa do paciente e intolerância ao suplemento nutricional. TNE: na presença de instabilidade hemodinâmica, diarreia grave, vômitos, íleo paralítico, sangramento do TGI e distensão abdominal. TNP: na presença de instabilidade hemodinâmica ou quando a via oral ou enteral estiver suprindo 75% e 60% das necessidades nutricionais, respectivamente, por 3 dias consecutivos.
COMO PROGRAMAR O DESMAME PROGRESSIVAMENTE	TNO: quando a ingestão por via oral da alimentação habitual for >70% das necessidades nutricionais por três dias consecutivos. TNE: quando a ingestão oral for >60% das necessidades. Nutricionais por três dias consecutivos. TNP: quando a utilização do TGI for parcial ou total.
PARÂMETROS PARA MONITORAR A RESPOSTA A TERAPIA NUTRICIONAL	Eletrólitos: Na^+, K^+ e Cl^-, Ca_2^+ total, fósforo inorgânico e Mg^{2+}. Glicemia, ureia, proteínas hepáticas, aminotransferases, bilirrubinas, peso, diurese, balanço hídrico. Se TNE: Volume de Nutrição Enteral (NE) administrado em 24 horas. Débito de ostomias e fístulas digestivas se houver. Exame físico e anamnese nutricional: Hidratação, distensão, dor abdominal, oferta calórica e hídrica, frequência das evacuações e característica, distúrbios gastrointestinais e complicações, adequação da alimentação oral, quando associada à NE.

Fonte: Adaptado de Inca, 2015.

ASSISTÊNCIA NUTRICIONAL NA ALTA HOSPITALAR

Em pacientes cirúrgicos em risco nutricional ou com desnutrição devem receber terapia nutricional durante a internação hospitalar e também após a alta hospitalar (*Espen guidelines,* 2016).

O objetivo da orientação e do acompanhamento no pós-operatório é a recuperação nutricional ou a manutenção, quando a nutrição estiver adequada.

O profissional deve programar a orientação nutricional para os pacientes e familiares, conforme conduta estabelecida. Pacientes submetidos a cirurgias grandes do aparelho digestório podem necessitar de terapia nutricional por meses ou anos e, para esse sucesso, a família e o paciente devem ser orientados a um acompanhamento periódico com o nutricionista. A orientação de alta previne a piora no estado nutricional e as reinternações.

Todos os pacientes operados, desnutridos ou com sequelas causadas pela cirurgia, com ou sem comorbidades, devem ser orientados para dar continuidade do tratamento ambulatorial. No período pós-operatório, a orientação deve ser oferecida para dar continuidade ao tratamento nutricional iniciado na internação, a fim de evitar a reinternação precoce.

Cabe ao profissional nutricionista avaliar as condições clínicas, nutricionais e socioeconômicas para traçar o melhor plano terapêutico. Durante essa abordagem, deve-se avaliar a presença de comorbidades associadas e as sequelas causadas pelo procedimento cirúrgico. A intervenção ambulatorial tem relação direta com o aumento da sobrevida e a melhor reabilitação do paciente ao convívio social.

CONCLUSÕES

Todos os pacientes oncológicos cirúrgicos devem ser submetidos a triagem nutricional para identificar aqueles que necessitam de avaliação e conduta nutricional especializada.

A terapia nutricional deve ser indicada neste grupo, individualizada e de acordo com sua capacidade funcional de alimentação.

No pré e pós-operatório as fórmulas imunomoduladoras podem ser benéficas em pacientes submetidos a cirurgias de grande porte.

O acompanhamento por equipe multiprofissional especializada é essencial neste grupo de pacientes.

LEITURA RECOMENDADA

Aguilar-nascimento, J. E. Acerto pós-operatório: avaliação dos resultados da implantação de um protocolo multidisciplinar de cuidados peri-operatórios em cirurgia geral. *Revista do Colégio Brasileiro de Cirurgiões,* 2006, 33(3): 181-188.

Aguilar-nascimento, J. E.; Dock-nascimento, D. B. Reducing preoperative fasting time: a trend based on evidence. *World Journal of Gastrointestinal Surgery,* 2010. 2(3): 57-60.

Alves, C. C.; Waitzberg, D. L.; Sala O. S. *et al.* Terapia nutricional no câncer. In: Waitzberg. D.L. *Nutrição oral, enteral e parenteral na prática clínica.* 4. ed. São Paulo, p. 1805-1834.

Argilés, J.M. Cancer-associated malnutrition. *Eur J Oncol Nursin* 2005; 9: S39-S50.

Arends, J.; Bachmann, P.; Baracos, V.; Barthelemy, N.; Bertz, H.; Bozzetti, F.; Fearon, K.; Hütterer, E.; Isenring, E.; Kaasa, S.; Krznaric, Z.; Laird, B.; Larsson, M.; Laviano, A.; Mühlebach, S.; Muscaritoli, M.; Oldervoll, L.; Ravasco, P.; Solheim, T.; Strasser, F.; de van der Schueren, M.; Preiser, J. C. Espen guidelines on nutrition in cancer patients. *Clin Nutr.* 2016 aug. 6. pii: S0261-5614(16)30181-9.

August, D. A.; Huhmann M. B. Aspen Clinical guidelines: nutrition support therapy during adult anticancer treatment and in hematopoietic cell transplantation. *J Parenteral Enteral Nutr* 2009; 33(5): 472-500.

Barrere, A. P. B.; Sant'Anna, V.; Carnauba, R. A.; Souza, N. S.; Paschoal, G. A. Modulação dos distúrbios nutricionais e alimentares durante o tratamento de quimio e radioterapia. In: Paschoal, V.; Naves A, Sant'Anna V. *Nutrição clínica funcional:* câncer. 1. ed. São Paulo. VP Editora. 2012. 289-383.

Bianchini, F.; Kaaks, R.; Vainio, H. Overweight, obesity, and cancer risk. *Lancet Oncol*, 2002.

Cerantola, Y.; Grass, F.; Cristaudi, A.; Demartines, N.; Schäfer, M.; Hübner, M. Perioperative Nutrition in Abdominal Surgery: Recommendations and Reality. *Gastroenterology Research and Practice,* 2011, 2011: 1-9.

Cerantola, Y.; Hübner, M.; Grass, F.; Demartines, N.; Schäfer, M. Immunonutrition in gastrointestinal surgery. *Br J Surg.* 2011; 98(1): 37.

Cristaudi, A. *et al.* Preoperative Nutrition In Abdominal Surgery: Recommendations And Reality. *Revue Médicale Suisse*, Genève. 2011, 7(300): 1358-1361.

Cutsen, E. V.; Arends, J. The causes and consequences of cancer-associated malnutrition. *Eur J Oncol Nursin* 2005; 9: S51-S63.

Davies, M. Nutritional screening and assessment in cancer-associated malnutrition. *European Journal of Oncology Nursing,* 2005, 9, 2): 564-573.

Dock-nascimento, D. B. *et al.* Evaluation of the effects of a preoperative 2-hour fast with maltodextrine and glutamine on insulin resistance, acute-phase response, nitrogen balance, and serum glutathione after laparoscopic cholecystectomy: a controlled randomized trial. *Journal of parenteral and enteral nutrition,* 2012, 36(1): 43-52.

Eilber, F. R. Principle of cancer surgery. *Haskell CM Cancer treatment* 2011. 5. ed.; 47-51.

Evans, W. J.; Morley, J. E.; Argilès, J. *et al.* A new definition. *Clin Nutr* 2008; 27: 793-799.

Fearon, K.; Strasser, F.; Anker, S. D. *et al.* Definition and classification of cancer cachexia: an international consensus. *Lancet Oncol* 2011; 12: 489-495.

Fearon, K. C.; Ljungqvist, O.; Von Meyenfeldt, M.; Revhaug, A.; Dejong, C. H.; Lassen, K. *et al.* Enhanced recovery after surgery: a consensus review of clinical care for patients undergoing colonic resection. *Clin Nutr* 2005; 24: 466-77.

Gadenz, C. D.; Souza, C. H.; Cassol, M.; Martins, V. B.; Santana, M. G. Análise da qualidade de vida e voz de pacientes laringectomizados em fonoterapia participantes de um grupo de apoio. *Distúrb. Comum.* 2011; 23(2): 203-215.

INCA. *Consenso Nacional de Nutrição Oncologica*, v. II, 2. ed.; 2016.

INCA. *Inquerito Luso-Brasileiro de Nutrição Oncológica do Idoso,* 2015.

Kim, H. J.; Kim, H. I.; Yun, J. *et al.* Pathophysiological role of hormones and cytokines in cancer cachexia. *J Korean Med* 2012; 27: 128-134.

Lawrence, W. Nutritional consequences of surgical resection of the gastrointestinal tract for cancer. *Cancer Res* 1977; 37: 2379-2386.

Lopes, A.; Rossi, B. M.; Nakagawa, W. T. *et al.* Oncologiacirúrgica. In: Kowalski L. P.; Guimarães, G. C.; Salvajoli, J. V. *et al. Manual de condutas diagnósticas e terapêuticas em oncologia.* 3. ed. São Paulo, 2006, p. 77-81.

Marik, P. E.; Zaloga G. P. Immunonutrition in high-risk surgical patients: a systematic review and analysis of the literature. *JPEN J Parenter Enteral Nutr.* 2010; 34(4): 378

Marimuthu, K.; Varadhan, K. K.; Ljungqvist, O.; Lobo, D. N. A meta-analysis of the effect of combinations of immune modulating nutrients on outcome in patients undergoing major open gastrointestinal surgery. *Ann Surg.* 2012; 255(6): 1060

Mcclave, S. A. *et al.* Summary points and consensus recommendations from the North American Surgical Nutrition Summit. *Journal of parenteral and enteral nutrition,* 2013; 37(5): 99S-105.

Mcguire, M. Nutritional care of surgical oncology patients. *Semin Oncol Nurs* 2000; 16(2): 128-134.

Meyenfeldt, M. V. Cancer-associated malnutrition: an introduction. *Eur J Oncol Nursin* 2005; 9: S35-S38.

Muscaritoli, M.; Molfino, A.; Gioia, G. *et al.* The "parallel pathway": a novel nutritional and metabolic approach to cancer patients. *Intern Emerg Med* 2011; 6: 105-12.

Rosenberg, S. A.; Principles of cancer management: surgical oncology. In: De Vita, V. T.; Hellmann, S.; Rosernberg, S. A. *Cancer principles & practice of oncology.* 6. ed. 2001, 253-264.

Shueren, M. B. Nutritional support strategies for malnourished cancer patients. *Eur J Oncol Nursing* 2005; 9: S74-S83.

Silva, M. P. N. Síndrome da anorexia-caquexiaemportadores de câncer. *Rev Bras Cancerol* 2006; 52(1): 59-77.

Smith, J. S.; Souba, W. W. Supportive care and quality of life. In: Vita, V. T.; Hellmann, S.; Rosenberg, S. A. *Cancer, principles and practice of oncology 2011.* 6. ed. Philadelphia, Pa: WB Saunders Co.

Song, G. M.; Tian, X.; Zhang, L.; Ou, Y. X.; Yi, L. J.; Shuai, T.; Zhou, J. G.; Zeng, Z.; Yang, H. L. Immunonutrition Support for Patients Undergoing Surgery for Gastrointestinal Malignancy: Preoperative, Postoperative, or Perioperative? *A Bayesian Network Meta-Analysis of Randomized Controlled Trials.* Medicine (Baltimore. 2015 jul.; 94(29): e1225.

Vasconcelos, M. I. L. Nutrição enteral. In: Cuppari, L. *Guia de nutrição* – nutrição clínica no adulto. São Paulo: Manole, 2. ed. 2005.

Waitzberg, D. L.; Saito, H.; Plank, L. D.; Jamieson, G. G.; Jagannath, P.; Hwang, T. L.; Mijares, J. M.; Bihari, D. Postsurgical infections are reduced with specialized nutrition support. *World J Surg.* 2006 Aug; 30(8): 1592-604.

Zhang, Y.; Gu, Y.; Guo, T.; Li, Y.; Cai, H. Perioperative immunonutrition for gastrointestinal cancer: a systematic review of randomized controlled trials. *Surg Oncol.* 2012 jun. 21(2): 87-95.

9

NUTRIÇÃO ENTERAL E PARENTERAL EM PACIENTES ONCOLÓGICOS

■ Diogo Oliveira Toledo   ■ Sílvia Maria Fraga Piovacari   ■ Thaisa de Assis   ■ Vanessa Dias

INTRODUÇÃO

Os pacientes oncológicos são candidatos ao suporte nutricional devido à presença frequente tanto de alterações metabólicas resultantes da própria doença quanto dos tratamentos aplicados, os quais potencialmente afetam as habilidades desses pacientes para se alimentar e/ou que cursam com efeitos clínicos, impactando no estado nutricional. Entretanto, não há evidência que determine o método padrão ouro para a nutrição do paciente oncológico. A definição de qual caminho adotar segue as linhas gerais do tratamento nutricional individualizado, considerando-se o estado nutricional, o tempo estimado de duração da nutrição artificial, sintomas, funcionalidade, qualidade de vida, tempo de vida estimada e, ainda, as preferências do paciente.

A primeira via de escolha para a terapia nutricional é, geralmente, a via oral baseada em orientações nutricionais com ou sem o uso de suplementos. Seguida pelas vias enteral e parenteral, respectivamente. Existindo, também, a possibilidade de uma combinação dessas opções, uma vez que elas não são concorrentes, possuindo indicações e contraindicações específicas.

TERAPIA NUTRICIONAL ENTERAL (TNE)

A nutrição enteral está classicamente indicada quando há necessidade de assegurar ou aumentar a ingestão de nutrientes (atingir mais de 60% das necessidades nutricionais estimadas por mais de sete dias) e o trato gastrointestinal estiver íntegro. Seu uso rotineiro durante o tratamento radioterápico (com ou sem quimioterapia) não é recomendado, porém há evidências para o uso em pacientes desnutridos disfágicos e com tumores obstrutivos de cabeça e pescoço e tórax submetidos a esses tratamentos. Além disso, o uso de TNE (via nasogástrica ou gastrostomia) está indicada na ocorrência de mucosite severa induzida por radiação.

Quando há necessidade de uso prolongado de TNE, a gastrostomia está indicada apenas pelo conforto e facilidade de manejo domiciliar, existindo resultados conflitantes na literatura quanto a sua superioridade em relação a via nasogástrica, sobretudo nos efeitos em longo prazo. Em tumores esofágicos obstrutivos e cânceres gástricos, a jejunostomia é a via preferencial, ressalta-se, no entanto, que a gastrostomia percutânea endoscópica pré-operatória é segura e não compromete as anastomoses gástrica e esofágica em pacientes com cânceres esofágicos.

Com relação ao tempo de início, o uso profilático de TNE parece não oferecer vantagens em termos de desfechos nutricionais, interrupção de tratamento e sobrevivência, quando comparada ao inicia-la após falha das tentativas por via oral em atingir as necessidades nutricionais.

TERAPIA NUTRICIONAL PARENTERAL (TNP)

A nutrição parenteral é usualmente recomendada para aqueles pacientes que apresentam grave comprometimento do estado nutricional, que não possuem trato gastrointestinal funcionante ou quando há recusa pelo uso da sonda por pacientes com baixa ingestão alimentar com trato gastrointestinal funcionante. Seu uso rotineiro durante o tratamento oncológico não é recomendado, especialmente por aumentar o risco de infecção.

Há indicação para uso da TNP por um período curto de 10 a 15 dias nos casos de mucosite severa, íleo paralítico ou vômitos incoercíveis e por mais de 30 dias quando há falência intestinal, ressecção extensa do trato gastrointestinal, má absorção severa, obstrução intestinal e na doença do enxerto contra o hospedeiro (DECH) sintomática.

Em pacientes desnutridos e com ingestão reduzida por longo período de tempo, a TNP deve ser iniciada lentamente e as variações dos níveis de fósforo, potássio e magnésio devem ser cuidadosamente monitorados a fim de evitar a síndrome de realimentação, que é uma grave complicação relacionada a TNP.

TNE *VERSUS* TNP

No geral, as vias enteral e parenteral tendem a estabilizar o estado nutricional e favorecer a reserva de proteínas, não havendo, portanto, vantagens claras de uma sobre a outra. Em crianças e jovens bem nutridos em tratamento quimioterápico, por exemplo, não há evidência suficiente da supremacia da nutrição parenteral.

Em pacientes submetidos a transplante de células-tronco hematopoiética (TCTH), por sua vez, a via parenteral é preferencial em relação à via enteral e deve ser descontinuada assim que os efeitos tóxicos pós-transplantes forem resolvidos. O uso de TNE, nesses casos, é reservado ao período de transição para a via oral, principalmente após a recuperação da função do trato gastrointestinal em pacientes com complicações tardias de DECH.

Em pacientes com toxicidade gastrointestinal induzida por quimioterapia e radioterapia, a TNP é mais bem tolerada na restauração da função intestinal e na manutenção do estado nutricional.

NECESSIDADES NUTRICIONAIS

O Quadro 9.1 reúne as principais recomendações válidas para pacientes oncológicos, principalmente, para paciente caquéticos, em uso de nutrição enteral ou parenteral exclusiva e quando há expectativa de duração do suporte nutricional por várias semanas.

Quadro 9.1 ■ Recomendações nutricionais para pacientes oncológicos.

OFERTA PROTEICA	>1,0 g/kg/d-1,5 g/kg/d-100 calorias/g de nitrogênio.
AMINOÁCIDOS E AUMENTO DE MASSA MAGRA	Não há dados clínicos suficientes para recomendar a suplementação com Aminoácidos de Cadeia Ramificada ou outros metabólitos para melhorar a massa livre de gordura. Efeitos da leucina ou do HMB (hidroximetilbutirato) na perda de peso requerem mais estudos.
GLUTAMINA	Controverso Não existem dados clínicos suficientes para recomendar o uso de glutamina para prevenir a enterite/diarreia induzida por radiação, a estomatite, a esofagite ou a toxicidade da pele.
ARGININA	Suplementação com arginina parece promover mecanismos antitumorais específicos e inespecíficos.
NECESSIDADES ENERGÉTICAS	Calorimetria indireta. 25 a 30 kcal/kg/d, semelhantes aos indivíduos saudáveis.
SUBSTRATO ENERGÉTICO	Em pacientes com perda de peso e resistência à insulina, recomenda-se aumentar a relação energética entre gordura e carboidratos, visando o aumento da densidade energética com redução da carga glicêmica. Infusão de lipídios via parenteral ≤1 g/kg/d devido ao potencial tóxico da administração prolongada de lipídios. Tipo de emulsão lipídica em investigação devido ao excesso de ácidos graxos poli-insaturados n-6 existentes em emulsões à base de óleos de soja ou girassol que podem favorecer processos inflamatórios e imunossupressão.
ÔMEGA 3	Em doentes com câncer avançado submetidos à quimioterapia e com perda de peso ou desnutrição, sugere-se o uso de suplementação com ácidos graxos ômega 3 ou óleo de peixe para estabilizar ou melhorar o apetite, a ingestão alimentar, a massa corporal magra e o peso corporal.
VITAMINAS E ELEMENTO-TRAÇO	Desencoraja-se o uso de doses elevadas de micronutrientes na ausência de deficiências específicas.

Fonte: Adaptado de Bozzetti, 2013 e Espen, 2016.

PACIENTE ONCOLÓGICO EM UNIDADES DE TERAPIA INTENSIVA (UTI)

Apesar de permanência cada vez maior de pacientes oncológicos em UTI, os cuidados intensivos são realizados a partir dos cuidados gerais destinados a outros pacientes graves.

A TNE deve ser iniciada precocemente dentro de 24 a 48 horas após o paciente alcançar a estabilidade hemodinâmica. Em vigência de hipofluxo sistêmico e/ou do uso de drogas vasopressoras em doses crescentes, com sinais de baixa perfusão tecidual, a TNE não deve ser iniciada devido ao risco de desenvolvimento de isquêmica intestinal não oclusiva, que ocorre em menos de 1% dos casos, mas que pode ter evolução clínica fatal. Em uma revisão publicada por Yang e cols., o consenso é de que a TNE deve ser iniciada quando o paciente grave (incluindo oncológicos) estiver com doses estáveis ou em desmame de drogas vasoativas bem como parâmetros de perfusão adequados.

Um estudo conduzido por pesquisadores brasileiros demonstrou que as principais barreiras no controle do déficit energético-proteico em pacientes oncológicos críticos, em uso de TNE, sob ventilação mecânica invasiva e em risco nutricional foram extubação e instabilidade hemodinâmica. Os benefícios da prescrição da TNE somente podem ser alcançados se houver um controle sistemático do déficit energético-proteico. Com relação ao estado nutricional, todos os pacientes avaliados apresentavam risco nutricional na admissão da UTI de acordo com a pontuação Nutric: 7 (± 0,7) e 47% dos pacientes apresentavam desnutrição moderada e grave de acordo com a Avaliação Subjetiva Global (ASG).

O momento de início da nutrição parenteral respeitará as indicações de pacientes graves, com uma recomendação importante de que a maior parte dos pacientes oncológicos ingressam na UTI com estado nutricional comprometido. De acordo com a última publicação em 2016 da American Society of Parenteral and Enteral Nutrition (Aspen) – junto a Society of Critical Care Medicine (SCCM) pacientes sob risco nutricional (Nutric escore >5 ou NRS 2002 >3) ou desnutridos prévios deverão receber NP precocemente. A European Society of Parenteral and Enteral Nutrition (Espen) recomenda o início da TNP o mais precoce possível se o paciente possuir uma previsão de jejum mais que três dias, independente do estado nutricional.

Os artigos de terapia nutricional mista (parenteral suplementar associada à enteral) contemplam pacientes oncológicos com várias outras patologias dentro da UTI o que dificulta a interpretação. A literatura atual não disponibiliza estudos com este desenho especificamente em paciente oncológico critico, cabe desta forma uma judiciosa e individualizada indicação.

NUTRIÇÃO DOMICILIAR E SUPORTE NUTRICIONAL NO FIM DE VIDA

A nutrição artificial domiciliar pode melhorar o prognóstico e a qualidade de vida dos pacientes oncológicos, permitindo a reintegração desses pacientes à família e à sociedade. Sugere-se seu uso, principalmente, em pacientes crônicos com ingestão alimentar insuficiente e/ou má absorção incontrolável.

O uso paliativo do suporte nutricional artificial em pacientes terminais (com expectativa de vida inferior a 3 meses ou *Karnowfsky* ≤50 ou Eastern Cooperative Oncology Group – ECOG – ≥ 3) é raramente indicado, prevalecendo, nesses casos, a qualidade de vida e o conforto do paciente. Recomenda-se o uso de hidratação artificial por curto período de tempo apenas no estado de confusão aguda causada por desidratação. As metas de intervenção nutricional devem ser discutidas previamente entre paciente, família e equipe multiprofissional de saúde, considerando-se os benefícios e os riscos das intervenções e as questões éticas envolvidas.

CONCLUSÃO

Há indicação clara para o uso da nutrição artificial quando há comprometimento do estado nutricional do indivíduo e na sua capacidade de manter ingestão e absorção adequadas. Permanecem, no entanto, questionamentos relativos aos efeitos das vias enteral e parenteral sobre à tolerância aos tratamentos, reincidência da doença e sobrevida. Além disso, existem dúvidas se a nutrição artificial deve ser considerada terapia ou suporte básico de vida porque apresenta limitações éticas para a realização de estudos clínicos controlados e randomizados e, consequentemente, ausência de muitas evidências científicas fundamentais.

LEITURA RECOMENDADA

August, D. A.; Huhmann, M. B. Aspen clinical guidelines: nutrition support therapy during adult anticancer treatment in hematopoietic cell transplantation. Journal of Parenteral and Enteral Nutrition, 2009 v. 33, n. 5.

Arends, J. *et al.* Espen guidelines on nutrition in cancer patients. Clinical Nutrition, 2016 1-38.

Bozzetti, F. Nutritional support of the oncology patient. Critical Reviews in Oncology/Hematology, 2013 87: 172-200.

Nugent, B.; lewis, S.; O'Sullivan, J. M. Enteral feeding methods for nutritional management in patients with head and neck cancers being treated with radiotherapy and/or chemotherapy. *Cochrane Database of Systematic Reviews,* 2013.

Ward, E. J.; Henry, L. M.; Friend, A. J.; Wilkins, S.; Phillips, R. S. Nutritional support in children and young people with cancer undergoing chemotherapy. *Cochrane Library*, 2015.

Casaer M. P.; van Den Berghe G. Nutrition in the acute phase of critical illness. *N Engl J Med.* 2014 mar. 27; 370(13): 1227-36.

Kreymann, K. *et al.* DGEM (German Society for Nutritional Medicine), Ebner, C.; Hartl, W; Heymannm, C.; Spiesm C. Espen (European Society for Parenteral and Enteral Nutrition. Espen Guidelines on Enteral Nutrition: Intensive care. *Clin Nutr.* 2006 abr. 25(2): 210-23.

Yang, S.; Wu, X.; Yu, W.; Li, J. Early enteral nutrition in critically ill patients with hemodynamic instability: an evidence-based review and practical advice. *Nutr Clin Pract.* 2014 feb. 29(1): 90-6.

Oliveira-Filho, R. S.; Tamburrino, A. C.; Trevisani, V. S.; Rosa, VM. Main Barriers in Control of Energy-Protein Deficit in Critical Oncologic Patient at Nutritional Risk. *J Integr Oncol.* 2016; 5: 156.

McClave, S. A. *et al.* Society of Critical Care Medicine; American Society for Parenteral and Enteral Nutrition. Guidelines for the Provision and Assessment of Nutrition Support Therapy in the Adult Critically Ill Patient: *Society of Critical Care,* 2016.

Singer, P.; Berger, M. M.; Van den Berghe, G.; Biolo, G.; Calder, P.; Forbes, A.; Griffiths, R.; Kreyman, G.; Leverve, X.; Pichard, C.; Espen. Espen Guidelines Parenteral Nutrition: Intensive Care. *Clin Nutr.* 2009 Aug; 28(4): 387-400.

Orrevall, Y. Nutritional support at the end of life. *Nutrition,* 2015, 31, 4): 615-6, Epub dez. 2014.

10

Ana Carolina Pires de Rezende ■ Ana Paula Noronha Barrére ■ Juliana Todaro ■ Márcia Tanaka

INTRODUÇÃO

O tratamento oncológico poderá envolver várias modalidades e fases, sendo curativo, paliativo ou de suporte. As opções terapêuticas disponíveis incluem: cirurgia, quimioterapia, radioterapia, transplante de células tronco hematopoiéticas, hormonioterapia, terapia alvo e mais recentemente a imunoterapia. Estas modalidades são usadas isoladamente ou combinadas entre si de acordo com o tipo e estadiamento do tumor e performance do paciente. Os objetivos desse tratamento estão descritos no Quadro 10.1.

Em decorrência do tratamento, os pacientes podem apresentar efeitos adversos, tais como, náuseas, vômitos, inapetência, diarreia, obstipação, disgeusia, mucosite, saciedade precoce e insuficiência pancreática, dentre outros, contribuindo para a redução da ingestão alimentar, levando à piora do estado nutricional. Entretanto, a própria doença pode ser também uma causa para o baixo consumo alimentar por meio da liberação de citocinas pelo tumor, levando a alterações do gasto energético e aumento da atividade metabólica, contribuindo para desnutrição.

A perda de massa muscular esquelética severa, que acompanha a perda de peso, está associada à redução de imunidade, maior risco de fraturas, aumento de tempo de hospitalização, de morbimortalidade, diminuição da sobrevida e impacto negativo na qualidade de vida. Além disso, pode afetar o metabolismo de agentes quimioterápicos, aumentando a toxicidade, ocasionando menor adesão e maior interrupção do tratamento.

Detsky e cols. verificaram que, em pacientes submetidos à quimioterapia, a perda de peso correlacionou-se a menor sobrevida e taxa de resposta ao tratamento. Langius e cols. verificaram, em mais de um estudo, que pacientes portadores de câncer de cabeça e pescoço submetidos à radioterapia com perda de peso acima de 10%, previamente ao tratamento, tiveram piora da sobrevida global, da qualidade e impacto social negativo.

A intervenção nutricional oportuna pode efetivamente prevenir perda de peso e massa muscular com consequente melhoria da qualidade de vida e do prognóstico do paciente. Por isso, é importante prevenir, reconhecer e tratar o comprometimento do estado nutricional.

O aconselhamento e terapia nutricionais são fundamentais para recuperar e/ou manter o estado nutricional, diminuindo o risco de evolução para a desnutrição grave.

Quadro 10.1 ■ Objetivos da terapia oncológica.

TERAPIA	OBJETIVOS
ADJUVANTE	Utilização de terapia antineoplásica adicional, depois do tratamento primário.
DEFINITIVA	Utilização de terapia antineoplásica primária.
NEOADJUVANTE	Utilização de uma ou mais modalidades de terapia antineoplásica adicional, antes do tratamento primário.
PALIATIVO	Utilização de modalidades de terapias quando a cura ou controle da doença não são alcançados.
PROFILAXIA	Utilização de terapias antineoplásicas para alívio de sintomas como dor, obstrução, sangramentos.

Fonte: Grant *et al.*, 2013.

QUIMIOTERAPIA

A quimioterapia (QT) que consiste na utilização de drogas, isoladas ou associadas, com finalidade de destruir células neoplásicas. O seu princípio é atuar sobre o ciclo celular, visando à interrupção do processo de divisão/multiplicação das células tumorais.

A terapêutica empregada tem como objetivo a remissão completa (ausência de sinais detectáveis da neoplasia por meio de exames de laboratoriais e de imagem) da doença. Nos casos de recidiva ou refratariedade tumoral parte-se para reindução da remissão, podendo utilizar as mesmas drogas iniciais ou outras. Em alguns casos não é possível à cura da doença, e a QT pode ser utilizada para retardar o crescimento celular e/ou reduzir os sintomas causados pelo câncer.

Entretanto, a atuação da QT afeta também células não cancerígenas, em processo de divisão celular ativa, caracterizando a citotoxicidade, cujos efeitos colaterais são de extrema importância nutricional, como a mucosite. A mucosite ocorre em decorrência dos danos sobre o epitélio de revestimento do trato gastrointestinal. A ação citotóxica destes agentes pode ocorrer de uma forma precoce ou tardia; aguda ou crônica; e, algumas vezes, em caráter cumulativo e irreversível.

Outros órgãos são afetados, em maior ou menor grau, e entre eles se destacam o tecido hematopoiético e os folículos pilosos. A recuperação medular ocorre entre 15 e 21 dias, até o aparecimento dos valores próximos da normalidade. O período de nadir, que é tempo decorrido entre a administração da droga e a manifestação da menor contagem hematológica, varia, mas a maioria fica entre 7 e 14 dias após a QT. No Quadro 10.2 encontramos um resumo dos principais efeitos adversos da QT.

Quadro 10.2 ■ Resumo das reações adversas da ação de quimioterápicos.

	EVENTOS ADVERSOS
HEMATOLÓGICAS	Leucopenia, neutropenia, trombocitopenia (diminuição de plaquetas) e anemia.
GASTROINTESTINAIS	Náuseas, vômitos, diarreia, obstipação, anorexia (inapetência) e disgeusia.
METABÓLICAS	Hipomagnesemia, hiponatremia, hipercalcemia e hiperuricemia.
OUTRAS	Cardiotoxicidade, hepatotoxicidade, toxicidade pulmonar, neurotoxicidade, toxicidade vesical e renal, disfunção reprodutiva e fadiga.

Fonte: Bonassa *et al.*, 2012.

RADIOTERAPIA

A radioterapia (RT) utiliza a radiação ionizante de forma controlada, visando a destruição das células tumorais por meio da lesão (direta ou indireta) do ácido desoxirribonucleico (DNA) celular. O número de aplicações necessárias e a técnica utilizada podem variar de acordo com o protocolo clínico selecionado, a localização do tumor, extensão da doença e estado de saúde do paciente.

As principais formas de aplicação da radiação são a Braquiterapia e a Teleterapia. A Braquiterapia é realizada pela aproximação (contato) ou implante de fonte radioativa diretamente no leito tumoral. A teleterapia, forma mais comumente empregada, consiste no uso de um feixe externo de radiação emitido à distância. Atualmente o equipamento mais utilizado na teleterapia é o acelerador linear que gera um feixe de elétrons ou de fótons (raios X de alta energia). Os elétrons têm pequena penetração tecidual, e, portanto, são usados em lesões superficiais (p. ex.: no câncer de pele), enquanto os fótons são usados no tratamento de tumores profundos.

O processo de tratamento com radiação ionizante envolve quatro etapas principais: avaliação clínica inicial, planejamento, administração da radioterapia e seguimento clínico.

A avaliação clínica inicial é feita na primeira consulta com o médico radiooncologista, na qual se verifica a elegibilidade para o tratamento. Avaliam-se as condições clínicas do paciente, tipo de câncer e estágio de evolução por meio de exames clínicos, radiológicos e patológicos. Feito isso, se estabelece o objetivo do tratamento, como curativo ou paliativo.

No *planejamento,* simula-se o tratamento. O simulador pode ser um tomógrafo ou um aparelho de raio X dedicado, onde o paciente será colocado exatamente na posição que em que serão efetuadas as aplicações. Quando necessário, será confeccionado um molde ou máscara para melhor posicionar o paciente na hora do tratamento, assegurando uma boa reprodutibilidade. Tanto essa tomografia como esse raio X não têm a finalidade de realizar nenhum diagnóstico, será utilizada para a delimitação do alvo de tratamento e todos os cálculos do planejamento da radioterapia.

A próxima fase corresponde na *administração* do tratamento, que pode durar desde poucas aplicações a 8 semanas. São administradas, na maioria dos casos, por 5 dias diariamente, com pausa aos finais de semana. O fracionamento da radiação tem a intensão de produzir menos danos às células normais do que às células tumorais. Os danos causados às células normais geralmente são temporários, mas são os que provocam os efeitos colaterais da radioterapia. Por esse motivo é de fundamental importância o acompanhamento multiprofissional do paciente durante todo esse período, com o manejo adequado de seus efeitos adversos, a fim de garantir o máximo de conforto e bem-estar para que o mesmo tolere o tratamento de forma completa e mais eficiente.

O *seguimento clínico* tem o objetivo de avaliar os resultados do tratamento com exames e avaliações periódicas, realizado na maioria dos casos por pelo menos cinco anos, período no qual o risco de qualquer recidiva tumoral tende a diminuir gradativamente.

O aperfeiçoamento tecnológico da radioterapia, evoluindo para tratamentos com técnica conformacional-3D, radioterapia de intensidade modulada (IMRT), radioterapia estereotáxica e radiocirurgia têm possibilitado tratamentos cada vez mais focais, precisos, mais eficientes e com maior proteção dos órgãos e tecidos normais adjacentes ao alvo tumoral, minimizando por conseguinte seus efeitos colaterais.

Radiotoxicidade

Os efeitos colaterais decorrentes da RT dependem da localização do tumor, da técnica utilizada, do volume irradiado, dose total e do estado geral do paciente. A maioria deles está descrita no Quadro 10.3.

Algumas reações são relativamente comuns e independem do local de aplicação, como a fadiga e a inapetência, que costumam aparecer por volta da segunda semana de tratamento. Outras reações dependerão da área tratada e da dose de radiação aplicada.

Quadro 10.3 ■ Efeitos colaterais da radioterapia conforme a região anatômica.

REGIÃO ANATÔMICA	SINTOMATOLOGIA
SISTEMA NERVOSO CENTRAL	Anorexia, náuseas e vômitos.
CABEÇA E PESCOÇO	Mucosite, disfagia, xerostomia, ulceração, disgeusia.
TÓRAX	Disfagia e esofagite.
ABDÔMEN	Náuseas, vômitos, má absorção, ulceração, fístula e obstrução.
PELVE	Diarreia, flatulência ou obstipação intestinal (menos comum)

Fonte: Grant *et al.*, 2013.

CRITÉRIOS COMUNS DE TOXICIDADE

Para a avaliação dos eventos adversos e com o intuito de uniformizar a sua graduação, sugere-se a utilização de uma escala quantitativa e qualitativa da toxicidade de forma padronizada. No Quadro 10.4 temos a classificação de acordo com Critérios Comuns de Toxicidade do Instituto Nacional de Câncer dos Estados Unidos (Common Toxicity Criteria of the National Cancer Institute) versão 2.0.

Quadro 10.4 ■ Critérios comuns de toxicidade gastrointestinal.

EVENTO ADVERSO	GRAU 0	GRAU 1	GRAU 2	GRAU 3	GRAU 4
ANOREXIA	Nenhuma	Perda de apetite.	Ingestão oral significativamente menor.	Requer líquidos intravenosos.	Requer dieta por sonda ou nutrição parenteral.
OBSTIPAÇÃO	Nenhuma	Requer laxante ou modificação na dieta;	Requer laxantes.	Obstipação que requer evacuação manual ou enema.	Obstrução ou megacólon tóxico.
DIARREIA	Nenhuma	Menos que <4 evacuações/dia além do verificado no pré-tratamento;	4-6 evacuações/dia ou evacuações noturnas.	Aumento de ≥7 evacuações/dia ou incontinência, ou necessidade de suporte parenteral para tratar desidratação.	Consequências fisiológicas que requerem tratamento intensivo, ou colapso hemodinâmico.
NÁUSEA	Nenhuma	Consegue se alimentar.	Ingestão oral significativamente menor.	Ingestão não significativa, requer líquidos intravenosos.	———
VÔMITOS	Nenhum	Um episódio em 24 horas além do verificado no pré-tratamento.	2-5 episódios em 24 horas, além do verificado no pré-tratamento ou necessidade de líquidos intravenosos.	≥6 episódios em 24 horas, além do verificado no pré-tratamento ou necessidade de líquidos intravenosos.	Requer nutrição parenteral, ou consequências fisiológicas que requerem terapia intensiva, colapso hemodinâmico.
MUCOSITE	Nenhuma	Úlceras indolores, eritema ou irritabilidade leve na ausência de lesões.	Eritema doloroso, edema ou úlceras, mas consegue comer ou engolir.	Eritema doloroso, edema ou úlceras que requerem hidratação intravenosa.	Úlcera grave ou requer suporte nutricional enteral ou parenteral ou intubação profilática.
DISGEUSIA	Nenhuma	Ligeiramente alterada.	Pronunciadamente alterada.	———	———

Fonte: Saad *et al.*, 2002.

NECESSIDADES NUTRICIONAIS

Durante o tratamento antineoplásico abordado nesse capítulo, as necessidades nutricionais podem variar, dependendo do tipo e localização do tumor, atividade metabólica da doença, alterações na absorção intestinal, programação terapêutica e necessidade de ganho de peso ou anabolismo.

Recomenda-se atenção nutricional especial aos pacientes portadores de neoplasias de cabeça e pescoço e trato gastrointestinal, destacando-se a de esôfago, assim como a pacientes que irradiam a região torácica e que realizam RT concomitante a QT.

De acordo com European Society of Parenteral and Enteral Nutrition (Espen), recomenda-se em média 25 a 30 kcal/kg/dia. As recomendações de acordo com o Consenso Nacional de Nutrição Oncológica estão descritas no Quadro 10.5.

Quadro 10.5 ■ Recomendações energética e proteica para pacientes em tratamento de quimio e radioterapia.

	RECOMENDAÇÕES PARA PESO CORPORAL ATUAL
ENERGIA	Obeso: 20 a 25 cal/kg/dia.
	Manutenção do peso: 25 a 30 cal/kg/dia.
	Ganho de peso: 30 a 35 cal/kg/dia.
PROTEÍNA	Tratamento oncológico sem complicação: 1 a 1,2 g/kg/dia.
	Tratamento oncológico com estresse moderado: 1,2 a 1,5 g/kg/dia.
	Tratamento com estresse grave e repleção proteína: 1,5 a 2,0 g/kg/dia.

Fonte: Consenso Nacional de Nutrição Oncológica, 2015.

A depleção proteica pode prejudicar e/ou propiciar a interrupção da QT e/ou da RT, influenciando negativamente na morbimortalidade dos pacientes. Recomenda-se o aporte proteico de 1,2-2 g/kg/dia. No entanto, deve-se observar funções renal e hepática para a determinação da melhor oferta proteica.

Pacientes oncológicos podem desenvolver deficiências de vitaminas e minerais, devido à redução da ingestão alimentar, do aumento das perdas de micronutrientes (p. ex.: na urina, sangue, fezes e vômitos), do tratamento ou do aumento de suas necessidades. Se necessário complementar devem ser ofertados de acordo com Dietary Reference Intake (DRI).

Com relação às necessidades hídricas, são semelhantes a indivíduos saudáveis, 1,0 mL/kcal ou de 30 a 35 mL/kg de peso e ajustes são necessários na presença de desidratação e retenção hídrica.

TERAPIA NUTRICIONAL

As orientações devem ser inicialmente por meio do aconselhamento nutricional oral, prevenindo os efeitos deletérios ao estado nutricional que o tratamento pode ocasionar. É o meio mais efetivo em manter ou auxiliar a recuperação do estado nutricional quando comparado a orientações generalizadas, pois leva em consideração as necessidades nutricionais de cada indivíduo.

Há evidências do papel do aconselhamento nutricional na melhora da ingestão alimentar, no peso, na qualidade de vida e na melhor tolerância ao tratamento proposto. Baldwin e cols., em pacientes portadores de câncer, verificou uma associação positiva entre aconselhamento nutricional oral e melhora da qualidade de vida.

Entretanto, quando o paciente apresenta dificuldade em manter a oferta calórica e proteica por via oral, adequadamente, há a necessidade de propor terapia nutricional para tal finalidade. As vias de acesso para a terapia nutricional são: oral, enteral e parenteral, a escolha deve ser determinada conforme o estado clínico e nutricional do paciente.

A terapia nutricional oral é a primeira opção, por ser a via mais fisiológica e de fácil acesso, desde que o trato gastrointestinal (TGI) esteja funcionante e apto para receber nutrientes. Dessa forma, deve ser indicada sempre que o paciente apresentar uma ingestão alimentar pela via oral convencional <70% das necessidades nutricionais ou que a terapia antineoplásica/doença oncológica apresente risco na redução do consumo dos alimentos, como é o caso da QT e RT.

A terapia nutricional enteral (TNE) tem indicação em pacientes que apresentam diminuição da ingestão oral, mas mantém a funcionalidade do TGI de forma total ou parcial. Nesse contexto, poderá ser indicada quando o paciente apresentar uma ingestão menor que 60% das suas necessidades nutricionais pela via oral convencional. A TNE também poderá ter indicação em pacientes com disfagia severa, em tratamento oncológico de cabeça e pescoço, mucosite, esofagite, perda de peso e desidratação.

A terapia nutricional parenteral (TNP) é recomendada quando o TGI não está apto para receber e absorver nutrientes de forma total ou parcial pode ser associada à TNE, nos casos em que a oferta de nutrientes por essa via seja <60% das necessidades nutricionais por um período de tempo >10 dias.

Os aspectos relacionados à aceitação e à tolerância da TNE ou da terapia nutricional oral (TNO) (ocorrências de náuseas, vômitos, distensão abdominal, cólicas, flatulência, plenitude, diarreia e constipação intestinal) e à infusão da TNP têm relevância durante o tratamento. O monitoramento deve ser realizado diariamente, incluindo todos os dados dietéticos, clínicos, laboratoriais, sinais, sintomas, exames físico e funcional registrados no prontuário do paciente.

Candela e cols. propuseram um algoritmo que auxilia na indicação de terapia nutricional a pacientes onco-hematológicos, considerando a proposta terapêutica (curativa, paliativa), os grupos de maior risco de acordo com diagnóstico da doença e a avaliação nutricional. Baseado nesse modelo, fizemos um fluxograma para pacientes oncológicos de acordo com diagnóstico clínico, terapia antineoplásica e estado nutricional (Fluxograma 10.1).

Fluxograma 10.1 ■ Esquema de indicação de terapia nutricional para pacientes oncológicos em tratamento de RT e QT.

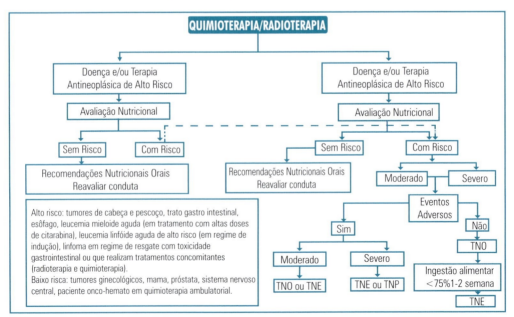

Fonte: Adaptado de Candela *et al.*, 2012 e Espen, 2016.

Em suma, os pacientes devem receber orientação nutricional, e se necessário, suporte nutricional de acordo com eventos adversos, sintomas, terapia proposta e condição clínica do paciente.

EVENTOS ADVERSOS DO TRATAMENTO E MANEJO NUTRICIONAL

Durante a QT e RT, os pacientes apresentam eventos adversos e consequências importantes ao estado nutricional citado anteriormente. O Instituto Brasileiro de Nutrição Oncológica (IBNO) encontrou nas instituições brasileiras de câncer: 26% de anorexia, 33% de náuseas e vômitos, 19% de xerostomia, 11% de odinofagia, 16% de diarreia e 16% de saciedade precoce.

Seguem alguns dos eventos adversos presentes na terapia antineoplásica:

Náuseas e vômitos

Efeitos colaterais mais frequentes em relação à toxicidade gastrointestinal. São episódios comumente associados aos agentes citotóxicos da QT, principalmente quando há cisplatina nos protocolos, mas também podem ocorrer em pacientes submetidos a RT em regiões do sistema nervoso central e abdominal.

Existem variações individuais e diferentes graus eméticos entre as drogas antineoplásicas. O potencial emetogênico da QT varia de acordo com: dose, duração da infusão, características do próprio paciente, entre outros (Tabela 10.1).

A ocorrência destes sintomas pode ocorrer em três diferentes momentos da QT: agudos (<24 horas após a administração do medicamento), tardios (>24 horas da infusão, podendo se estender até 4 a 5 dias) e antecipatórios (acontecem previamente a sessão).

Sabe-se que náuseas e vômitos são controlados e intermediados pelo sistema nervoso central. Há aumento da liberação de serotonina no sistema gastrointestinal, ativando seus receptores que, quando estimulados na zona-gatilho (área postrema), transmitem mensagens ao centro do vômito.

Tabela 10.1 ■ Potencial emetogênico de antineoplásicos mais utilizados.

POTENCIAL EMETOGÊNICO	ANTINEOPLÁSICOS
>90%	Carmustina >250 mg/m^2; Cisplatina >50 mg/m^2; Ciclofosfamida >1.500 mg/m^2; Dacarbazina; Mecloretamina.
60-90%	Carboplatina; Carmustina 250 mg/m^2; Cisplatina <50 mg/m^2; Ciclofosfamida 750-1.500 mg/m^2; Citarabina >1 g/m^2; Doxorubicina >60 mg/m^2; Metotrexato >1.000 mg/m^2; Procarbazina (oral).
30-60%	Ciclofosfamida <750 g/m^2; Ciclofosfamida (oral); Doxorubicina 20-60 mg/m^2; Epirubicina <90 mg/m^2; Idarrubicina; Ifosfamida; Metotrexato 250-1.000 mg/m^2; Mitoxantrona <15 mg/m^2.
10-30%	Docetaxel; Etoposideo; 5-Fluorouracil <1.000 mg/m^2; Gemcitabina; Metotrexato 50 <250 mg/m^2; Mitomicina C; Paclitaxel.
<10%	Bleomicina; Bussulfano; Rituximab; Cetuximab; Clorambucil; Iudarabina; Hidroxiureia; Metotrexato <50 mg/m^2; Vinblastina; Vincristina; Vinorelbina.

Fonte: Adaptado de Hesketh, 2008.

É importante orientar o paciente a optar por alimentos de acordo com as preferências, de fácil digestão, em temperaturas mais frias. Abordagens comportamentais como relaxamento, ambiente agradável, auxiliam na melhor ingestão alimentar.

O gengibre originário da Ásia é um tubérculo da planta *Zingiber officiale,* com propriedade antiemética em pacientes submetidos à RT e à QT, devido a ação do composto bioativo gingerol, provavelmente, nos receptores colinérgicos e serotonérgicos. Ryan *et al.*, avaliou o efeito do gengibre sobre a náusea e concluiu que a sua suplementação em dose diária de 0,5 a 1,0 g ajuda significativamente na redução da gravidade da náusea induzida por QT em adultos.

Inapetência/anorexia

É um sintoma comum decorrente da toxicidade do tratamento, levando à diminuição da ingestão alimentar e, neste contexto, a intervenção nutricional, por meio da orientação dietética individualizada é imprescindível. Esse sintoma pode se manifestar por meio da intolerância a determinados alimentos, mesmo os preferidos.

Estudo de Barrere e cols. verificou, em crianças que realizaram RT dirigida a região de sistema nervoso central, manutenção do estado nutricional, apesar de eventos adversos, 40% de anorexia, 36% de náuseas e 34% de vômitos. Essa manutenção do peso associou-se a um cuidado nutricional precoce e frequente durante o tratamento oncológico.

Para potencializar a quantidade de caloria e proteína de alimentos do cotidiano podemos acrescentar alguns alimentos descritos no Quadro 10.6.

Quadro 10.6 ■ Sugestões para acréscimo proteico-calórico em preparações alimentares.

- Geleias de frutas sem açúcar, mel, caldas de frutas.
- Tubérculos e raízes (batata, inhame, mandioca e mandioquinha).
- Óleos vegetais (azeite de oliva, óleo de macadâmia, linhaça), manteiga, abacate e sementes de oleaginosas.
- Ovos, carne, frango ou peixe.
- Leite e derivados.
- Extratos vegetais (soja, quinoa, arroz, aveia, castanha-do-Brasil). Leite de coco.
- Preparações com tofu fermentado.

Fonte: Adaptado de Silva, 2006.

Mucosite oral

A mucosite caracteriza-se por uma inflamação na mucosa oral, afetando o paladar e interferindo na ingestão alimentar, na hidratação e na administração de medicamento oral. É uma complicação comum da QT e da RT dirigida a região de cabeça e pescoço.

A utilização do quimioterápico Fluorouracil (5-FU) está associada a presença deste sintoma em 40% dos pacientes. Outros agentes citotóxicos são conhecidos por serem prejudiciais à mucosa como: agentes alquilantes, antraciclinos, taxanos e drogas à base de folatos (Quadro 10.7).

Quadro 10.7 ■ Medicamentos antineoplásicos que mais causam mucosite.

CLASSIFICAÇÃO	MEDICAMENTOS ANTINEOPLÁSICOS
Agentes alquilantes	Busulfan, ciclofosfamida, procarbazine
Antraciclinas	Doxorubicina, epirrubicina, daunorrubicina
Antimetabólitos	5-FU, metotrexato, hidroxiureia
Agentes antitumorais	Bleomicina, mitomicina
Taxanos	Paclitaxel
Alcaloides	Vincristina, vimblastina

Fonte: Adaptado de Kostler *et al.*, 2001 e Naidu *et al.*, 2004.

Em pacientes portadores de câncer de cabeça e pescoço, a prevalência deste evento pode chegar a 80-100% dos casos e, em combinação com a QT poderá ser severa. A severidade deste sintoma influencia diretamente no tratamento, havendo a necessidade de redução de dose ou suspensão do tratamento por um período.

A mucosite pode se estender da boca ao intestino, surgindo, assim desconfortos associados, como estomatite e odinofagia. Por isso, é importante a busca de alternativas alimentares, que aumentem a ingestão alimentar e amenizem o desconforto provocado por esses sintomas.

Muitos estudos têm evidenciado o papel da glutamina na melhora da mucosite, porém uma revisão recente da Cochrane não comprovou esses resultados. Portanto, o seu uso para essa finalidade é controverso e deve ser avaliado individualmente.

Obstipação

A obstipação é definida como ausência de evacuação >3 dias ou menos frequente que o habitual. Aproximadamente 40% dos pacientes apresentam este sintoma e 90% dos que utilizam opioides. Outros fatores podem contribuir nesse sintoma como: imobilidade, dieta com baixo teor de fibras, ingestão de líquidos reduzida, hipercalemia e hipocalemia.

Os quimioterápicos mais relacionados a ela são os do grupo da vinca como vincristina e a vimblastina.

A dieta deve conter uma quantidade adequada de fibras solúveis e insolúveis. Elas são importantes para o funcionamento intestinal, devendo estar presentes nas refeições para auxiliar a formação do bolo fecal e estimular os movimentos peristálticos. Além do adequado consumo de líquidos que é importante para hidratação e para evitar o ressecamento das fezes.

Vários estudos mostraram que o uso de probióticos, prebióticos e simbióticos para o tratamento da constipação crônica melhoram o trânsito intestinal e a consistência das fezes.

Diarreia

A diarreia ocorre em aproximadamente 10% dos pacientes que apresentam este sintoma de acordo com graus (de 1 a 5), baseados nos critérios de toxicidade do National Cancer Institute (NCI).

A utilização de protocolos de QT com drogas de derivados de fluoropirimidas associa-se a um risco maior de ocorrência de diarreia. Pacientes submetidos a RT dirigida à região pélvica podem apresentar enterite actínica de forma aguda ou crônica, que se manifesta com quadro clínico semelhante a diarreia.

Parece que a utilização de probióticos na terapia nutricional de pacientes com diarreia, associada a mucosite do TGI, exerce efeitos benéficos sobre a modulação da microbiota intestinal e de citocinas pró-inflamatórias. Porém os estudos em humanos sobre os efeitos do uso de probióticos no tratamento oncológico são escassos. No que se refere à segurança da sua utilização há risco de translocação bacteriana, principalmente em pacientes imunodeprimidos e em neutropênicos não devem ser usados.

Com relação ao uso de prebióticos (inulina e frutooligossacárides), eles estimulam seletivamente o crescimento benéfico da microbiota, principalmente as bifidobactérias, e a inibição do crescimento de potenciais patógenos que poderão causar diarreias infecciosas secundárias à QT. Podendo ser indicado para esses pacientes.

Neutropenia

É um dos efeitos colaterais mais comuns na QT, aumentando o risco de infecção. É graduada em leve com neutrófilos <1.500 mm^3, moderada ≤1.000 mm^3 e severa ≤500 mm^3. A presença de microrganismos patógenos em diversos alimentos pode causar infecções oportunistas nos períodos de imunossupressão. As práticas adequadas de aquisição, higienização, armazenamento e preparo dos alimentos é imprescindível nessa fase.

Alterações sensoriais e aversões alimentares

As desordens do paladar (disgeusia) e do olfato (disosmia) em pacientes portadores de câncer envolvem alterações na acuidade e qualidade do paladar, na percepção olfativa, interferindo em aversões alimentares e na xerostomia (da boca seca).

Pacientes portadores de câncer de cabeça e pescoço e em RT apresentam mais alterações gustativas (80%-60%) do que outros grupos. Após a RT os efeitos podem permanecer até por um ano, embora sejam amenizados com o passar do tempo.

Os pacientes submetidos a QT também podem apresentar diminuição da sensibilidade bucal e presença gosto metálico ou amargo, associados a medicamentos antineoplásicos como ciclofosfamida, doxorrubicina, 5-fluoracil, metotrexato e cisplatina.

A deficiência de zinco também tem sido associada às alterações do paladar. Muitos estudos sustentam a hipótese de que concentrações adequadas de zinco contribuem na manutenção normal da percepção do paladar. A aversão ao alimento ocorre em 30 a 55% dos pacientes em terapia antineoplásica e também está associada à deficiência de zinco. O papel exato do zinco na percepção do paladar é desconhecido, contudo, sabe-se que este mineral é um cofator para a fosfatase alcalina, uma enzima que se apresenta de forma abundante no interior da membrana celular das papilas gustativas.

Alterações de sabor e odor são outros fatores importantes na aversão, muitos pacientes relatam aversão a carnes vermelhas, com gosto metálico na boca, assim como outros alimentos como vegetais, café, chocolates e alimentos gordurosos.

Quadro 10.8 ■ Resumo de conduta nutricional de acordo com efeitos adversos

SINTOMAS	RECOMENDAÇÕES NUTRICIONAIS
INAPETÊNCIA	Fracionar a alimentação em 6 a 8 refeições, pequenas porções. Aumentar a densidade calórica e proteica dos alimentos. Preparar pratos visualmente agradáveis e coloridos. Se o aporte nutricional for insuficiente, iniciar com suplemento nutricional.
DIGEUSIA	Fracionar a alimentação em 6 a 8 refeições, com pequenas porções. Se o aporte nutricional for insuficiente, iniciar com suplemento nutricional. Utilizar ervas, especiarias e limão para melhorar e realçar o sabor das preparações.
NÁUSEAS E VÔMITOS	Fracionar alimentação em 6 a 8 refeições, com pequenas porções. Preferir alimentos mais secos, cítricos, salgados e frios ou gelados. Se o aporte nutricional for insuficiente, iniciar com suplemento nutricional. Evitar jejuns prolongados. Evitar frituras, alimentos gordurosos, condimentados e de odor forte. Evitar beber líquidos durante as refeições. Não se deitar logo após a refeição e manter a cabeceira elevada.

(continua)

Quadro 10.8 ■ Resumo de conduta nutricional de acordo com efeitos adversos

(continuação)

XEROSTOMIA (DIMINUIÇÃO DA SALIVA)	Adequar a consistência dos alimentos, conforme aceitação do paciente e introduzir preparações com mais molhos, caldos e sopas. Utilizar gotas de limão nas saladas e bebidas. Ingerir líquidos durante as refeições para facilitar a mastigação e a deglutição. Utilizar balas cítricas e mentoladas sem açúcar.
MUCOSITE/ODINOFAGIA ESOFAGITE	Fracionar alimentação em 6 a 8 refeições, com pequenas porções. Modificar a consistência da dieta, de acordo com o grau de mucosite. Diminuir ou retirar sal e condimentos das preparações. Aumentar a densidade calórica e proteica das refeições. Se o aporte nutricional for insuficiente, iniciar com suplemento nutricional. Evitar alimentos duros, crocantes, irritantes e bebidas gaseificadas. Utilizar alimentos à temperatura ambiente, fria ou gelada.
DISFAGIA (DIFICULDADE PARA ENGOLIR)	Modificar a consistência da dieta conforme o grau da disfagia e de acordo com as orientações do fonoaudiólogo. Em caso de disfagia a líquidos, verificar a necessidade de espessantes. Fracionar alimentação em 6 a 8 refeições, com pequenas porções. Aumentar a densidade calórica e proteica das refeições. Se o aporte nutricional for insuficiente, iniciar com suplemento nutricional. Preferir alimentos e preparações com molhos, de fácil mastigação e deglutição, conforme tolerância.
SACIEDADE PRECOCE	Modificar as fibras da dieta por meio de cocção e/ou trituração para reduzir a saciedade. Fracionar alimentação em 6 a 8 refeições, com pequenas porções. Aumentar a densidade calórica e proteica das refeições. Se o aporte nutricional for insuficiente, iniciar com suplemento nutricional. Não consumir líquidos durante as refeições.
ENTERITE ACTÍNICA/ DIARREIA	Fracionar alimentação em 6 a 8 refeições, com pequenas porções. Orientar a ingestão adequada de líquidos (volume e tipo). Melhorar o aporte nutricional da dieta oral, por meio de suplementos, sucos ou fórmulas lácteas isentas de lactose, sacarose e glúten. Orientar dieta pobre em resíduos, lactose, glúten e sacarose. Orientar dieta pobre em fibras insolúveis e adequada em fibras solúveis. Evitar alimentos e preparações gordurosas e condimentadas.
CONSTIPAÇÃO INTESTINAL	Orientar refeições em intervalos regulares, de 5 a 6 refeições ao dia. Estimular a ingestão de alimentos, preparações e sucos ricos em fibras e com características laxativas. Considerar o uso de prebiótico, probiótico ou simbiótico e suplementação de fibras dietéticas. Estimular a ingestão hídrica de 1,5 a 2 litros de água ao dia. Estimular a prática de exercícios físicos conforme mobilidade do paciente e orientação médica.
NEUTROPENIA	Higienizar frutas e verduras cruas com sanitizantes de acordo com a RDC n. 216/2004 da Agência Nacional de Vigilância Sanitária (Anvisa). Utilizar água potável filtrada, fervida ou mineral de boa procedência para o consumo. Dar preferência para os alimentos como frutas, hortaliças, carnes e ovos somente sempre cozidos. Utilizar leites e derivados somente pasteurizados e esterilizados (não utilizar iogurtes e leite fermentados). Utilizar alimentos processados em embalagens individuais e dentro do prazo de validade. Não utilizar brotos de vegetais e sementes germinadas. Não usar probióticos.

Fonte: Adaptado de Consenso Nacional de Nutrição Oncológica (Inca), 2015.

LEITURA RECOMENDADA

Almeida, V. L. *et al.* Câncer e agentes antineoplásicos ciclo-celular específicos e ciclo-celular não específicos que interagem com o DNA: uma introdução. *Quim Nova* 2005; 28(1): 118-129.

American Pharmacists Association APA. Drug information handbook for oncology – A complete guide to combination chemotherapy regimens. 8. ed. 2010.

Antoun, S.; Baracos, V. E.; Birdsell, L.; Escudier, B.; Sawyer, M. B. Low body mass index and sarcopenia associated with dose-limiting toxicity of sorafenib in patients with renal cell carcinoma. *Ann Oncol.* 2010; 21(8): 1594-8.

Arends. J.; Bachmann, P.; Baracos, V.; Barthelemy, N.; Bertz, H.; Bozzetti, F.; Fearon, K; Hütterer, E.; Isenring, E.; Kaasa, S.; Krznaric, Z.; Laird, B.; Larsson, M.; Laviano, A.; Mühlebach, S.; Muscaritoli, M.; Oldervoll, L.; Ravasco, P.; Solheim, T.; Strasser, F.; de van der Schueren, M.; Preiser, J. C. Espen guidelines on nutrition in cancer patients. *Clin Nutr.* 2016 aug. 6. pii: S0261-5614(16)30181-9.

August, D. A.; Huhmann, M. B, Aspen Clinical guidelines: nutrition support therapy during adult Aaticancer treatment and in hematopoietic cell transplantation. Journal of Parenteral and Enteral Nutrition/ Vol. 33, N. 5, September/October 2009.

Bachmann P. Nutrition au cours des radiotherapies et chimiothérapies. Nutr Clin Metabol 2001; 15: 308-17.

Bachmann, J.; Ketterer, K.; Marsch, C.; Fechtner, K; Krakowski-Roosen, H.; Büchler, M. W. *et al.* Pancreatic cancer related cachexia: influence on metabolism and correlation to weight loss and pulmonary function. *BMC Cancer.* 2009; 9: 255.

Baldwin, C.; Spiro, A.; Aherm, R.; Emery, P. W. Oral Nutritional Interventions in Malnourished Patients With Cancer: A systematic Review and Meta-Analysis. *J Natl Cancer Inst* 2012; 104: 371-385.

Barrere, A. P. B.; Sant'Anna, V.; Carnauba, R. A.; Souza, N. S.; Paschoal, G. A. Modulação dos distúrbios nutricionais e alimentares durante o tratamento de quimio e radioterapia. In: Paschoal, V.; Naves, A.; Sant'Anna, V. Nutrição Clínica Funcional: *Câncer.* São Paulo. VP Editora. 2012. 289-383.

Bonassa, E. M. A.; Gato, M. I. R. Descrição dos agentes antineoplásicos. In: Bonassa, E. M. A.; Gato, M. I. R. Terapêutica oncológica para enfermeiros e farmacêuticos. 4. ed. São Paulo: Atheneu, 2012. 53-236.

Candela, C. G, Albendea, M. A. C.; Milila, S. P.; Arias, R. P.; Gómez, J. D.; Rodrígues-Duran, D.; Villarino-Sanz, M.; Hortiguela, A.; Peláez, R. B. Nutritional intervention in oncohematological patient. *Nutr Hosp,* 2012, 27, 3) 669-680.

Common Terminology Criteria For Adverse Events (CTCAE), U. S. Department of Health and Human Services

Disponível em: https://searchworks. stanford. edu/view/9100287. Acesso em 27 de dezembro de 2016.

Consenso nacional de nutrição oncológica/Instituto Nacional de Câncer José Alencar Gomes da Silva. 2. ed. Rio de Janeiro: INCA, 2015.

Cruz, A. J. S. M.; Del Giglio, A. Prevenção de náusea e vômitos induzidos por quimioterapia. *RBM Especial Oncologia* 2010, p. 14-19.

Dewys, W. D.; Begg, C.; Lavin, P. T.; Band, P. R.; Bennett, J. M.; Bertino, J. R.; Cohen, M. H.; Douglas, H. O.; Engstrom, P. F.; Ezdini, E. Z.; Horton, J.; Johnson, G. J.; Moertel, C. G.; Oken, M. M.; Perlia, C.; Rosenbaum, C.; Silverstein, M. N.; Skeel, R. T.; Sponzo, R. W.; Torney, D. C. Prognostic effect of weight loss prior to chemotherapy in cancer patients. *Am J Med*, 1980, out. 69, 4): 491-7.

Gonzalez, C. A.; Riboli, E. Diet and cancer prevention: Contributions from the European Prospective Investigation into Cancer and Nutrition (EPIC) study. *European journal of cancer* 2010, 46: 2555-2562.

Grant, B. L. Nutritional effects of cancer treatment: chemotherapy, biotherapy, hormone therapy and radioation therapy. In: Oncology Nutrition for Clinical Practice. 2013. *Oncology Nutrition Dietetic.* 97-113.

Gusella, M.; Toso, S.; Ferrazzi, E.; Ferrari, M.; Padrini, R. Relationships between body composition parameters and fluorouracil pharmacokinetics. *Br J Clin Pharmacol.* 2002; 54(2): 131-9.

Hesketh, P. J. Chemotherapy-induced nausea and vomiting. *N. Engl. J. Med.* 2008; 358: 2482-2494.

Kostler, W. J. *et al.* Oral mucositis complicating chemotherapy and/or radiotherapy: options for prevention and treatment. *Cancer J Clin* 2001; 51: 290-315.

Kuhn, K. S. *et al.* Glutamine as indispensable nutrient in oncology: experimental and clinical evidence. *Eur J Nutr* 2010; 49: 197-210.

Langius, J. A. E.; Zandbergen, M. C.; Eerenstein, S. E. J.; Tulder, M. W.; Leemans, C. R.; Kramer, M. H. H.; Weijs, P. J. M. Effect of nutritional interventions on nutritional status, quality of life and mortality in patients with head and neck cancer receiving (chemo)radiotherapy: a systematic review. *Clinical Nutrition* 32, 2013) 671e678.

Langius, J. A. E.; Dijk, A. M.; Doornaert, P.; Kruizenga, H. M.; Langendijk, J, A.; Leemans, C. R.; Weijs, P. J. M.; Leeuw, I. M. V. More Than 10% Weight Loss in Head and Neck Cancer Patients During Radiotherapy Is Independently Associated with Deterioration in Quality of Life. *Nutrition and Cancer,* 65(1), 76-83

Lee, J. L. C, Leong, L. P.; Lim, S. L. Nutrition intervention approaches to reduce malnutrition in oncology patients: a systematic review. Support Care Cancer 2016; 24: 469-480.

Martin, L.; Birdsell, L.; Macdonald, N.; Reiman, T.; Clandinin, M. T.; Mccargar, L. J. *et al.* Cancer Cachexia in the Age of Obesity : Skeletal Muscle Depletion Is a Powerful Prognostic Factor, *Independent of Body Mass Index.* 2013; 31.

Mourtzakis, M.; Prado, C. M.; Lieffers, J. R.; Reiman, T.; McCargar, L. J.; Baracos, V. E. A practical and precise approach to quantification of body composition in cancer patients using computed tomography images acquired during routine care. *Appl Physiol Nutr Metab.* 2008; 33(5): 997-1006.

Naidu, M. U. R. *et al.* Chemotherapy-induced and/or radiation therapy-induced oral mucositis: complicating the treatment of cancer. *Neoplasia* 2004; 6(5): 423-431.

Prado, C. M.; Lima, I. S.; Baracos, V. E.; Bies, R. R.; McCargar, L. J.; Reiman, T.; *et al.* An exploratory study of body composition as a determinant of epirubicin pharmacokinetics and toxicity. *Cancer Chemother Pharmacol.* 2011; 67(1): 93-101.

Ryan *et al.* Ginger (Zingiber officinale) reduces acute chemotherapyinduced nausea: A URCC CCOP study of 576 patients. *Support Care Cancer* 2012; 20(7): 1479-1489.

Saad, E. D. *et al.* Critérios Comuns de Toxicidade do Instituto Nacional de Câncer dos Estados Unidos Common toxicity criteria of the National Cancer Institute. *Rev. Bras. Cancerol* 2002; 48: 63-96.

Xue, H. *et al.* Nutrition modulation of gastrointestinal toxicity related to cancer chemotherapy: from preclinical findings to clinical strategy. Journal of Parenteral and Enteral Nutrition2011; 35(1): 74-85.

11

Andrea Pereira ■ Bianca Laselva de Sá ■ Juliana Bernardo Barban ■ Nelson Hamerschlak

INTRODUÇÃO

O transplante de células-tronco hematopoieticas (TCTH) pode ser definido como a infusão endovenosa de células-tronco hematopoieticas (CTH) com a finalidade de restabelecer a função medular em pacientes com medula óssea não funcionante ou defectiva.

É, portanto, uma modalidade de tratamento baseado na infusão de CTH do próprio paciente (autólogo) ou de doador da mesma espécie (halogênico), aparentado ou não aparentado. Quanto a procedência do enxerto podemos falar em transplantes alogênicos, singeneicos ou autólogos. Quanto ao tipo de célula utilizada a escolha pode recair sobre sangue periférico, medula óssea ou sangue de cordão umbilical. Quanto ao relacionamento o doador pode ser aparentado ou não aparentado. A intensidade do condicionamento divide-se em ablativo e não ablativo. Quanto a compatibilidade pode ser totalmente compatível ou parcialmente compatível. Ganha grande destaque hoje em dia os chamados transplantes haploidenticos aparentados tornando praticamente impossível não haver um doador disponível quando necessário visto que não sendo um irmão, podem ser candidatos pais ou filhos.

As principais indicações dos TCTH são: insuficiências de produção da medula óssea congênitas ou adquiridas, alguns casos de tumores sólidos pediátricos, doenças genéticas, imunodeficiências congênitas, leucemias, linfomas, mieloma múltiplo e doenças autoimunes refratárias (Quadro 11.1).

Após a coleta das células progenitoras o paciente recebe o regime quimioterápico de indução, que variará de acordo com a patologia de base. Cerca de 48 horas após o término da quimioterapia de indução, as células progenitoras são descongeladas e retornadas ao paciente por meio de infusão venosa. Essas células têm a capacidade de, espontaneamente, se alojarem na medula óssea (*homing*), onde, sob estímulo de fatores de crescimento hematopoiético, iniciam em alguns dias o repovoamento da medula óssea destruída pela quimioterapia.

Quadro 11.1 ■ Principais indicações do transplante de medula óssea.

Mieloma múltiplo	Leucemia mieloide aguda
Linfomas de Hodgkin e não Hodgkin	Leucemia linfoide aguda
Leucemia mieloide aguda	Leucemia mieloide crônica
Neuroblastoma	Síndromes mielodisplásicas
Câncer de Ovário	Doenças mieloproliferativas
Outras doenças	Linfomas de Hodgkin e não Hodgkin
Tumores de células germinativas	Leucemia linfoide crônica
Doenças autoimunes	Mieloma múltiplo
	Outras doenças
	Anemia aplástica
	Hemoglobinúria paroxística noturna
	Anemia de Fanconi
	Anemia de Blackfan-Diamond
	Talassemia maior
	Anemia falciforme
	Imunodeficiência severa combinada
	Síndrome de Wiskott-Aldrich
	Erros inatos do metabolismo

Clinicamente, o que se observa é que o paciente inicia uma fase de pancitopenia severa (leucócitos inferiores a 100 mm^3, plaquetas inferiores a 20.000 mm^3) cerca de 2 a 4 dias após o término da indução quimioterápica. Essa fase de pancitopenia dura 5 a 14 dias, posteriormente as contagens celulares em sangue periférico gradualmente se normalizam

Os transplantes podem ser realizados com condicionamento (quimioterapia e radioterapia de preparo) mieloablativos, isto é, eliminam a medula óssea do receptor que não recupera sem o transplante; mieloablativo com toxicidade reduzida, utilizando drogas que provocam menos efeitos adversos, ou não mieloablativos ou de intensidade reduzida que utilizam doses menores de quimioterapia e radio terapia. Este último tipo se utiliza mais da capacidade do sistema imune do doador lutar contra a doença do receptozr do que da capacidade da intensidade do tratamento eliminar a doença do paciente.

As principais complicações do TCTH incluem a toxicidade extramedular cardíaca, renal, pulmonar e hepática, mucosite, desnutrição, infecções bacterianas, virais ou parasitárias, rejeição, doença do enxerto contra o hospedeiro, doença veno-oclusiva hepática e hemorragia alveolar difusa.

Os TCTH estão se tornando mais seguros e efetivos com o advento de novos quimioterápicos e anticorpos monoclonais, novos fatores de crescimento de medula óssea, melhor seleção de pacientes, melhor manejo de infecções, prevenção e tratamento da doença do enxerto vs. hospedeiro de forma mais efetiva, evolução para procedimento ambulatorial em casos selecionados, cultura e purificação de células tronco e a existência de bancos integrados de cordão umbilical.

A morbidade e mortalidade dos TCTH estão associadas não somente à imunodepressão severa e ao período de aplasia prolongado como também a outras complicações relacionadas a esse procedimento.

As principais complicações de um TCTH são:

Mucosite

Caracterizada principalmente pela descamação do epitélio oral e de faringe, podendo, no entanto, atingir todo o tubo digestivo. A dor está sempre presente, dificultando a nutrição oral dos a pacientes. Disfagia é uma queixa frequente. Geralmente, os pacientes queixam-se, além da dor, de salivação intensa. À endoscopia, nota-se edema faríngeo e, em casos extremos quando atinge o trato respiratório, pode ser necessária a intubação do paciente. O methotrexate utilizado na profilaxia da doença do enxerto contra o hospedeiro costuma agravar substancialmente esse quadro. A abordagem diagnóstica empírica ou documental de herpes ou fungos é importante no sentido de tratar-se rapidamente estas infecções e dar alivio ao paciente.

Doença do enxerto contra o hospedeiro (DECH)

Esta complicação aparece geralmente após transplantes alogênicos e manifesta-se por sintomas e sinais relacionados à pele, sistema gastrointestinal e fígado. Além disso, esta complicação acompanha-se de severa imunossupressão. A DECH ocorre quando células imunologicamente competentes do doador atacam antígenos das células do receptor. Nos raros casos em que esta complicação é descrita após transfusões, o envolvimento da medula óssea é frequente o que geralmente não ocorre nos casos decorrentes de transplantes.

A DECH pode ser classificada em duas situações clínicas distintas: a forma aguda, que ocorre nos primeiros dois meses pós-transplante, e a forma crônica que costuma manifestar-se pelo menos após três meses do transplante. Hoje este conceito está mudando, considerando-se as características clínicas das manifestações e não o tempo de aparecimento dos sintomas e sinais característicos.

Apesar da profilaxia, 70% dos pacientes adultos apresentam algum grau de DECH aguda após transplantes alogênicos. Os transplantes alogênicos cuja fonte de células provém do sangue de cordão umbilical apresentam um índice menor que 20% de DECH, provavelmente devido à imaturidade imunológica destas células.

A DECH crônica é uma importante complicação do TCTH. A dificuldade de se identificar as precisas interações celulares que compõem a sua fisiopatologia nos impedem de estabelecer um tratamento apropriado para a completa remissão dos sintomas e mínima toxicidade.

Doença veno-oclusiva hepática

Ocorre mais frequentemente nos transplantes alogênicos, mas pode estar associada a transplantes autólogos. Caracteriza-se por icterícia, hepatomegalia e ascite ou ganho inexplicável de peso. A suspeita clínica estabelece-se na presença de pelo menos dois destes sinais e o diagnóstico é anatomopatológico. Os fatores predisponentes são: lesão hepática prévia, altas doses de quimioterapia ou radioterapia (usual em transplantes) e transplantes não totalmente compatíveis ou com doadores não relacionados.

Rejeição

A rejeição representa a destruição do enxerto por células imunologicamente ativas do hospedeiro. Esta complicação é mais frequente em pacientes portadores de anemia aplástica severa. A inclusão no condicionamento com ciclofosfamida, da radioterapia, do busulfan ou do soro antilinfocitário reduz a frequência desta complicação.

Fatores predisponentes à rejeição incluem politransfusão prévia, uso de methotrexate ao invés da ciclosporina na profilaxia de DECH, regimes menos intensos de condicionamento e a depleção de células T.

Complicações infecciosas

Os pacientes submetidos a TCTH estão sujeitos a infecções bacterianas, fúngicas, virais e, por protozoários e parasitas. Estas infecções são mais frequentes nos transplantes alogênicos que nos autólogos e muitas delas estão associadas aos períodos mais longos de aplasia e a estados mais severos de imunossupressão.

A maioria dos serviços de transplantes empregam esquemas antimicrobianos profiláticos.

Complicações pulmonares

A insuficiência respiratória é uma importante causa de morte em TCTH. A presença de febre, dispneia, infiltrados pulmonares e hipóxia caracterizam a chamada pneumonia intersticial. Quando ocorre após o primeiro mês do TCTH pode estar relacionada à infecção pelo citomegalovírus (CMV), principalmente em pacientes com DECH, ou *Pneumocystis carinii*. Estas situações devem ser vigorosamente tratadas.

Esse quadro é raro em pacientes submetidos a transplantes autólogos. No entanto, uma condição marcada pelos mesmos sintomas e sinais sem uma causa identificada tem sido descrita nesta modalidade de transplante. Tendo em vista, esses pacientes apresentarem frequentemente hemorragia após lavagem bronco-alveolar, esse fenômeno foi chamado de hemorragia difusa alveolar. O tratamento com altas doses de corticosteroides reduz significativamente a alta mortalidade relacionada a esta condição.

A bronquiolite obliterante é uma forma geralmente tardia de complicação e seu reconhecimento deve ser rápido para que as medidas terapêuticas como uso de corticosteroides sejam rapidamente empregadas.

Situações graves manifestam-se em 20 a 40% dos pacientes submetidos a TCTH requerendo cuidados intensivos. Monitorização cardíaca, ventilação mecânica e hemodiálise são exemplos de procedimentos necessários em complicações passíveis de ocorrer entre pacientes submetidos a transplantes de medula óssea.

A maioria dessas complicações são semelhantes às que ocorrem em pacientes oncológicos submetidos à quimioterapia intensiva. No entanto, a DECH e a toxicidade extramedular gerada pelos regimes ablativos de quimio e radioterapia constituem as principais diferenças que ocorrem entre pacientes transplantados.

Importância do estado nutricional e terapia nutricional no TCTH

A terapia nutricional adequada em pacientes submetidos ao TCTH é de extrema importância para o sucesso do tratamento proposto a médio e longo prazo.

O estado nutricional pré-TCTH afeta o prognóstico do paciente no pós-TCTH. Estudos recentes comprovam que pacientes desnutridos apresentam risco aumentado para complicações, devido às mudanças na composição corporal, levando ao descontrole eletrolítico e dano ao sistema imune, ambos associados ao aumento no tempo da pega da medula, redução na qualidade de vida, aumento dos custos hospitalares e internação prolongada.

Pacientes com baixo peso, sobrepeso e obesidade apresentam aumento na mortalidade livre de recidiva pós-TCTH quando comparado com pacientes adequadamente nutridos. Pacientes sobrepesos e obesos apresentam risco aumentado em desenvolver DECH.

Diversos fatores afetam o estado nutricional durante o TCTH, o tipo do regime de condicionamento proposto, como protocolos com altas doses de quimioterapia e irradiação corporal total, alteração no metabolismo energético e proteico, presença de náuseas e vômitos frequentes, mucosite oral e gastrointestinal, diarreia e desenvolvimento de DECH. Resultando na diminuição da tolerância a alimentação via oral, redução na absorção dos alimentos e consequente perda ponderal e muscular.

Necessidades nutricionais

As alterações metabólicas durante o TCTH aumentam as necessidades calóricas e proteicas (Quadro 11.2).

Quadro 11.2 ■ Necessidades nutricionais pacientes adultos submetidos ao TCTH.

RECOMENDAÇÕES CALÓRICAS	Pré e Pós-TCTH: 30-35 kcal/kg peso atual
RECOMENDAÇÕES PROTEICAS	Pré e Pós-TCTH: 1,5 g/kg peso atual
RECOMENDAÇÕES HÍDRICAS	Pré e Pós-TCTH: 30-35 mL/kg

Fonte: A*daptado Consenso Nacional de Nutrição Oncológica* (Inca), 2015.

Composição corporal

No TCTH, a composição corporal tem sido estudada e tem apresentado importantes correlações com complicações e sobrevida. Alterações no estado nutricional durante o TCTH, é um indicador de prognóstico para esses pacientes. Tanto a desnutrição proteico-calórica quanto a obesidade aumentam o risco de comorbidades, mortalidade, dias de internação, duração do uso de drogas imunossupressoras e o desenvolvimento da DECH.

A obesidade, cuja prevalência no TCTH varia de 10-34% está associada com maior prevalência de DECH, infecções e mortalidade. Um estudo recente realizado em pacientes submetidos a TCTH alogênico mostrou uma associação inversa entre áreas de gordura visceral e periférica com tempo livre de doença.

Além disso, a redução da massa muscular, associada, entre outras coisas, ao uso de corticoides, correlaciona-se a pior prognóstico nos vários tipos de TCTH. E, no TCTH alogênico, essa diminuição associa-se maior prevalência de DECH crônica e baixa performance.

O número de TCTH em pacientes com mais de 50 anos tem aumentado em todo o mundo. Em idosos, temos uma maior perda de massa muscular, que quando associada a redução de força e fragilidade, caracteriza uma síndrome chamada sarcopenia. A condição de desnutrição e de redução de força muscular para os idosos no TCTH também caracterizada um pior prognóstico e sobrevida.

Acreditamos que a avaliação da composição da composição corporal nesse grupo de pacientes é importante a fim de melhorar a conduta nutricional e prognóstico dos pacientes. Maiores detalhes sobre os diferentes métodos, podem ser encontrados no capítulo específico sobre esse assunto.

Terapia nutricional no TCTH

A perda de massa magra e perda ponderal apresentam um efeito negativo durante o TCTH. Desta forma, pacientes submetidos ao TCTH devem ser adequadamente acompanhados pela equipe de terapia nutricional, visando recuperar ou manter o estado nutricional, fornece adequado aporte calórico e proteico, auxiliar no manejo dos sintomas e promover qualidade de vida.

O monitoramento da aceitação alimentar deve ser realizado constantemente, e se observada baixa aceitação alimentar iniciar terapia nutricional complementar com suplementação oral (SO) e/ou nutrição enteral (NE) e/ou nutrição parenteral (NPT). A mesma deve ser instituída o quanto antes a fim de minimizar os efeitos da perda de peso e depleção de massa magra.

A SO é a primeira opção, por ser mais fisiológica e menos invasiva. Embora, a maioria das indicações seja de suplementos hipercalóricos e hiperproteico com a inclusão de nutrientes específicos, muitas vezes, por uma questão de melhor adesão dos pacientes utiliza-se suplementos que não apresentam essas características, como uma terceira ou quarta linha.

Em pacientes com baixa aceitação alimentar e baixa aceitação do SO, o uso da NPT ainda é mais frequente em pacientes submetidos ao TCTH quando comparado com NE. Estudos demostram benefícios com o uso da NPT em pacientes submetidos ao TCTH, como a redução doença do enxerto contra o hospedeiro aguda (DECHa) em pacientes que receberam NPT com altas doses de ácidos graxos de cadeia longa.

A NPT em pacientes submetidos ao TCTH deve ser realizada de forma individualizada, a fim de reduzir complicações associadas ao uso da NPT, como hiperglicemia, sobrecarga hepática e aumento do volume corporal. Estudo demonstrou que o uso da NPT individualizada resultou em uma melhora no estado nutricional e redução no período de internação.

O uso da NE também é uma importante alternativa de aporte nutricional em pacientes submetidos ao TCTH, pois possibilita a utilização do trato gastrointestinal, impossibilitando translocação bacteriana, e a melhora no controle glicêmico.

No entanto, a NE no TCTH apresenta algumas limitações como passagem de sonda enteral em pacientes que apresentam plaquetopenia, náuseas, vômitos frequentes e mucosite intensa. Alguns grupos de TCTH preconizam a passagem de sonda antes de iniciar o condicionamento para pacientes de maior risco nutricional.

Dieta parenteral *vs.* dieta enteral

Embora a primeira recomendação para os pacientes submetidos ao TCTH, quando a ingestão oral não é adequada, seja de NE, a maioria dos centros de TCTH, historicamente, acabam preferindo o uso NPT ou deixar os pacientes até a "pega" sem nenhuma intervenção nutricional mais invasiva.

Indicamos a NE na mucosite grau 1 e 2 quando a ingestão oral é menor do que 50% em até 3 dias consecutivos. E a NPT em casos de mucosites graves (grau 3 ou 4) e estados de íleo ou vômitos refratários.

Podemos iniciar a NPT no primeiro dia após a pega e mantê-la por 15-20 dias, quando temos <60% da aceitação oral por pelo menos 3 dias consecutivos, ou <50% do volume de infusão necessário na NE, com um aporte de 21-25 kcal por kg de peso por dia, evitando assim uma maior carga calórica que aumenta o risco de infecção. Acaba sendo a primeira escolha pelo acesso central facilitado; é segura e efetiva para melhora do estado nutricional; preserva a massa muscular; aumenta em 2 anos a sobrevida livre de doença. Porém há um risco aumentado para infecções, por isso, deve ser mais proteica e menos calórica, o que diminui esse risco.

Tanto a mucosite quanto a plaquetopenia dificultam a passagem da sonda nasoenteral (SNE) necessária para a NE, explicando em parte a preferência dos centros pela NPT. Por essa razão, alguns locais de TCTH tem optado pela passagem da SNE no primeiro dia de hospitalização de pacientes de alto risco nutricional ou que serão submetidos ao TCTH Alogênico, apresentando bons resultados em relação a redução de perda de peso e massa muscular.

Do ponto de vista nutricional, devemos priorizar a NE sempre que possível em relação a NPT porque apresenta menos efeitos adversos, é mais fisiológica e com melhor custo-benefício para o paciente.

Dieta para neutropênico

O câncer se caracteriza pela perda do controle da divisão celular e pela capacidade de invadir outras estruturas orgânicas. Os tratamentos antineoplásicos seguem protocolos diferenciados, de acordo com o diagnóstico, podendo ser compostos por quimioterapia, radioterapia, cirurgias e também a indicação de TCTH, tais condutas podem ser utilizadas de forma isolada ou combinada, dependendo do tipo celular do órgão de origem e do grau de invasão do tumor.

A terapia antineoplásica pode causar uma série de eventos adversos, entre eles a toxicidade medular, que resulta no comprometimento da imunidade celular.

O National Cancer Institute (NCI) publicou um critério para a classificação da leucopenia e neutropenia grave, que considera como pontos de corte para diagnóstico de leucopenia e neutropenia menor que 1.000 mm^3 ou menor que 500 mm^3 de leucócitos e neutrófilos, respectivamente.

As doenças infecciosas são complicações frequentes em pacientes neutropênicos. Os microrganismos envolvidos geralmente são provenientes da microflora intestinal, da pele e dos tratos respiratório, geniturinário e gastrointestinais

Portanto, nesta situação, muitos centros de tratamento recomendam instituir certas práticas para controle de infecções. Estas estratégias incluem mecanismos de barreira, profilaxia com antibioticoterapia, educação dos pacientes e seus familiares quanto a condutas higiênicas, além de dieta específica.

A dietoterapia em situações de neutropenia geralmente restringe o consumo de frutas frescas, sucos naturais, legumes e verduras cruas, ovos e carnes malpassadas. Não existe um protocolo definido para orientação assertiva da dieta que deve ser utilizada em pacientes neutropênicos, bem como, não há fortes evidências de que dietas restritas reduzam a incidência de infecções ou tenham impacto na mortalidade de pacientes neutropênicos.

A literatura encontrada, apesar das limitações metodológicas observadas em alguns artigos, não identificou relação direta entre dieta sem alimentos crus ou cozida e prevenção de infecções em pacientes neutropênicos. As recomendações mais assertivas focam na segurança alimentar.

Segundo as recomendações da European Society of Parenteral and Enteral Nutrition (Espen) 2016 não existem evidências científicas que recomendem o uso de dieta sem alimentos crus por um período maior que 30 dias após o TCTH alogênico.

Probióticos

Segundo a Organização Mundial da Saúde (OMS), probióticos são microrganismos vivos que quando administrados em quantidades adequadas conferem benefícios para o hospedeiro. Os probióticos são utilizados para melhorar a integridade intestinal, regular o sistema imunológico, prevenir a colonização patogênica e desempenhar papel fundamental nas vias metabólicas.

Os probióticos são frequentemente utilizados na prática clínica em diferentes patologias, como diarreia associada ao uso de antibióticos, diarreia infecciosa em crianças, Colite Ulcerativa e Intolerância ao leite de vaca.

Geralmente, o uso de probióticos tem sido considerado seguro em múltiplas doenças. No entanto, existe alguns estudos demonstrando efeitos negativos como infecções ou sepse com o uso de probióticos em pacientes hospitalizados.

Atualmente, não existe um consenso sobre o uso de probióticos de forma segura em pacientes severamente imunossuprimidos, em particular pacientes submetidos ao TCTH.

Diversos estudos estão sendo realizados devido a sua possível interferência no desenvolvimento de DECH. Um dos mecanismos da DECH é a translocação de lipopolissacarídeos da membrana intestinal, portanto existe uma hipótese de que o seu uso possa apresentar algum benefício.

Em estudo experimental o uso de *Lactobacillus rhamnosus* em ratos com DECH aguda induzida demonstrou possível efeito benéfico na sobrevida, quando comparado com os que não receberam probióticos.

No entanto, diversos estudos questionam se o uso de probióticos em pacientes submetidos ao TCTH é seguro, devido a sua maior suscetibilidade para infecções, como prejudicada função de barreira intestinal e desbalanço no sistema imune. Nestes pacientes, probióticos podem se tornar oportunistas e translocar a barreira intestinal, levando a bacteremia e outras complicações.

Em um relato de caso apresentado com uma criança submetida ao TCTH alogênico não aparentado, mesmo sem o uso de probióticos durante a internação, uma infecção por *Lactobacillus rhamnosus* associada a neutropenia foi fatal.

Outro relato de caso de um paciente com linfoma de manto submetido ao TCTH autólogo, desenvolveu sepse por *Lactobacillus acidophilus* secundária ao consumo excessivo de iogurte enriquecido com probióticos.

Em contrapartida com os resultados anteriormente citados, recente estudo realizado com crianças e adolescentes submetidos ao TCTH alogênico que receberam *Lactobacillus plantarum* via oral ou enteral na dose de 1×10^8 unidades/kg/dia entre o D-8/D-7 até o D+14, não apresentaram episódios de bacteremia por *Lactobacillus plantarum*, bem como nenhum efeito adverso atribuído ao uso do probiótico. A grande maioria dos pacientes estudados não apresentaram DECHa, os que apresentaram DECHa desenvolveram grau II e III. Nenhum paciente que recebeu probiótico apresentou DECHa grau IV.

No entanto, mesmo com as estabelecidas vantagens do uso de probióticos em pacientes hospitalizados, o uso em pacientes submetidos ao TCTH ainda deve ser cautelosamente avaliado e discutido devido a diversidade de resultados encontrados. Até o momento não temos recomendação de uso de probióticos para prática clínica em pacientes submetidos ao TCTH.

Glutamina

A glutamina é considerada um aminoácido condicionalmente essencial, pois em condições de estresse severo para o organismo, a sua quantidade pode ser insuficiente. A mesma pode estar relacionada com a prevenção na atrofia da membrana intestinal e melhora do sistema imune, respostas importantes para pacientes submetidos ao TCTH.

Assim, durante o TCTH a glutamina pode minimizar a mucosite no trato gastrointestinal associada ao condicionamento mieloablativo, favorecer o balanço nitrogenado positivo e a síntese muscular proteica.

Em meta-análise e revisão sistemática realizada com pacientes submetidos ao TCTH suplementados com glutamina, a suplementação oral de glutamina pode reduzir a incidência de mucosite e DECH, e a suplementação com glutamina intravenosa pode reduzir infecções clínicas e culturas positivas. No entanto o uso de glutamina pode estar associado ao risco aumentado de recidiva da doença pós-TCTH. Segundo essa meta-análise os dados devem ser observados com atenção visto que a grande maioria dos estudos não apresentam número significativo de pacientes e com desenhos metodológicos de baixa qualidade.

Em estudo randomizado realizado com 120 crianças com doenças hematológicas e crianças submetidas ao TCTH, que comparou a utilização NPT com glutamina e NPT padrão, não foi encontrada diferença significativa entre duração e severidade de mucosite, tempo para pega da medula, DECH, taxa de recaída ou mortalidade.

Baseado nestes estudos e nos resultados controversos o uso da glutamina em pacientes submetidos ao TCTH não é recomendado pela Espen 2016.

Ômega 3

O uso de ácidos graxos ômega 3, eicosapentaenoico (EPA) e ácido docosa-hexaenoico (DHA), estão associados com a diminuição da resposta inflamatória em pacientes oncológicos, reduzindo parâmetros inflamatórios como a Interleucina 6 e Proteína C reativa.

Estudos utilizando suplementos de óleo de peixe ou suplementos nutricionais contendo óleo de peixe em pacientes com câncer avançado submetidos a quimioterapia, encontraram melhora no apetite, na aceitação alimentar, ganho ponderal, aumento de massa magra e/ou atividade física e melhora na qualidade de vida. Alguns destes trabalhos conseguiram demonstrar melhora na resposta ao tratamento quimioterápico e sobrevida global. Em contraste com estes resultados, alguns trabalhos não encontraram benefício com o uso de óleo de peixe.

Recentes revisões sistemáticas realizadas com pacientes oncológicos submetidos ao tratamento quimioterápico e radioterápico apresentam resultados divergentes. No entanto segundo o Espen, 2106 pacientes com câncer avançado submetidos a quimioterapia com risco de perda ponderal ou desnutrição podem ser suplementados ácido graxo ômega 3 ou óleo de peixe, com o objetivo de estabilizar e/ou aumentar o apetite, a aceitação alimentar, a massa magra e o peso corporal.

Com relação ao tratamento com quimioterapia em altas doses e TCTH a Espen 2016 não menciona a indicação ou não de ômega 3, apenas citam que pacientes hematológicos em tratamento com Ibrutinib, droga frequentemente utilizada para tratamento de leucemia linfoide crônica e linfoma do manto, não devem ser suplementados com óleo de peixe devido ao risco aumentado de epistaxe.

Poucos estudos abordam TCTH e uso de ômega 3, em um pequeno estudo realizado com dezesseis pacientes submetidos ao TCTH alogênico não aparentado, pacientes que receberam ômega 3 apresentaram menor incidência de DECH e maior sobrevida quando comparados com os que não receberam ômega 3.

Em contraste com esses resultados, estudo realizado com ratos para verificar incidência de DECH, o uso de suplementos com ômega 3, quando comparado com alimentação padrão e alimentação com ômega 6, levou a menor sobrevida e exacerbação de dos sintomas da DECH aguda pós-TCTH. Assim, os autores concluem que a mesma deve ser utilizada com cautela na nutrição parenteral e enteral em pacientes submetidos ao TCTH.

No entanto, infusão de ômega 3 intravenoso em pacientes que necessitem de NPT prolongada pode ser uma alternativa para prevenção da disfunção hepática. Em casos de hipertrigliceridemia frequentemente encontrada em pacientes submetidos ao TCTH, normalmente se reduz a quantidade de lipídeo infundido, reduzindo a oferta calórica oferecida. Com a adição do ômega 3 na NPT, pode-se manter a proporção de lipídeos e melhorar os níveis de triglicérides.

Em estudo realizado com crianças submetidas ao TCTH, o uso da NPT com ômega 3 se mostrou tão seguro quanto uso de óleo de soja. Desta forma, mais estudos devem ser realizados para determinar a dose recomendada de ômega 3 para pacientes submetidos ao TCTH, bem como sua interferência ou não na DECH, ganho ponderal, melhora do apetite e preservação de massa magra nessa população específica.

Vitamina D

Embora seja chamada de vitamina, a vitamina D é um pré-hormônio relacionado com o metabolismo ósseo e com a homeostase do cálcio, tendo também um importante papel na regulação da resposta imune.

As respostas da vitamina D no organismo dependem da ativação do seu receptor celular (VDR), a ausência de vitamina D circulante pode levar a polimorfismos no VDR e consequentes alteração na reposta imune, podendo desencadear doenças autoimunes. A vitamina D apresenta efeito nos monócitos, linfócitos T e células *natural killer* (NK).

A vitamina D é capaz de modular a sistema imune, o qual está relacionado com a fisiopatologia da DECH no pós-TCTH. A mesma, apresenta efeito imunossupressor na regulação da diferenciação e atividade dos linfócitos T, se a expressão ao VDR for aumentada, desencadeando uma série de ações no sistema imune. Desta forma, diversos autores sugerem que adequados níveis de vitamina D amentam a tolerância do sistema imune, reduzindo a incidência de DECH em pacientes submetidos ao TCTH alogênico.

Segundo Hansson, 2014 e Glotzbecker 2013, existe correlação positiva entre deficiência de vitamina D e aumento no risco de desenvolver doença do enxerto contra o hospedeiro crônica (DECHc), os mesmos resultados não foram encontrados para DECHa.

Estima-se que a deficiência de vitamina D afete aproximadamente 50% da população de países em desenvolvimento. Quando avaliada em pacientes submetidos ao TCTH pode-se observar que aproximadamente 80% dos pacientes submetidos ao TCTH apresentam algum grau de deficiência pré-TCTH, e este número costuma aumentar no pós-TCTH.

Portanto, estudos recentes indicam a importância da dosagem de vitamina D no pré-TCTH e acompanhamento no pós-TCTH. Sugere-se manter níveis de vitamina D acima 30 ng/mL.

CONCLUSÕES

Concluindo, a nutrição adequada e ferramentas para avaliação da composição corporal são fundamentais na sobrevida, qualidade de vida, menor prevalência de infecção, mucosite e DECH dos pacientes submetidos ao TCTH. Além disso, a vitamina D aparece como um tratamento prático e de baixo custo com benefícios para esses doentes. E o uso de probióticos, ômega 3 e glutamina precisam ser definidos em cada serviço, pesando o custo-benefício para cada paciente.

LEITURA RECOMENDADA

Arends, J.; Bachmann, P.; Baracos, V.; Barthelemy, N.; Bertz, H.; Bozzetti, F.; Fearon, K.; Hütterer, E.; Isenring, E.; Kaasa, S.; Krznaric, Z.; Laird, B.; Larsson, M.; Laviano, A.; Mühlebach, S.; Muscaritoli, M.; Oldervoll, L.; Ravasco, P.; Solheim. T.; Strasser, F.; de van der Schueren, M.; Preiser, J. C. Espen guidelines on nutrition in cancer patients. *Clin Nutr.* 2016 aug. 6. pii: S0261-5614(16)30181-9.

Pereira, A. Z.; Victor, E. S.; Vidal C. P.; Piovacari, S. M.; Bernardo B. J. S.; Pedreira, W. L. Jr.; Hamerschlak, N. High body mass index among patients undergoing hematopoietic stem cell transplantation: results of a cross-sectional evaluation of nutritional status in a private hospital. *Nutr Hosp.* 2015 Dec 1; 32(6): 2874-9.

Fuji, S.; Einsele, H.; Savani, B. N.; Kapp, M. Systematic Nutritional Support in Allogeneic Hematopoietic Stem Cell Transplant Recipients. *Biol Blood Marrow Transplant.* 2015 out. 21(10): 1707-13.

Ministério da Saúde. Instituto Nacional de Câncer José Alencar Gomes da Silva (INCA. Consenso Nacional de Nutrição Oncológica. 2. ed. Rio de Janeiro, 2015, 186p.

National Comprehensive Cancer Network. [periódico eletrônico] Acessado em 05/09/2008. Disponível em: http://www.nccn.org.

Schwartzberg, L. S. Neutropenia: etiology and pathogenesis. *Clin Cornerstone.* 2006; 8(5): 5-11.

Gardner, A.; Mattiuzzi, G.; Faderl, S.; Borthakur, G.; Garcia-Manero, G.; Pierce, S. et al. Randomized comparison of cooked and noncooked diets in patients undergoing remission induction therapy for acute myeloid leukemia. *J Clin Oncol.* 2008; 26(35): 5684-8.

Waitzberg, D. L.; Nardi, L.; Horie, L. M. Desnutrição em câncer. Revista Onco & Oncologia, São Paulo, v. 2, n. 8, out./nov. 2011.

Stadlbauer, V. Immunosuppression and probiotics: are they effective and safe? *Benef Microbes.* 2015; 6(6): 823-8.

Robin, F.; Paillard, C.; Marchandin, H.; Demeocq, F.; Bonnet, R.; Hennequin, C. Lactobacillus rhamnosus meningitis following recurrent episodes of bacteremia in a child undergoing allogeneic hematopoietic stem cell transplantation. J Clin Microbiol. 2010 nov. 48(11): 4317-9

Gerbitz, A.; Schultz, M.; Wilke, A.; Linde, H. J.; Schölmerich, J.; Andreesen, R.; Holler, E. Probiotic effects on experimental graft-versus host disease: let them eat yogurt. *Blood.* 2004 jun. 1; 103(11): 4365-7.

Mehta, A.; Rangarajan, S.; Borate, U. A cautionary tale for probiotic use in hematopoietic SCT patients-Lactobacillus acidophilus sepsis in a patient with mantle cell lymphoma undergoing hematopoietic SCT. *Bone Marrow Transplant.* 2013 mar. 48(3): 461-2.

Ladas, E. J.; Bhatia, M.; Chen, L.; Sandler, E.; Petrovic, A.; Berman, D. M.; Hamblin, F.; Gates, M.; Hawks, R.; Sung, L.; Nieder, M. The safety and feasibility of probiotics in children and adolescents undergoing hematopoietic cell transplantation. *Bone Marrow Transplant.* 2016 fev. 51(2): 262-6.

Crowther, M.; Avenell, A.; Culligan, D. J. Systematic review and meta-analyses of studies of glutamine supplementation in haematopoietic stem cell transplantation. *Bone Marrow Transplant.* 2009 out. 44(7): 413-25.

Uderzo, C.; Rebora, P.; Marrocco, E.; Varotto, S.; Cichello, F.; Bonetti, M.; Maximova, N.; Zanon, D.; Fagioli, F.; Nesi, F.; Masetti, R.; Rovelli, A.; Rondelli, R.; Valsecchi, M. G.; Cesaro, S. Glutamine-enriched nutrition does not reduce mucosal morbidity or complications after stem-cell transplantation for childhood malignancies: a prospective randomized study. *Transplantation.* 2011 jun. 27; 91(12): 1321-5.

Baena-Gómez, M. A.; de la Torre Aguilar, M. J.; Mesa, M. D.; Llorente-Cantarero, F. J.; Pérez Navero, J. L.; Gil-Campos, M. Effects of parenteral nutrition formulas on plasma lipid profile in children with bone marrow transplantation. *Ann Nutr Metab.* 2013; 63(1-2): 103-10.

Hashmi, S.; Sadeghi, B.; Hassan, Z.; Abedi-Valugerdi, M.; Lindskog, M.; Hassan, M. Omega-3 from fish oil augments GVHD through the enhancement of chemotherapy conditioning regimen and selective FoxP3 depletion. *Bone Marrow Transplant.* 2013 jun. 48(6): 843-8.

Takatsuka, H.; Takemoto, Y.; Iwata, N.; Suehiro, A.; Hamano, T.; Okamoto, T.; Kanamaru, A.; Kakishita, E. Oral eicosapentaenoic acid for complications of bone marrow transplantation. *Bone Marrow Transplant.* 2001 out. 28(8): 769-74.

Glotzbecker, B.; Ho, V. T.; Aldridge, J.; Kim, H. T.; Horowitz, G.; Ritz, J.; Soiffer, R.; Avigan, D.; Rosenblatt, J. Low levels of 25-hydroxyvitamin D before allogeneic hematopoietic SCT correlate with the development of chronic GVHD. *Bone Marrow Transplant.* 2013 abr. 48(4): 593-7.

Hansson, M. E.; Norlin, A. C.; Omazic, B.; Wikström, A. C.; Bergman, P.; Winiarski, J.; Remberger, M.; Sundin, M. Vitamin d levels affect outcome in pediatric hematopoietic stem cell transplantation. Biol Blood Marrow Transplant. 2014 out. 20(10): 1537-43.

Benrashid, M.; Moyers, K., Mohty, M.; Savani, B,N. Vitamin D deficiency, autoimmunity, and graft-versus-host-disease risk: Implication for preventive therapy. *Exp Hematol.* 2012 abr. 40(4): 263-7.

Kyle, U. G. *et al.* Longitudinal follow-up of body composition in hematopoietic stem cell transplant patients. *Bone Marrow Transplant.* 35, 1171-1177, 2005.

M. Gleimer. *et al.* Baseline body mass index among children and adults undergoing allogeneic hematopoietic cell transplantation: clinical characteristics and outcomes Michael. *Stroke* 44, 3516-3521, 2014.

Chughtai, K. *et al.* Analytic morphomics: a novel CT imaging approach to quantify adipose tissue and muscle composition in allogeneic hematopoietic cell transplantation. *Bone Marrow Transplant.* 51, 446-450, 2016.

Hadjibabaie, M. *et al.* Evaluation of nutritional status in patients undergoing hematopoietic SCT. *Bone Marrow Transplant.* 42, 469-73, 2008.

Horsley, P.; Bauer, J.; Gallagher, B. Poor nutritional status prior to peripheral blood stem cell transplantation is associated with increased length of hospital stay. *Bone Marrow Transplant.* 35, 1113-6, 2005.

Ferreira, E. E. *et al.* Revista Brasileira de Hematologia e Hemoterapia Brazilian Journal of Hematology and Hemotherapy Nutritional status of patients submitted to transplantation of allogeneic hematopoietic stem cells: a retrospective study. *Rev. Bras. Hematol. Hemoter.* 3, 414-419, 2014.

Fuji, S. *et al.* Possible association between obesity and posttransplantation complications including infectious diseases and acute graft-versus-host disease. Biol. Blood Marrow Transplant. 15, 73-82, 2009.

van der Meij, B. S. *et al.* Nutritional support in patients with GVHD of the digestive tract: state of the art. *Bone Marrow Transplant.* 48, 474-82, 2013.

Iestra, J. A.; Fibbe, W. E.; Zwinderman, A. H.; Staveren, W. A. Van & Kromhout, D. Nutrition post transplant Body weight recovery, eating difficulties and compliance with dietary advice in the first year after stem cell transplantation : a prospective Summary : 417-424, 2002. doi: 10.1038/sj/bmt/1703375.

El Cheikh, J. *et al.* Allogeneic hematopoietic stem cell transplantation after reduced-intensity conditioning regimen for elderly patients (60 years and older) with hematological malignancies using unrelated donors: a retrospective study from the French society for stem cell transplantation (SFGM-TC. Haematologica, 2016.

Bron, D.; Ades, L.; Fulop, T.; Goede, V. & Stauder, R. Aging and blood disorders: new perspectives, new challenges. *Haematologica* 100, 415-417, 2015.

Muffly, L. S. *et al.* Geriatric assessment to predict survival in older allogeneic hematopoietic cell transplantation recipients. *Haematologica* 99, 1373-1379, 2014.

Cruz-Jentoft, A. J. *et al.* Sarcopenia: European consensus on definition and diagnosis. *Age Ageing* 39, 412-423, 2010.

Sommacal, H. M.; Jochims, A. M. K.; Schuch, I.; Silla, L. M. R. Comparação de métodos de avaliação nutricional empregados no acompanhamento de pacientes submetidos a transplante de células-tronco hematopoéticas alogênico. *Rev. Bras. Hematol. Hemoter.* 32, 50-55, 2010.

Inaba, H. *et al.* Longitudinal changes in body mass and composition in survivors of childhood hematologic malignancies after allogeneic hematopoietic stem-cell transplantation. *J. Clin. Oncol.* 30, 3991-3997, 2012.

■ Bernard Lobato Prado   ■ Fabiana Lucio   ■ Polianna Mara Rodrigues de Souza

INTRODUÇÃO

Considerados pela Organização Mundial da Saúde (OMS) como prioridade em saúde e direito humano universal, os Cuidados Paliativos representam uma resposta ativa e total aos problemas decorrentes de doenças prolongadas, progressivas, irreversíveis e potencialmente letais ou em situação de expectativa de vida profundamente diminuída e são perfeitamente aplicáveis desde os estágios iniciais das doenças, concomitantemente com as terapias curativas ou que prolonguem a vida e com as modificações das mesmas ao longo da evolução das doenças, ganhando maior importância à medida que essas terapêuticas perdem sua efetividade. A assistência em cuidados paliativos tem como principal objetivo proporcionar a máxima qualidade de vida possível a estes doentes e suas famílias, sendo cada vez mais reconhecidos como essenciais tanto pelos profissionais de saúde quanto pelos sistemas de saúde.

Em 2002, a OMS publicou sua definição mais recente de Cuidados Paliativos, definindo-os como "Abordagem que aprimora a qualidade de vida dos pacientes e famílias que enfrentam problemas associados com doenças ameaçadoras da vida, por meio da prevenção e alívio do sofrimento, por meio de identificação precoce, avaliação correta e tratamento adequado da dor e de outros problemas de ordem física, psicossocial e espiritual". Acrescenta ainda que tais cuidados devem promover o alívio da dor e outros sintomas; afirmar a vida e entender a morte como um processo natural, não tendo por objetivo nem prolongar nem acelerar a morte; integrar os aspectos espirituais e psicológicos dos cuidados; oferecer suporte adequado para auxiliar o paciente a viver o mais ativamente possível até o fim da vida; oferecer suporte à família para conviver com a doença e suas consequências; dispor de equipe multiprofissional preparada para identificar as necessidades dos pacientes e seus familiares e promover melhora da qualidade de vida.

Qualidade de vida é um conceito fácil de ser compreendido, porém difícil de ser definido, uma vez que é algo subjetivo, dinâmico e multidimensional; no entanto, concebe-se que esteja relacionado à saúde e não à doença. Segundo a OMS, qualidade de vida é a percepção do indivíduo em relação a sua posição na vida, no contexto da cultura e do sistema de valores em que vive, considerando seus objetivos, expectativas, padrões e interesses. Dentre os vários fatores que podem influenciar a qualidade de vida estão a alimentação e a nutrição.

O câncer é, sabidamente, um grave problema de saúde pública que tende a aumentar nos próximos anos, acompanhando a ascensão do envelhecimento populacional; especialmente entre os países em desenvolvimento. É uma doença de elevada incidência e prevalência, afetando indivíduos de todas as faixas etárias. A OMS estima que ocorram anualmente cerca de 11 milhões de novos casos e aproximadamente 7 milhões de mortes por câncer no mundo. Estimativas do Instituto Nacional de Câncer José Alencar Gomes da Silva (Inca) apontam que no Brasil, para o biênio 2016-2017, ocorrerão cerca de 600 mil casos novos de câncer. Excetuando-se o câncer de pele não melanoma, aproximadamente 180 mil casos novos, serão cerca de 420 mil casos novos de câncer.

Em qualquer momento do tratamento do câncer, desde suas fases iniciais até seus estágios finais, pode haver importantes alterações do estado nutricional e do ato de se alimentar, o que pode, inclusive, interferir no planejamento terapêutico. O estado nutricional interfere na resposta ao tratamento, nas reações adversas ao tratamento, na sobrevida, nos níveis de atividade, na qualidade de vida e no tempo de hospitalização, quando esta é necessária.

Considerada essencial para a existência humana, a nutrição tem papel essencial na promoção de saúde e na prevenção de doenças. Mas, para muito além, está relacionada ao ato de se alimentar e a alimentação possui conotações que transcendem a simples necessidade orgânica de calorias e nutrientes. A alimentação está intimamente relacionada ao estilo de vida, à percepção de bem-estar, a valores culturais, ao prazer e à vida, envolvendo relações sociais e familiares.

Em cuidados paliativos, a nutrição ganha um lugar especial, uma vez que pode ter função preventiva, permitindo meios e vias de alimentação, buscando garantir as necessidades nutricionais na tentativa de melhorar ou ao menos preservar o peso e a composição corporal, auxiliando no controle de sintomas e mantendo hidratação satisfatória, possibilitando melhores condições de resposta aos tratamentos, além de permitir manutenção do prazer pela ingesta alimentar. Pode ainda ser utilizada para reduzir a intensidade de efeitos adversos provocados pelos tratamentos, auxiliar na prevenção ou retardar o desenvolvimento da síndrome anorexia-caquexia e ajudar na ressignificação do alimento e do ato de se alimentar. Além disso, pode ter papel terapêutico, quando visa modificações do estado metabólico e/ou nutricional mediante ajustes de balanço energético, oferta de micronutrientes, eletrólitos e reposição de alguma substância funcional que se mostre necessária.

Com a evolução da doença oncológica podem ocorrer, provocadas tanto pela própria doença como por seu tratamento, alterações como inapetência, disgeusia, disfagia, xerostomia, redução da velocidade de esvaziamento gástrico, náuseas e vômitos, modificação do paladar e obstruções do trato gastrointestinal, dentre outras; reduzindo o apetite e a ingestão alimentar, com consequente perda ponderal e alterações de composição corporal que podem levar à desnutrição e caquexia.

Os objetivos do suporte nutricional em cuidados paliativos variam de acordo com o estágio evolutivo da doença, devendo ser periodicamente reavaliados e ter como princípio, em qualquer estágio, minimizar possíveis desconfortos causados pela alimentação, priorizando o prazer da ingesta alimentar, o conforto emocional, a redução de ansiedade e a melhora da autoestima, além de favorecer a socialização entre pacientes e familiares durante as refeições. É fundamental que se tenha em mente que para a maioria dos pacientes oncológicos com doença avançada, especialmente aqueles com expectativa de vida limitada, não há evidência na literatura de que o suporte ou suplementação nutricionais agressivos tragam benefícios em ganho de peso, qualidade de vida ou aumentem a sobrevida desses indivíduos.

ALIMENTAÇÃO E CONTROLE DE SINTOMAS

O câncer pode apresentar grande impacto no estado nutricional e na qualidade de vida dos doentes e este deve ser sempre avaliado. Em cuidados paliativos, é comum o paciente apresentar inapetência, desinteresse pelos alimentos e recusa alimentar, mesmo aos alimentos de maior preferência. Em consequência da baixa ingesta alimentar, associada ao hipercatabolismo presente muitas vezes nesses quadros, há perda ponderal com frequências que podem variar de 31 a 87% e depleção de tecido magro e adiposo, podendo levar à caquexia e gerar grande ansiedade para paciente, familiares e equipe de cuidados.

Pacientes com doença avançada podem cursar com sinais e sintomas adicionais, como náuseas, vômitos, alteração no paladar e saciedade precoce. Podem ainda apresentar outros sintomas como fadiga, dor, delirium e dispneia, por exemplo, que indiretamente interferem em questões alimentares e nutricionais, contribuindo para a menor ingestão de alimentos e deterioração do estado nutricional.

Efeitos adversos de tratamentos, inclusive aqueles direcionados a controle de sintomas, também podem contribuir para dificuldades alimentares nessa fase. Pacientes em uso de opioides, por exemplo, podem apresentar xerostomia, disgeusia, náuseas e constipação intestinal. Xerostomia e disgeusia também estão comumente associados à quimioterapia e a radioterapia e, apesar de pouco valorizados, podem ter sérias implicações na qualidade de vida e estado geral de saúde, por levarem a maior dificuldade na deglutição e articulação de palavras, alterações de paladar e maior risco de infecções da mucosa bucal e cáries dentárias; condições estas que podem levar a limitações na escolha e no consumo de alimentos.

Náuseas, vômitos, diarreia, saciedade precoce, má absorção, obstipação intestinal e disfagia, entre outros sintomas gastrintestinais, podem ser secundários ao uso de diversos medicamentos e todos esses sintomas devem ser cuidadosamente avaliados e tratados.

Há diversas estratégias para abordagem das alterações nutricionais em pacientes oncológicos em cuidados paliativos, incluindo as intervenções nutricionais discutidas anteriormente e medidas farmacológicas. Existem, porém, algumas medidas dietoterápicas que podem e devem ser observadas e orientadas, em qualquer fase da doença, com o objetivo de auxiliar no controle de sintomas provocados pela doença e pelo tratamento (Quadro 12.1).

Quadro 12.1 ■ Administração de sintomas por meio da alimentação.

SINTOMAS	CONDUTA
ANOREXIA	Oferecer alimentos preferidos e saborosos. Fracionar as refeições em pequenas quantidades. Enriquecer o valor nutricional dos alimentos (manteiga, óleo, mel, açúcar etc.). Não forçar a alimentação. Encorajar o desejo de alimentar-se.
SACIEDADE PRECOCE	Fracionar as refeições. Diminuir o volume dos alimentos. Reduzir oferta de alimentos gordurosos e vegetais crus.

(continua)

Quadro 12.1 ■ Administração de sintomas por meio da alimentação.

(continuação)

XEROSTOMIA	Beber água frequentemente e em pequena quantidade.
	Mascar chiclete sem açúcar.
	Preferir alimentos com molhos e caldos.
NÁUSEAS E VÔMITOS	Fracionar as refeições.
	Evitar odores fortes e temperos nos alimentos.
	Evitar alimentos com temperaturas extremas.
	Evitar beber líquidos durante as refeições.
	Evitar alimentos açucarados.
DISGEUSIA	Utilizar temperos e aromas artificiais.
	Atentar para a temperatura dos alimentos.
	Substituir alimentos desagradáveis por outros do mesmo valor nutricional.
MUCOSITE, DISTÚRBIO DE MASTIGAÇÃO OU DE DEGLUTIÇÃO	Evitar alimentos e bebidas irritantes (especiarias, bebidas alcoólicas, alimentos duros, salgados e a ácidos).
	Evitar alimentos quentes.
CONSTIPAÇÃO	Beber líquidos adequadamente.
	Associar diferentes tipos de fibras: hortaliças, cereais, frutas (ameixa, figo, uvas).
DIARREIA	Beber líquidos adequadamente.
	Evitar alimentos laxativos.
OBSTRUÇÃO INTESTINAL	Preparar alimentos bem cozidos e pastosos.
	Evitar frutas e hortaliças cruas e com cascas, sementes, frutas oleaginosas, especiarias.
	Introduzir alimentação artificial profilática quando indicação.
HIPERCALCEMIA	Evitar suplementos de cálcio. Manter as necessidades conforme ingestão diária recomendada.
HIPONATREMIA	Restringir líquidos quando indicado.
TROMBOSE	Sem necessidade de restringir alimentos que contenham vitamina K.
	Evitar suplementos de vitamina K

Fonte: Adaptado de Benarroz M. O.; Faillace G. B. D.; Barbosa L. A. Bioética e nutrição em cuidados paliativos oncológicos em adultos. *Cad. Saúde Pública.* 2009; 25(9): 1875-1882.

TERAPIA NUTRICIONAL EM CUIDADOS PALIATIVOS

O consumo de alimentos e bebidas é parte fundamental da cultura de todos os povos. É considerado, além de um meio de subsistência, uma experiência prazerosa que ajuda a promover conforto, comunicação e interação social. Alimentar-se pode também ajudar o indivíduo a manter seu senso de autonomia e esse pode ser o fato que dá sentido a uma vida. Além de o alimento ser fonte de energia e força, para muitos, "comida é amor". Por essa razão, o alimento é parte integrante de eventos e comemorações nas diferentes culturas.

O alimento desempenha um papel central na vida de todos nós. Este fato não é alterado com o passar do tempo ou com a instalação de uma doença grave. Entretanto, em uma condição de doença grave o alimento acaba sendo mais notado pela sua ausência ou pelas dificuldades na sua ingestão do que pela sua presença e prazer proporcionado.

Para o acompanhamento do paciente em cuidados paliativos, é fundamental que o profissional nutricionista conheça o quadro clínico, o prognóstico da doença, o estado nutricional e a expectativa de vida do indivíduo e, dentro desses aspectos, otimize a manutenção do peso e a composição corporal, controle de sintomas e hidratação satisfatória. É importante também estabelecer um vínculo com o paciente a fim de resgatar sua experiência com o alimento ao longo de toda sua vida.

A indicação da terapia nutricional em cuidados paliativos deve ser realizada com base na discussão feita com toda equipe multiprofissional, seguindo critérios éticos e clínicos, sempre avaliando riscos e benefícios de cada terapia proposta e a vontade do paciente e seus familiares. O uso de complemento alimentar por via oral ou a utilização da via enteral ou parenteral deve ser muito bem avaliada e discutida individualmente.

A escolha do tipo de terapia nutricional em pacientes com doenças avançadas ainda é controversa. De acordo com o consenso elaborado pela Associação Brasileira de Cuidados Paliativos, quando indicada, a primeira e melhor opção é a terapia nutricional oral (TNO) com a utilização de complementos nutricionais associada ao aconselhamento nutricional. A terapia nutricional oral é sempre a via preferencial, desde que o Trato Gastrointestinal (TGI) esteja íntegro e o paciente apresente condições clínicas para realizá-la e assim o deseje.

Com relação à administração da terapia nutricional enteral (TNE) e/ou terapia nutrição parenteral (TNP), o momento em se instituir ou suspender, além do tipo e do volume a ser administrado, são questões que geram muitas dúvidas na equipe. De acordo com a Associação Brasileira de Cuidados Paliativos, a TNE pode ser utilizada em pacientes que apresentam ingestão menor que 60% das suas necessidades nutricionais, sem perspectiva de evolução ou na impossibilidade de utilizar a via oral, com o trato gastrointestinal funcionante, no sentido de preservar a integridade intestinal, reduzir a privação nutricional, minimizar déficits nutricionais, controlar sintomas, oferecer conforto e melhorar a qualidade de vida.

Em pacientes em fim de vida não é recomendado começar ou manter a TNE, por se constituir em medida fútil e não oferecer conforto.

A TNP em pacientes com doença avançada possui poucas aplicações, como TGI não funcionante, obstruções intestinais irreversíveis, presença de fístulas intestinais e vômitos intratáveis, desde que contribua com uma melhor qualidade de vida e o paciente apresente expectativa de sobrevida considerável. É recomendado também que, antes de iniciar a nutrição parenteral, pacientes e familiares sejam orientados de possíveis complicações, incluindo alterações metabólicas, como hiperglicemia, risco de infecções de cateter, trombose, sobrecarga de fluídos e hepática, além do elevado custo financeiros, medidas que também devem ser ponderados pelos profissionais, para que não se torne uma medida fútil.

Uma das preocupações levantadas na decisão do uso da terapia nutricional, principalmente pelos pacientes e familiares, é a provável sensação de fome e de sede. Experiências médicas no cuidado de pacientes reportam que pessoas conscientes com doenças terminais em estado avançado, geralmente não experimentam a sensação de fome e de sede e que são satisfeitas por pequena quantidade de alimento e líquido.

Uma vez que alterações no padrão alimentar, principalmente a recusa alimentar, geram angústias em pacientes e familiares/cuidadores, algumas orientações tornam-se importantes.

Diante da recusa alimentar do paciente devemos:
- Respeitar a recusa alimentar e os seus desejos.
- Não restringir alimentos.
- Prover tempo adequado para o indivíduo fazer as refeições, respeitando o seu ritmo.
- Oferecer utensílios adequados para facilitar o momento da alimentação.
- Oferecer os alimentos na consistência e temperatura adequada a cada situação.

- Oferecer os alimentos e preparações em pequenas porções.
- Liberar as refeições nos horários de preferência do paciente.
- Propiciar ambiente tranquilo para fazer as refeições.

Em Cuidados Paliativos, os princípios e referenciais da Bioética estão presentes em cada atitude e decisão, havendo sempre a necessidade de uma reflexão profunda da equipe, sempre priorizando a beneficência e os objetivos do cuidado considerando os desejos do paciente e da família.

LEITURA RECOMENDADA

World Health Organization, WHO Definition of Palliative Care. Disponível em: http://www.who. int/cancer/palliative/definition/en/.

World Health Organization. Global Atlas of Palliative Care at the End of Life. Disponível em: http://www.thewhpca.org/resources/global-atlas-on-end-of-life-care.

Benarroz, M. O.; Faillace, G. B. D.; Barbosa, L. A. Bioética e nutrição em cuidados paliativos oncológicos em adultos. *Cad. Saúde Pública*. 2009; 25(9): 1875-1882.

World Health Organization. Study protocol for the World Health Organization project to develop a Quality of Life assessment instrument (WHOQOL). *Qual Life Res* 1993; 2: 153-159.

Instituto Nacional de Câncer José Alencar Gomes da Silva – Coordenação de Prevenção e Vigilância. Estimativa 2016: incidência de câncer no Brasil. Rio de Janeiro, 2015.

Caro, M. M. M.; Laviano, A.; Pichard, C. Nutritional intervention and quality of life in adult oncology patients. *Clin Nutr* 2007; 26: 289-301.

Instituto Nacional de Câncer José Alencar Gomes da Silva – INCA. *Consenso nacional de nutrição oncológica*. 2. ed. revista, ampliada e atualizada. Rio de Janeiro, 2015.

Corrêa, P. H.; Shibuya, E. Administração da Terapia Nutricional em Cuidados Paliativos. *Revista Brasileira de Cancerologia* 2007; 53(3): 317-323.

Huhmann, M. B.; Cunningham, R. S. Importance of nutritional screening in treatment of cancer-related weight loss. *Lancet Oncol*. 2005; 6: 334-43.

Strasser, F. Eating-related disorders in patients with advanced cancer. *Support Care Cancer*. 2003; 11: 11-20.

Loyolla, V. C. L.; Pessini, L.; Bottoni, A. Análise da bioética sobre terapia nutricional enteral em pacientes oncológicos sob cuidados paliativos. *Revista Brasileira de Cuidados Paliativos*. 2011 3(3): 12-18.

Projeto Diretrizes. Sociedade Brasileira de Nutrição Parenteral e Enteral, Associação Brasileira de Nutrologia. *Terapia Nutricional na Oncologia*. 2011.

Dev, R.; Dalal, S.; Bruera, E. Is there a role for parenteral nutrition or hydration at the end of life? Curr Opin Support Palliat Care, 2012; 6(3): 365-70. *Revista Brasileira de Cuidados Paliativos* 2011; 3

Hiromi P. C. Shibuya E. Administração da Terapia Nutricional em Cuidados Paliativos. *Revista Brasileira de Cancerologia* 2007; 53(3): 317-323.

Associação Brasileira de Cuidados Paliativos. Consenso brasileiro de caquexia/anorexia em cuidados paliativos. *Revista Brasileira de Cuidados Paliativos* 2011; 3, (3) – Suplemento 1.

Associação Brasileira de Cuidados Paliativos (ABCP) – História e Conceito do Cuidados Paliativos, 2011. Disponível em: http//www.cuidadospaliativos. com. br/site/texto.php?cdTexto=4.

Carvalho, R. T.; Taquemori L. Y. *Nutrição em Cuidados Paliativos*. Manual de Cuidados Paliativos, 2012, p. 483-497.

American Dietitic Association. Position of the America Dietitic Association: issues in feeding the terminally ill adult. *Jam Deit Assoc* 1992; 29(8): 996-1002.

Nascimento, A. G. Papel da Nutricionista na Equipe de Cuidados Paliativos. In: *Manual de Cuidados Paliativos*. Academia Nacional de Cuidados Paliativos. Rio de Janeiro: Diagrafic, 2009, p. 227-229.

13

Lilian Mika Horie ■ Maria Izabel Lamounier de Vasconcelos

INTRODUÇÃO

É cada vez mais comum a busca por outras abordagens no tratamento contra o câncer. A medicina complementar e alternativa é definida pelo National Cancer Institute (NCI) como um conjunto de diversos sistemas, práticas e produtos ligados à saúde e que não são considerados como parte da medicina tradicional. São exemplos destas práticas: acupuntura, massagens e dietas especiais.

Dados internacionais mostram que 50% dos pacientes decidem por este tipo de tratamento. A dieta está no topo da lista dos pacientes que optam pela medicina alternativa, uma vez que os pacientes entendem que o ambiente e um sistema imune depletado podem ser possíveis causas do câncer.

Neste capítulo, serão abordadas as evidências científicas que justifiquem a indicação de dietas experimentais no tratamento do câncer.

DIETA CETOGÊNICA

Várias doenças que envolvem alterações no metabolismo mitocondrial, incluindo o diabetes melito tipo II, obesidade e câncer, são candidatas excepcionais para beneficiar-se da estratégia com dieta terapêutica, tais como dietas cetogênica. Estas dietas foram utilizadas para alterar o redox e a sinalização dos caminhos que aumentam a malignidade dos tumores e desta forma produzir efeitos anticonvulsionantes nas pessoas. Isso pode estar relacionado com aumento da biogênese mitocondrial. Na verdade, dietas cetogênicas podem também constituir uma primeira linha de tratamento para miopatias mitocondriais, devido à melhora da atividade mitocondrial resultante do aumento da biogênese da mesma. Embora estas dietas podem levar a alguns efeitos adversos de curto e longo prazo (p. ex.: distúrbios gastrointestinais como constipação e hiperlipidemia) elas são potencialmente eficazes em terapias metabólicas não tóxicas para o tratamento de doenças neurológicas crônicas, exercendo também uma ação protetora contra a angiogênese do tumor de cérebro e lesões isquêmicas.

A dieta Cetogênica é composta de alto teor de gordura, moderado teor de proteínas e baixo teor de carboidratos, resultando na redução do metabolismo dos carboidratos e proteínas e aumento do metabolismo da gordura. Como consequência dessa alteração metabólica, aparecem níveis elevados de corpos cetônicos e diminuição dos níveis de glicose no sangue. Descrita pela primeira vez por Hans Krebs, cetose é um estado metabólico em que o corpo obtém sua energia proveniente do metabolismo de corpos cetônicos, ao contrário do que ocorre na glicólise, onde a glicose é a principal fonte de energia. A cetose pode ser alcançada por meio de períodos de jejum ou reduzindo a ingestão de carboidratos da dieta. Esta dieta é composta de uma clássica proporção de gordura para não gordura (proteína e carboidratos) de 4:1, mas também é possível proporção de 3:1, 2:1 e 1:1.

A dieta com triglicérides de cadeia média (TCM) foi introduzida para superar as severas restrições da clássica dieta cetogênica. Os principais ácidos graxos do TCMs são ácido caprílico, ácido cáprico e, em menor quantidade, o ácido caproico e ácido láurico. A principal vantagem dos TCMs sobre os triglicérides de cadeia longa (TCL) é que os primeiros são mais eficientemente absorvidos e rapidamente transportados para o fígado via albumina. Após a captação hepática, esses são prontamente metabolizados nas mitocôndrias hepáticas e, depois da β-oxidação, são convertidos em corpos cetônicos. Por outro lado, os TCL têm que ser incorporados por quilomícrons e transportados por meio do ducto torácico para a circulação. O TCL precisa da carnitina como um transportador para entrar na mitocôndria e em seguida, sofrer a β-oxidação. Assim, em comparação com TCM, o metabolismo do TCL é um processo mais lento e exige mais gasto de energia para que possa ocorrer. Em decorrência desse processo, é necessário menor teor de gordura total nas dietas com TCM para atingir o nível desejado de cetose.

Dieta cetogênica na terapia do câncer

Recentemente a dieta cetogênica tem sido estudada como tratamento adjuvante do câncer em estudos com animais e humanos. Em 1987, Tisdale *et al.* observaram redução no peso do tumor e melhora na caquexia em ratos com adenocarcinoma de cólon, recebendo dieta cetogênica. Outros estudos têm demonstrado que a dieta cetogênica reduz crescimento do tumor e melhora a sobrevida dos animais com glioma maligno, câncer colorretal, câncer gástrico e câncer de próstata. O jejum, que também induz o estado de cetose, tem sido correlacionado com aumento da resposta da quimioterapia em modelos de terapias pré-clínica de câncer. Os ciclos de jejum também têm sido relacionados com a diminuição do crescimento do tumor.

Mecanismo proposto da ação da dieta cetogênica no câncer

Muitas terapias de câncer são desenhadas para sobrepor as diferenças metabólicas e fisiológicas que existem entre as células cancerígenas e as normais. Comparada com as células normais, as células cancerígenas exercem um aumento no metabolismo da glicose, como também exercem alterações no metabolismo oxidativo mitocondrial que se acredita ser o resultado do estresse oxidativo crônico. As mitocôndrias estão envolvidas na regulação da produção de energia celular por meio do processo de fosforilação oxidativa quando a cadeia de transporte de elétron é ativada na formação de adenosina trifosfato (ATP) celular.

Estudos têm demonstrado um aumento na prevalência de mutações do ácido desoxirribonucleico (DNA) mitocondrial, como também, alterações na expressão da codificação da proteína nuclear mitocondrial em diversos tipos de câncer, incluindo cabeça e pescoço, próstata, ovário, entre outros. Resultados preliminares sugerem que a suscetibilidade de mutação do DNA mitocondrial é devido ao aumento do estresse oxidativo na mitocôndria. Existem inúmeros relatos na literatura que o aumento significativo de O_2 e H_2O_2 na mitocôndria da célula cancerosa, comparada com célula normal, pode ser o objetivo para aumentar a terapia oncológica.

Dependência de glicose das células cancerosas

A glicólise é a quebra enzimática da glicose em piruvato, que na presença de oxigênio é convertido a acetil-CoA e na sequencia entra no ciclo do ácido cítrico, na mitocôndria. Na ausência de oxigênio, o piruvato é alternativamente convertido em lactato. As células normais vinculam a produção de piruvato à eficiente respiração mitocondrial, para gerar ATP, via fosforilação oxidativa e geralmente demonstram níveis baixos da glicólise, bem como de produção de lactato. Em contraste com as células normais, as células cancerosas demonstram aumento do consumo de glicose, mesmo na presença de oxigênio que foi sugerido essa ocorrência, por causa do defeito da respiração mitocondrial, exigindo maior glicólise como uma resposta de compensação.

Numerosos estudos animais, nos últimos 60 anos, não só confirmou a observação do consumo aumentado de glicose nas células cancerosas, mas também demonstraram a importância da glicose para sobrevivência do tumor e das metástases.

Dieta cetogênica aumenta o estresse oxidativo das células cancerosas

A dieta cetogênica pode agir como uma terapia adjuvante no tratamento do câncer, por dois diferentes mecanismos, onde ambos aumentam o estresse oxidativo no interior das células cancerosas. O metabolismo lipídico limita a disponibilidade da glicose para a via glicólise e restringe a formação de piruvato e glicose-6 fosfato. Além disso, o metabolismo lipídico obriga as células produzir sua energia a partir do metabolismo mitocondrial. Acredita-se que as células cancerosas têm uma disfunção no funcionamento da cadeia transportadora de elétrons da mitocôndria, resultando no aumento de O_2 acarretando a produção de espécies reativas de oxigênio (EROs). As células cancerosas são prejudicadas na presença do estresse oxidativo.

Até a data atual, as investigações de aplicação clínica da dieta cetogênica no tratamento de câncer são esporádicas e essencialmente limitadas a tumores do cérebro. Os trabalhos mostram que a dieta é bem tolerada pelos pacientes, sem quaisquer efeitos adversos na sua saúde ou fisiologia e ocorre uma melhora global do paciente, além do humor e fadiga. Além da redução substancial de glicose no sangue e elevação dos corpos cetônicos, a dieta permite que os pacientes mantenham seu peso corporal e parece diminuir o estresse fisiológico associado com tratamento de quimioterapia. A utilização da dieta cetogênica para dois pacientes com astrocitoma maligno resultou em melhora clínica significativa e retardou a progressão da doença em um dos pacientes. O estudo realizado por Seyfried *et al.*, mostrou que dois meses de terapia com dieta cetogênica levou a uma redução significativa da progressão do glioblastoma multiforme; no entanto, a recorrência do tumor foi encontrada após 10 semanas de suspensão da dieta cetogênica. Trabalhos clínicos empregando dieta cetogênica no tratamento de tumores cerebrais são revistos por Bozzetti e Zupec-Kania (2015) e Varshneya *et al.* (2015).

Rieger *et al.*, conduziram trabalho envolvendo 20 pacientes com glioblastoma. Os autores concluíram que, embora a dieta cetogênica possa ser aplicada com segurança, como tratamento adjuvante para os pacientes com glioblastoma, quando passa a ser utilizada como única forma de tratamento, não desempenha nenhuma atividade significativa contra o câncer.

Os mecanismos antitumorais por meio das quais a dieta cetogênica e o jejum intermitente e outras potenciais ações metabólicas utilizadas como terapias, não são completamente compreendidas; no entanto, os resultados do modelo animal sugerem fortemente que essas alterações metabólicas podem ser uma terapia altamente eficaz, bem como um potente adjuvante para o atual padrão de tratamento para tumores cerebrais malignos. A dieta cetogênica e/ou a restrição calórica são apenas abordagens terapêuticas que visam simultaneamente vários alvos de câncer, como o metabolismo energético, angiogênese e a inflamação. Isto sugere uma série de caminhos para novas pesquisas.

DIETA ALCALINA

A vida humana requer controle rigoroso do pH sanguíneo de cerca de 7,4 (com ligeira variação de 7,35 a 7,45) para sobreviver. Nos últimos 100 anos, com a industrialização, o pH do oceano diminuiu de 8,2 para 8,1 devido ao aumento da emissão de gás carbônico, que repercutiu negativamente sobre a vida marinha. Além disso, o pH do solo, no qual as plantas são cultivadas apresentam importante influência sobre o conteúdo mineral dos alimentos. O pH ideal do solo para melhor disponibilidade de nutrientes é entre 6 e 7.

Os solos ácidos (pH abaixo de 6) podem ter menos cálcio e magnésio e solos com pH acima de 7 podem resultar em ferro, manganês, cobre e zinco quimicamente indisponíveis. Com a revolução agrícola (últimos 10 mil anos) e a industrial (últimos 200 anos), houve diminuição do potássio (K) em relação ao sódio (Na) e aumento do cloreto em relação ao bicarbonato na dieta. Nesse sentido, a proporção de K para Na que era de 10 para 1, na dieta moderna esta proporção se inverteu de 1 para 3.

Atualmente sugere-se que a dieta da população é pobre em magnésio, potássio, fibras e rico em gorduras saturadas, açúcares, sódio e cloreto, o que é incompatível com as necessidades nutricionais geneticamente determinadas.

As frutas, legumes, sucos de frutas, batatas, água mineral, vinho tinto e branco apresentam carga ácida negativa. Por outro lado, grãos, carnes, produtos lácteos, peixes, cervejas e cacau têm carga ácida relativamente alta.

A dieta alcalina é difundida com a alegação que a dieta moderna acidifica o corpo, causando doenças cardiovasculares, câncer, diabetes e osteoporose.

Essa dieta tem como base o conceito que os componentes minerais dos alimentos podem deixar o sangue ácido, alcalino ou neutro.

Existem poucas evidências em laboratório, que certos tipos de células cancerígenas crescem bem em ambiente ácido. Apesar da dieta alcalina ser promovida para corrigir o estado ácido que a dieta moderna proporciona, o American Institute of Cancer Research (AICR) e o Canadian Cancer Society afirmam que as escolhas alimentares alteram o pH da urina, mas não o pH sanguíneo. Neste sentido os cânceres do trato urinário parecem ser importante foco de investigação da dieta alcalina no tratamento e prevenção.

Em recente revisão sistemática que avaliou 8.278 citações, 252 resumos, somente um estudo foi selecionado com o objetivo de se avaliar a associação de dieta alcalina no tratamento do câncer. Os resultados deste estudo mostram que o risco relativo para câncer de bexiga foi de 1,15, p = 0,38, sugerindo que não há evidência científica que se justifique a indicação de dieta alcalina no tratamento e prevenção do câncer.

DIETA ANTI-INFLAMATÓRIA

Consideráveis evidências relacionam o aumento do risco de câncer e inflamação crônica. A inflamação pode influenciar o desenvolvimento do tumor por meio da estimulação de danos ao DNA, aumento da divisão celular que pode dar origem a aberrações de reparo do DNA e promoção da angiogênese.

Padrões alimentares que caracterizam a dieta ocidental, ou seja, que inclui alto consumo de carne vermelha, produtos lácteos, gorduras e grãos refinados apresentam associação positiva com níveis séricos de proteína C-reativa (PCR), interleucina 6 (IL-6) e fibrinogênio. Por outro lado, a dieta mediterrânea caracterizada por elevado consumo de grãos integrais, frutas, vegetais verdes, peixes, azeite e baixa ingestão de carne vermelha, manteiga e consume moderado de álcool tem sido associada com níveis mais baixos de inflamação.

O índice inflamatório da dieta (IID) foi desenvolvido para avaliar o potencial inflamatório da dieta de um indivíduo. Escores mais elevados de IID indicam aumento do potencial inflamatório da dieta. A IID foi validada com vários marcadores inflamatórios, incluindo procalcitonina (PCT), IL-1, IL-6 e fator de necrose tumoral alfa.

A IID tem sido associada a diversos tipos de câncer, tais como próstata, colorretal, esôfago, estômago e mama.

Em 2014, Shivappan e cols. verificaram que indivíduos que consumiam dieta mais inflamatória apresentaram maior risco de câncer em comparação com pacientes com dieta mais anti-inflamatória (RR: 2,35; p = 0,004).

De maneira semelhante, estudo francês que acompanhou 6.542 indivíduos por cerca de 2 anos encontrou associação de dietas pró-inflamatórias e aumento do risco de câncer de próstata. Quando os modelos foram estratificados observou relação do câncer de mama e ingestão moderada de álcool.

CONCLUSÃO

Pacientes em tratamento contra o câncer podem ter quadros metabólicos muito diferentes, de acordo com o tipo de tumor, estadiamento, tipo de tratamento e medicamentos em uso. Desta forma, a indicação de dietas experimentais pode apresentar efeitos deletérios a saúde do paciente. De modo geral, os estudos mostram dados inconclusivos ou inconsistentes sobre seu uso rotineiro no tratamento do câncer.

LEITURA RECOMENDADA

Allen, B. G.; Bhatia, S. K. et al. Ketogenic diets as an adjuvant cancer therapy. History and potential mechanism. *Redox Biology* 2014; 2: 963-970.

Bozzetti, F.; Zupec-Kania, B. Toward a cancer-specific diet. *Clin Nutr.* 2016 out. 35(5): 1188-95.

Branco, A. F.; Ferreira, A.; Simões, R. F.; Magalhães-Novais, S.; Zehowski, C.; Cope, E.; Silva, A. M.; Pereira, D.; Sardão, V. A.; Cunha-Oliveira, T. Ketogenic diets: from cancer to mitochondrial diseases and beyond. *Eur J Clin Invest.* 2016 mar. 46(3): 285-98.

Cavicchia, P. P.; Steck, S. E.; Hurley, T. G.; Hussey, J. R.; Ma, Y.; Ockene, I. S.; He, J. R. A New Dietary Inflammatory Index Predicts Interval Changes in Serum High-Sensitivity C-Reactive Protein. *J Nutr* 2009; 139: 2365-72.

Fenton, T. R.; Huang, T. Systematic review of the association between dietary acid load, alkaline water and cancer. *BMJ Open*. 2016 jun. 13; 6(6): 010438.

Graffouillère, L.; Deschasaux, M.; Mariotti, F.; Neufcourt, L.; Shivappa, N.; Hébert, J. R.; Wirth, M. D.; Latino-Martel, P.; Hercberg, S.; Galan, P.; Julia, C.; Kesse-Guyot, E.; Touvier, M. The Dietary Inflammatory Index Is Associated with Prostate Cancer Risk in French Middle-Aged Adults in a Prospective Study. J Nutr. 2016 mar.

Huebner, J.; Marienfeld, S.; Abbenhardt, C.; Ulrich, C.; Muenstedt, K.; Micke, O.; Muecke, R.; Loeser, C. Counseling patients on cancer diets: a review of the literature and recommendations for clinical practice. *Anticancer Res.* 2014 jan. 34(1): 39-48.

Konner, M; Eaton, S. B. Paleolithic nutrition: twenty-five years later. *Nutr Clin Pract.* 2010 dez. 25(6): 594-602.

National Cancer Institute. https://www.cancer.gov/about-cancer/treatment/cam. Acessado em 30/01/2017.

Nebeling, L. C.; Miraldi, F.; Shurin, S. B.; Lerner, E. Effects of a ketogenic diet on tumor metabolism and nutritional status in pediatric oncology patients: two case reports. *J Am Coll Nutr.* 1995 abr. 14(2): 202-8.

Peres, L. C.; Bandera, E. V.; Qin, B.; Guertin, K. A.; Shivappa, N.; Hebert, J. R.; Abbott, S. E.; Alberg, A. J.; Barnholtz-Sloan, J.; Bondy, M.; Cote, M. L.; Funkhouser, E.; Moorman, P. G.; Peters, E. S.; Schwartz, A. G.; Terry, P. D.; Camacho, F.; Wang, F.; Schildkraut, J. M. Dietary inflammatory index and risk of epithelial ovarian cancer in African American women. *Int J Cancer.* 2017 fev. 1; 140(3): 535-543.

Rieger J, Steinbach JP. ERGO: A pilot study of ketogenic diet in recurrent glioblastoma. *Inter J Oncology* 2014; 44: 1843-1852.

Schmidt M, Pfetzer N, Schwab M, Strauss I, Kämmerer U. Effects of a ketogenic diet on the quality of life in 16 patients with advanced cancer: A pilot trial. Nutr Metab. *Lond.* 2011 jul. 27; 8(1): 54.

Schwalfenberg, G. K. The alkaline diet: is there evidence that an alkaline pH diet benefits health? *J Environ Public Health*, 2012: 727630.

Sebastian, A.; Frassetto, L. A.; Sellmeyer, D. E.; Merriam, R. L.; Morris, R. C. Jr. Estimation of the net acid load of the diet of ancestral preagricultural Homo sapiens and their hominid ancestors. *Am J Clin Nutr.* 2002 dez. 76(6): 1308-16.

Seyfried, T. N.; Flores, R.; Poff, A. M.; D'Agostino, D. P.; Mukherjee, P. Metabolic therapy: a new paradigm for managing malignant brain cancer. *Cancer Lett.* 2015 jan. 28; 356(2 Pt A): 289-300.

Shivappa, N.; Steck, S. E.; Hurley, T. G.; Hussey, J. R.; Hebert, J. R. Designing and developing a literature-derived, population-based dietary inflammatory index. *Public Health Nutr.* 2014; 17: 1689-1696.

Smyl, C. Ketogenic Diet and Cancer – a Perspective. Metabolism in Cancer, *Recent Results in Research* 2016; 207: 233-40.

Tabung, F. K.; Steck, S. E.; Zhang, J.; Ma, Y.; Liese, A. D.; Agalliu, I.; Hingle, M.; Hou, L.; Hurley, T. G.; Jiao, L.; Martin, L. W.; Millen, A. E.; Park, H. L.; Rosal, M. C.; Shikany, J. M.; Shivappa, N.; Ockene, J. K.; Hebert, J. R. Construct validation of the dietary inflammatory index among postmenopausal women. Ann Epidemiol. 2015 jun. 25(6): 398-405.

Varshneya, K.; Carico, C.; Ortega, A.; Patil, C. G. The Efficacy of Ketogenic Diet and Associated Hypoglycemia as an Adjuvant Therapy for High-Grade Gliomas: *A Review of the Literature.* Cureus. 2015 fev. 27; 7(2): 251.

Wright, M. E.; Michaud, D. S.; Pietinen, P.; Taylor, P. R.; Virtamo, J.; Albanes, D. Estimated urine pH and bladder cancer risk in a cohort of male smokers (Finland. Cancer Causes Control), 2005 nov; 16(9): 1117-23.

Woolf, E. C.; Scheck, A. C. The ketogenic diet for the treatment of malignant glioma. *J Lipid Res* 2015; 56: 5-10.

Zuccoli, G.; Marcello, N.; Pisanello, A.; Servadei, F.; Vaccaro, S.; Mukherjee, P.; Seyfried, T. N. Metabolic management of glioblastoma multiforme using standard therapy together with a restricted ketogenic diet: Case Report. Nutr Metab Lond, 2010 abr.; 22; 7: 33.

■ Cristiane Cominetti   ■ Marcelo Macedo Rogero   ■ Maria Aderuza Horst

INTRODUÇÃO

A conclusão do Projeto Genoma Humano (PGH) em 2003 proporcionou alicerce sólido para investigações de aspectos moleculares relacionados à redução do risco de doenças e à promoção da saúde (International Human Genome Sequencing Consortium, 2004). Nesse contexto, a ciência da Nutrição foi fortemente influenciada e, desde então, vem ocorrendo a consolidação da Genômica Nutricional. Nos últimos anos, a mudança de paradigmas na Nutrição, com ascensão da prevalência de doenças crônicas não transmissíveis (DCNT), como obesidade, Diabetes melito tipo 2, doenças cardiovasculares (DCV) e câncer, tem sido estudada em nível molecular, com objetivo de elucidar as ações de nutrientes e de outras substâncias presentes na alimentação.

Genômica Nutricional é um termo amplo, que abrange a Nutrigenômica, a Nutrigenética e a Nutriepigenética (ou Epigenômica Nutricional), as quais se referem estudam as formas como nutrientes e compostos bioativos de alimentos (CBA) interagem com os genes e como estes se expressam para revelar resultados fenotípicos, incluindo o risco de doenças. Apesar das delimitações específicas das três subáreas, o termo Nutrigenômica muitas vezes é utilizado como sinônimo de Genômica Nutricional.

NUTRIGENÔMICA

A Nutrigenômica estuda o efeito de nutrientes e de CBA sobre a expressão gênica e, consequentemente, sobre a síntese de proteínas e metabólitos. As interações que envolvem a Nutrigenômica podem ocorrer de modo direto ou indireto. A regulação pelo modo indireto é representada pela capacidade de nutrientes e CBA ativarem ou inibirem vias de sinalização intracelulares. Nesse sentido, pode ocorrer aumento ou redução da translocação de fatores de transcrição do citoplasma para o núcleo celular, onde se ligam à região promotora de genes específicos e promovem a transcrição gênica. No tocante à regulação pelo modo direto, verifica-se que nutrientes ou CBA interagem diretamente como ligantes de receptores nucleares ou de fatores de transcrição e, desse modo, promovem alteração da atividade transcricional do gene.

Regulação indireta: catequinas, resveratrol e inflamação

Dentre os mecanismos moleculares envolvidos no desencadeamento da resposta inflamatória, destacam-se as vias de sinalização do fator nuclear kappa B (NF-κB) e da proteína ativadora-1 (AP-1), que aumentam a expressão de diversos genes que codificam proteínas envolvidas na resposta inflamatória e, consequentemente, estão ligados à patogênese de diferentes DCNT. A estimulação da via de sinalização do NF-κB pode ocorrer, por exemplo, pela ligação do fator de necrose tumoral (TNF-α) ao receptor do TNF-α (TNF-R), ou pela ligação de lipopolissacarídeos (LPS) e ácidos graxos saturados ao receptor do tipo *Toll* (TLR-4) (Figura 14.1).

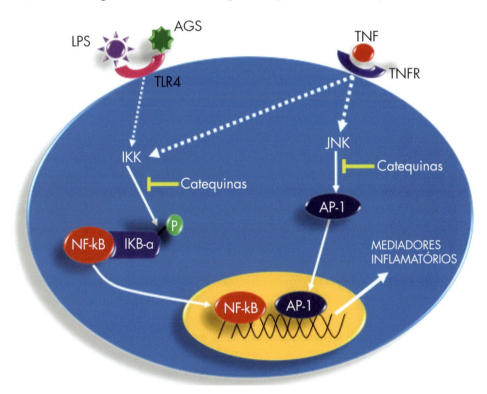

Figura 14.1 ■ Vias de sinalização dos fatores de transcrição NF-κB e AP-1.

Fonte: Adaptado de Bastos *et al.*, 2009.

A presença de lipopolissacarídeos (LPS) e de ácidos graxos saturados (AGS) estimula a via de sinalização do fator nuclear kappa B (NF-κB), enquanto a presença do TNF-α estimula tanto a via de sinalização do NF-κB quanto da proteína-1 ativadora (AP-1). A ativação dessas vias resulta no aumento da expressão de genes que codificam proteínas envolvidas na resposta inflamatória. As catequinas promovem diminuição da reposta inflamatória por meio da redução da ativação dos fatores de transcrição NF-κB e AP-1. (IkBα: inibidor do κB; IKK: quinase do IkB; TNF-α: fator de necrose tumoral-α; JNK: c-Jun N-terminal quinase; TNFR: receptor do TNF-α; TLR-4: receptor do tipo Toll-4).

A ativação da via de sinalização do fator nuclear kappa B (NF-κB) pelo TNF-α envolve a participação da família das proteínas quinases ativadas por mitógenos (MAPK), que atuam em reguladores *upstream* da via de sinalização do NF-κB. As MAPK representam uma família de quinases que fosforilam resíduos de serina e treonina e regulam processos celulares relevantes, como crescimento, proliferação e diferenciação, por meio da modulação da transcrição gênica em resposta a alterações no ambiente intracelular. A via de sinalização da MAPK inclui quinases reguladas por sinais extracelulares (ERK-1/2), c-Jun amino-terminal quinase (JNK1/2/3), p38-MAP quinase (α, β, δ e γ) e ERK5, as quais são ativadas por MAP quinase (MAPKK) específicas. As proteínas JNK e p38 são ativadas por citocinas pró-inflamatórias como TNF-α e IL-1α, bem como por outros fatores de estresse celular, como o choque térmico e a radiação ionizante. Este fato permite referenciar essas duas quinases como "proteínas quinases ativadas pelo estresse".

Os LPS ativam a via de sinalização do NF-κB por meio da sua ligação às proteínas CD14 e TLR4, que estão presentes na membrana plasmática. Posteriormente, há a ativação de moléculas envolvidas na transdução de sinal, como a proteína de diferenciação mieloide (MyD88), a quinase do receptor de IL-1 (IRAK), a quinase associada ao receptor do TNF (TRAF6), a quinase indutora do NF-κB (NIK) e a IKK-β (16,17). A ativação da IKK-β promove a fosforilação do inibidor do fator de transcrição NF-κB (IKB-α), o que favorece a poliubiquitinação e a subsequente degradação do IκB-α no proteassoma 26S, que está localizado no citosol. Subsequentemente, ocorrem a liberação e a translocação do NF-κB do citosol para o núcleo, onde o NF-κB – fator nuclear ubíquo, uma vez que regula a transcrição de diversos genes envolvidos nas respostas imune e inflamatória – promove a ativação de genes que codificam proteínas envolvidas na resposta inflamatória.

As catequinas destacam-se como compostos bioativos que apresentam a capacidade de modular a expressão gênica pelo **modo indireto**. As catequinas são monômeros de flavanois, como a epicatequina, a epigalocatequina, a epicatequina galato (ECG) e a epigalocatequina-3-galato (EGCG) (Rahman *et al.*, 2006). A EGCG, principal polifenol presente no chá verde (*Camellia sinensis*), tem ação anti-inflamatória, inibindo *in vitro* a ativação do NF-κB, ao mesmo tempo em que inibe a degradação do IκB-α induzida pela ativação celular mediada pelo TNF-α. O mecanismo de ação anti-inflamatória da EGCG parece estar associado à diminuição da atividade da proteína quinase IKK-β, a qual promove a fosforilação do IκB-α. Como consequência deste efeito sobre a via de sinalização do NF-κB, as catequinas reduzem a expressão do gene que codifica a enzima ciclo-oxigenase (COX)-2. A EGCG atua como um composto bioativo com ação anti-inflamatória na via das MAPK, inibindo a fosforilação da p38. As catequinas também reduzem a expressão dos genes que codificam a proteína JNK e o fator de transcrição AP-1 (Figura 14.1).

Diferentes grupos de pesquisa têm avaliado o possível efeito quimiopreventivo das catequinas em relação ao câncer. Neste contexto, verifica-se que alguns dos possíveis efeitos quimiopreventivos das catequinas estão relacionados ao câncer de próstata. A administração de uma infusão de polifenois do chá verde, durante 24 semanas, inibiu o desenvolvimento de câncer de próstata e de metástases em modelo de camundongos transgênicos para o adenocarcinoma de próstata (TRAMP). Tal efeito foi associado à redução da proliferação celular, aumento da apoptose, diminuição da concentração sérica do fator de crescimento semelhante à insulina 1 (IGF-1) e normalização da concentração sérica e no dorsolateral da próstata da proteína de ligação 3 ao fator de crescimento semelhante à insulina (IGFBP-3). A modulação das concentrações de IGF-1 e IGFBP-3 foi associada à redução da ativação da via de sinalização fosfatidilinositol-3-quinase/serina-treonina quinase (PI3K/Akt) e da fosforilação da ERK1/2. Além disso, o tratamento com polifenois do chá verde reduziu significativamente marcadores angiogênicos e metastáticos, como o fator A de crescimento endotelial vascular (VEGFA) e metaloproteinases da matriz (MMP)2 e MMP9. Tais resultados sugerem que a inibição da via de sinalização do IGF-1, do VEGFA e das MMP contribui para o possível efeito quimiopreventivo dos polifenois do chá verde (Adhami et al., 2004).

O resveratrol é um composto bioativo que também modula a resposta inflamatória pelo **modo indireto**. O resveratrol (*trans*-3,5,4'-tri-hidroxistilbeno) é uma fitoalexina composta por dois anéis fenólicos unidos por uma dupla ligação. Esse composto existe em duas isoformas: *trans*-resveratrol e cis-resveratrol, sendo o *trans*-resveratrol a forma mais estável, a qual é encontrada em uvas, bem como no vinho tinto. Esse composto inibe a expressão de citocinas pró-inflamatórias em células pulmonares estimuladas com LPS e reduz a ativação dos fatores de transcrição NF-κB e AP-1. Similarmente, o resveratrol diminui *in vitro* a ativação da JNK e de sua proteína *upstream* denominada proteína quinase ativada por mitógenos (MEK). Este último fato pode explicar o mecanismo de redução da ativação do fator de transcrição AP-1 pelo resveratrol. O resveratrol também reduz *in vitro* a expressão dos genes que codificam as enzimas COX-2 e iNOS e das moléculas de adesão de superfície celular, como a molécula-1 de adesão intercelular (ICAM-1), molécula-1 de adesão de leucócitos endotelial (ELAM-1) e molécula-1 de adesão celular vascular (VCAM-1). Uma vez que os genes que codificam essas proteínas são regulados pelo NF-κB, é possível que o efeito anti-inflamatório do resveratrol seja decorrente da sua ação supracitada sobre a via de sinalização deste fator nuclear.

Com relação às possíveis ações quimiopreventivas do resveratrol no câncer, um estudo avaliou o efeito *in vitro* do resveratrol e do acetil-resveratrol em duas linhagens celulares de adenocarcinoma ovariano humano (SKOV-3 e OVCAR-5), as quais foram expostas a 10, 20 e 30 μm de resveratrol ou acetil-resveratrol por dois, quatro ou seis dias. Ambos os compostos reduziram o crescimento celular e o metabolismo celular de modo dose e tempo-dependentes na linhagem celular OVCAR-5. A inibição do crescimento celular induzida pelo resveratrol e pelo acetil-resveratrol foi associada à redução da secreção do fator de crescimento do endotélio vascular (VEGF) e da expressão do NF-kB, o qual regula a ativação transcricional do VEGF. Desse modo, é possível concluir que parte dos efeitos quimiopreventivos do resveratrol estão relacionados à sua capacidade de atenuar a via de sinalização do NF-κB.

Regulação direta: ácidos graxos poli-insaturados ômega 3 e PPAR

Os receptores ativados por proliferadores de peroxissomos (PPAR), os quais incluem as isoformas PPAR-α, PPAR-γ e PPAR-beta/delta, são um grupo de receptores nucleares codificados por diferentes genes. As isoformas dos PPAR formam heterodímeros com o receptor X de retinoides (RXR) e ligam-se aos elementos de resposta à proliferadores de peroxissomos (PPRE) na região promotora de genes alvo envolvidos com o metabolismo lipídico e com a resposta inflamatória e, subsequentemente, modulam a expressão desses genes. A ativação do PPAR-α e do PPAR-gama promove a redução da expressão de genes que codificam proteínas com ação pró-inflamatória, por meio da inibição da ativação do fator de transcrição NF-κB. Compostos que atuam como ativadores do PPAR-α podem reduzir o risco cardiovascular por meio da redução da expressão de VCAM-1 em células do músculo liso vascular, enquanto a ativação do PPAR-γ apresenta propriedades anti-inflamatórias e antiaterogênicas em macrófagos, células endoteliais e adipócitos, por meio da redução da expressão dos gene que codificam a IL-1-β, a IL-6 e o TNF-α.

Os ácidos graxos poli-insaturados ômega 3, designados eicosapentaenoico (EPA) e docosahexaenoico (DHA) interagem com os PPAR e, desse modo, modulam a expressão de genes envolvidos com o metabolismo lipídico e a resposta inflamatória pelo *modo direto*. O EPA e o DHA atuam como agonistas do PPAR-α e do PPAR-γ e inibem a atividade do NF-κB. Estudos envolvendo métodos computacionais, ou seja, que simulam a dinâmica molecular, evidenciam afinidade elevada do DHA pelos receptores PPAR e RXR, o que constata o *mecanismo direto* de ação desse ácido graxo. Os ácidos graxos EPA e DHA podem ativar o PPAR-alfa, o que acarreta no aumento da expressão de genes que codificam proteínas envolvidas com o metabolismo oxidativo de ácidos graxos e, por consequência, resulta na redução da concentração hepática e plasmática de triacilglicerois. Tal fato é de grande relevância no contexto da dietoterapia de pacientes com hipertrigliceridemia.

Toda a regulação nutrigenômica tem implicações profundas na homeostase do organismo e também no risco de desenvolvimento de doenças. Todavia, é necessário considerar também variações genéticas com potencial para aumentar ou reduzir tal risco.

NUTRIGENÉTICA

A Nutrigenética estuda a influência da variabilidade genética individual sobre as necessidades nutricionais, o estado de saúde e o risco de desenvolvimento de doenças. É a subárea da Genômica Nutricional que tem como objetivo o estudo dos efeitos de variações no ácido desoxirribonucleico (DNA), com ênfase nos polimorfismos de nucleotídeo único (SNP, do inglês *single nucleotide polymorphims*) sobre as respostas biológicas à ingestão de energia, de nutrientes e de CBA.

Os SNP são o tipo mais comum de variação encontrada no genoma (cerca de 90% de todas as variações), e referem-se à troca de apenas um nucleotídeo em determinada posição do DNA, a qual pode ou não ser uma região codificadora (Figura 14.2). Quando a troca do nucleotídeo ocorre na região codificadora-ou seja, em um éxon-a proteína traduzida pode ou não apresentar alteração em sua estrutura e/ou função, considerando a degeneração do código genético (um mesmo aminoácido pode ser codificado por diferentes códons). Quando a troca de nucleotídeo dá origem a um códon que resultará na tradução de um aminoácido diferente, o SNP é conhecido como não sinônimo ou *missense* (p. ex.: AUU → ACU, o primeiro codifica uma isoleucina e o segundo, uma treonina). Caso a variação não altere o aminoácido codificado, o SNP é conhecido como sinônimo ou silencioso, pois não promoverá alterações estruturais na proteína traduzida (p. ex.: CAU → CAC; ambos codificam o aminoácido histidina). Caso a troca de nucleotídeo resultar em um códon de terminação da tradução (*stop* códon) prematuro, dará origem a um SNP *nonsense* (p. ex.: UGU → UGA, em que o primeiro codifica uma cisteína e o segundo é um códon de terminação).

Além da região codificadora, trocas de nucleotídeos podem ocorrer ao longo de toda a molécula de DNA, como na região promotora dos genes ou nas regiões 3' e 5' não traduzidas, o que pode influenciar a regulação da expressão gênica, tanto positiva quanto negativamente. A síntese de proteínas pode também ser influenciada por polimorfismos em íntrons, visto que estes podem interferir no processo denominado *splicing* alternativo. Com relação ao impacto biológico de um SNP, deve-se considerar se este ocorre em homozigose ou em heterozigose, uma vez que para determinados polimorfismos, a presença de apenas um alelo variante é suficiente para determinar efeitos de proteção ou de aumento do risco.

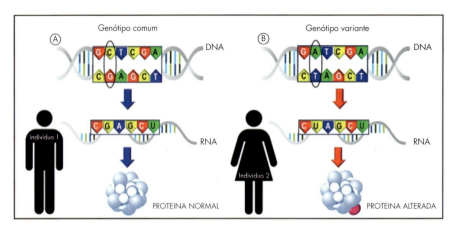

Figura 14.2 ■ Polimorfismo de nucleotídeo único (no exemplo, na região codificadora).

Fonte: Adaptado de Camp, Trujillo. 2014.

Variações em nucleotídeos podem ocorrer ao longo da sequência de DNA. Estão representados dois exemplos de genótipos: (A) "genótipo comum" há um códon GCT, o qual é transcrito em CGA no RNA mensageiro (RNAm) e codifica uma arginina. Em (B) "genótipo variante", o nucleotídeo C foi trocado por um A. O códon GAT será transcrito em CUA no RNAm, o qual codifica uma leucina, promovendo, portanto, alteração na proteína traduzida.

A identificação de um SNP por meio de sua nomenclatura pode ser feita de diferentes maneiras. A maioria dos SNP é catalogada em um banco de dados público (http://www.ncbi.nlm.nih.gov/snp/), sob um número de registro (rs – register number, por exemplo, rs2070895). Outra forma de nomear um SNP é identificando-se a troca de nucleotídeo e a posição do DNA em que esta ocorre, seguida da descrição dos nucleotídeos envolvidos (p. ex.: o rs5742904 refere-se a uma troca de G por A na posição 10580 do gene APOB, portanto, 10580G>A). Caso o SNP ocorra na região promotora do gene, indica-se com um sinal de menos à frente da troca (-74 G>A). Ainda, como polimorfismos em éxons podem alterar a sequência de aminoácidos codificados, essa mudança pode também ser utilizada para identificá-los. Por exemplo: um SNP que ocorre no gene que codifica a enzima metilenotetra-hidrofolato redutase (MTHFR) está catalogado sob o rs1801133 e refere-se a uma troca de nucleotídeo (C por T) na posição 788 do gene. Esta troca resulta na codificação de uma valina ao invés de uma alanina no códon 222 da proteína. Portanto, este polimorfismo pode ser nomeado como rs1801133 ou C788T (788C>T) ou Ala222Val. Quando o SNP ocorrer na região promotora ou em um íntron, haverá apenas a citação da troca de nucleotídeo em determinada posição do DNA. Por exemplo, o rs6721961 refere-se ao SNP -617C>A na região promotora do gene que codifica o Nrf2 [Nuclear factor (erythroid-derived 2)-like 2], fator de transcrição relacionado ao sistema antioxidante. O rs6511720 é o número de registro de um polimorfismo que ocorre em um íntron localizado no gene do receptor de LDL (LDLR), com a troca G>T.

Em 2012, os resultados do Projeto 1.000 Genomas evidenciaram que o genoma humano apresenta cerca de 38 milhões de possibilidades de SNP. Assim, estima-se que como o genótipo de cada indivíduo apresenta uma variação a cada 100-300 nucleotídeos, uma pessoa pode apresentar um subconjunto de até três milhões de SNP (1.000 Genomes Project Consortium *et al.*,

2012). Em 2015, o projeto foi finalizado, com a análise do genoma de 2.504 indivíduos de 26 populações. Foram caracterizados mais de 88 milhões de variantes, das quais 84,7 milhões foram representadas por SNP e 3,6 milhões, por polimorfismos do tipo inserção/deleção (INDEL).

Dentre todos os SNP existentes, alguns são de grande importância no contexto da Nutrição e, dentre as características importantes a serem consideradas, destacam-se que estes devem estar relacionados a genes que respondem à alimentação, que são ativados cronicamente nas doenças e que codifiquem ou regulem a expressão de proteínas consideradas chave no metabolismo e com papel hierárquico nas cascatas biológicas. Ainda, é importante que apresentem consequências funcionais significativas, que tenham alta prevalência na população de interesse e que possam ser associados a biomarcadores.

Na Nutrigenética, pode-se citar a fenilcetonúria, erro inato do metabolismo, de caráter autossômico recessivo raro, causado por mutações no gene que codifica a enzima fenilalanina hidroxilase como exemplo clássico. Em meados do século XX, foi observado que dietas que restringiam o aminoácido indispensável fenilalanina eram eficazes no controle da doença. Este foi, portanto, o primeiro erro inato do metabolismo causado por alterações monogênicas que respondeu ao tratamento alimentar, caracterizando uma intervenção Nutrigenética. Por outro lado, DCNT, como obesidade, diabetes melito tipo 2, DCV, hipertensão arterial e câncer, diferentemente da fenilcetonúria, são determinadas pela interação entre múltiplos genes, variações genéticas e fatores ambientais e comportamentais.

Com relação ao câncer, existem diversos SNP relacionados à Nutrição que podem ter papel protetor ou de risco para o desenvolvimento da doença. Um dos componentes da alimentação que tem sido extensivamente estudado com relação a seu papel no câncer é a vitamina D. Os eventos biológicos de maior relevância mediados por esta vitamina ocorrem por meio da interação de sua forma ativa, a 1,25 di-hidroxivitamina D_3 [1,25(OH)$_2D_3$] com seu receptor, o VDR (do inglês, *vitamin D receptor)* em tecidos-alvo. A ligação entre a forma ativa da vitamina D e o VDR culmina na formação de um complexo com o receptor X de retinoides (RXR), capaz de induzir a expressão de diversos genes, dentre os quais, muitos estão relacionados ao câncer, por modularem processos como diferenciação celular e apoptose.

Nesse sentido, verifica-se a importância de polimorfismos no gene do VDR, sendo que os mais estudados são conhecidos como Fok1 (rs2228570), Taq1 (rs731236), Bsm1 (rs1544410), Apa1 (rs7975232) e Tru91 (rs757343), siglas que se referem às enzimas de restrição utilizadas na identificação de cada um deles. Tais polimorfismos são frequentemente analisados como haplótipo, termo que se refere ao fato de que por estarem em locais próximos na sequência de nucleotídeos do VDR, tendem a ser herdados em conjunto. Todos esses SNP têm sido associados ao risco de desenvolvimento de diferentes tipos de câncer.

Sucintamente, pode-se destacar meta-análise realizada com 77 estudos independentes, a qual avaliou a associação do SNP Fok1 com o risco de desenvolvimento de diversos tipos de câncer entre indivíduos caucasianos. A troca de nucleotídeo que caracteriza esse polimorfismo é a de uma citosina por uma timina no *start* códon do gene (Met1Thr). Nesta meta-análise foi identificado maior risco de desenvolvimento de câncer nos indivíduos carreadores do genótipo TT em relação ao CC. Nesse sentido, os autores estimaram que cerca de quatro mil casos de câncer de ovário e mais de 50 mil casos de câncer de pele sejam relacionados à presença do genótipo TT anualmente em nível mundial.

Os outros polimorfismos no VDR também têm sido associados ao risco de desenvolvimento de câncer, principalmente de mama (Bsm1, Fok1), próstata e melanoma (Fok1), bem como com o prognóstico da doença, com destaque para câncer de próstata (Fok1), de mama (Bsm1 e Taq1), melanoma (Bsm1) e carcinoma de células renais (Taq1).

Todavia, as interações entre os SNP e outros fatores de estilo de vida e biológicos, como ingestão de cálcio e de vitamina D, ingestão energética, concentração sérica de 25(OH)D$_3$, nível de exposição à luz solar, presença de obesidade, tabagismo, entre outros, são de grande importância na relação com o risco de desenvolvimento de câncer. Ainda, o impacto de diversas outras variações genéticas associadas ao risco ou à proteção em relação ao desenvolvimento do câncer devem ser consideradas, o que torna o estudo da Nutrigenética e câncer um intricado e fascinante desafio.

Por fim, com relação à suplementação de vitamina D como possível redutora do risco de câncer, é interessante destacar o estudo de Tuohimaa *et al.* (2004), que avaliou as concentrações de 25(OH)D$_3$ em homens noruegueses, finlandeses e suecos e verificou que tanto baixas (<19 nmol/L) quanto altas (>80 nmol/L) concentrações séricas de 25(OH)D$_3$ estiveram associadas com maior risco de desenvolvimento de câncer de próstata. Portanto, a indicação de suplementação deve ser cautelosamente avaliada, considerando diversos aspectos da alimentação, fisiológicos, histórico familiar e comportamental, e de Nutrigenética.

Além dos aspectos relacionados à Nutrigenética e o risco de desenvolvimento de câncer, outra subárea da Genômica Nutricional que exerce impactos significativos em relação à essa doença é a Nutriepigenética (ou Epigenômica Nutricional), por meio de mecanismos de regulação epigenética.

NUTRIEPIGENÉTICA (EPIGENÔMICA NUTRICIONAL)

O termo epigenética foi cunhado pelo biologista britânico Conrad Waddington a partir da junção das palavras "epigênesis" e "genética". Conceitualmente, a epigenética consiste em uma subárea da biologia molecular que estuda a interação entre genes e seus produtos. "Epi" significa acima ou além e "genética" é a ciência que estuda os genes e a hereditariedade. Epigenética também pode ser definida como o estudo de mudanças no genoma, as quais são herdáveis e modulam a expressão gênica, determinando o fenótipo, por mecanismos que influenciam o estado de empacotamento/relaxamento da cromatina sem, no entanto, alterar a sequência de nucleotídeos do DNA.

Os principais eventos epigenéticos conhecidos incluem a metilação do DNA, as modificações pós-trancricionais (acetilação, metilação, fosforilação, entre outras) que ocorrem nas proteínas histonas e a atividade de RNA não codificantes. Os mecanismos epigenéticos são essenciais na regulação das funções celulares normais, desempenhando papel importante durante todos os estágios de desenvolvimento.

Em mamíferos, a metilação do DNA é associada com processos chave como o *imprinting* do segundo cromossomo X em mulheres e a inativação da expressão gênica de maneira tecido-específica. Os padrões de metilação e acetilação de histonas estão fortemente associados a funções cognitivas de longo prazo, como a formação da memória. Foi comprovado que em diferentes espécies, fatores ambientais, como a temperatura ou a presença de predadores, afetam o fenótipo da prole. Em humanos e ratos, a fisiologia do feto é influenciada pelo estado nutricional e emocional (especialmente o nível de estresse) da mãe.

Nesse contexto, nutrientes e CBA podem modular tais eventos de forma a promover ou prejudicar a saúde, induzindo o silenciamento ou a ativação transcricional de genes específicos, os quais, em última instância, alteram a função e o metabolismo celular. A subdisciplina da Genômica Nutricional que estuda a influência da alimentação sobre o epigenoma pode ser chamada de Epigenômica Nutricional ou Nutriepigenética. Nutrientes e CBA promovem a manutenção da arquitetura epigenética da cromatina durante toda a vida, e quando faltam ou estão em excesso, podem acarretar em padrões epigenéticos aberrantes associados com maior risco de defeitos graves de formação do tubo neural, de resistência à ação da insulina, de autismo e de câncer, dentre outras condições clínicas e doenças.

O padrão de metilação do DNA é o evento mais estudado em epigenética, e é finamente regulado por enzimas específicas. As DNA metiltransferases (DNMT) podem alterar quimicamente o DNA por meio da adição de grupos metil (CH_3) em citosinas seguidas de guanina, chamadas ilhas CpG. Por outro lado, a remoção destes grupos CH_3 pode ocorrer de forma passiva, geralmente durante a replicação do DNA. A desmetilação ativa, ocorre por oxidações sucessivas de citosinas metiladas, mediadas por DNA hidroxilases em conjunto com enzimas que atuam no reparo de excisão de bases.

Nutrientes específicos são necessários para impulsionar as vias metabólicas que resultam em metilação e tanto a escassez quanto o excesso desses nutrientes podem afetar diretamente o epigenoma. Especificamente, a deficiência de ácido fólico, vitamina B_{12}, metionina, colina e betaína pode desencadear câncer hepático em ratos e camundongos. Isso ocorre especialmente porque esses nutrientes têm papel crítico na disponibilidade de grupamentos CH_3 e regulam coletivamente o metabolismo do um carbono (vias de transferência de grupamentos CH_3 entre moléculas biológicas). A deficiência de CH_3 impacta diretamente no padrão de metilação do DNA e, consequentemente, na expressão gênica e no controle de funções celulares, em especial da proliferação celular.

Além dos nutrientes, os CBA também são capazes de modular a metilação do DNA. Em culturas de células de câncer, a apigenina (presente no aipo e na salsa) e a luteolina (encontrada na cebola, na couve-flor e no brócoli) inibiram a atividade de DNMT, com consequente aumento da apoptose e redução da proliferação celular. A quercetina (presente principalmente na cebola e em hortaliças verde-escuras) parece exercer atividades anticarcinogênicas em culturas celulares de câncer de próstata, por meio da reativação de genes supressores tumorais que estão normalmente metilados nestes tumores, como o *CDKN2A*, gene que codifica a proteína P16INK4a. Por sua vez, o resveratrol, encontrado principalmente em uvas e no vinho tinto, parece reduzir a metilação da região promotora e assim promover a reativação da expressão do *PTEN*, um importante supressor tumoral, em cultura de células de câncer de mama.

A acetilação e a desacetilação das histonas são mediadas por histonas acetiltransferase (HAT) e por desacetilases de histonas (HDAC), e a atividade dessas enzimas está associada com a ativação ou repressão da transcrição, respectivamente. Com relação à metilação das histonas, esta pode promover tanto a ativação quanto a repressão da transcrição, dependendo do resíduo alvo de determinada histona. Diante da possibilidade de que inibidores de HDAC (iHDAC) possam atuar na terapia de uma variedade de doenças, especialmente o câncer, há interesse crescente no potencial de compostos alimentares que possam exercer tal atividade. Dentre os CBA caracterizados como iHDAC estão o sulforafano (SFN), que pode ser isolado a partir de hortaliças crucíferas, e a quercetina, que está presente em uma variedade de frutas. Estudos de modulação de eventos epigenéticos com outros compostos alimentares, como a biotina, a vitamina E os metabólitos do ácido alfa-lipoico sugerem que estes também podem atuar como iHDAC.

Com relação aos RNA não codificantes, estes são principalmente representados pelos microRNA (miRNA), os quais são pequenas moléculas de RNA de aproximadamente 22 nucleotídeos. Funcionalmente, os miRNA ligam-se por complementariedade à RNA mensageiros e reprimem a tradução de proteínas, processo importante em virtualmente todas as vias biológicas de mamíferos e de outros organismos multicelulares. Estima-se que estas moléculas atuam na regulação da expressão gênica de cerca de 60% de todos os RNAm. Evidências sugerem que a alimentação pode influenciar o risco do desenvolvimento de doenças por meio da modulação da expressão de miRNA.

Hu e cols. (2011) mostraram que após o tratamento de células humanas de câncer de cólon (HCT-116) com butirato, a expressão de vários miRNA dos *clusters* miR-17~92, miR-18b~106a e miR-106b~25 foi significativamente reduzida. Além disso, identificaram que o gene supressor de tumor *CDKN1A* (também conhecido como *P21*) é alvo direto do miR-106b. Estes dados indicam que os ácidos graxos de cadeia curta regulam a expressão gênica por meio da modulação da expressão de miRNA implicados na homeostase intestinal e na transformação maligna.

O resveratrol induziu a apoptose em cultura de células de leucemia (CCRF-CEM) e os autores atribuíram tal efeito ao aumento da expressão do miR-16-1 e do miR-15a, considerados supressores tumorais nesse tipo de câncer. De maneira interessante, quando ácidos graxos da série ômega 3 (DHA e EPA) foram combinados com fibra fermentável (pectina) e adicionados à ração de ratos submetidos a aplicação de carcinógenos, houve aumento da expressão de miR-19b, miR-26b, miR-27b, miR-200c e miR-203 e redução da expressão proteica dos seus alvos preditos, alguns dos quais têm sido relacionados com a carcinogênese. Estes resultados sustentam a alegação de que DHA, EPA e butirato atuam de maneira sinérgica na proteção contra o desenvolvimento de neoplasias no cólon.

Apesar dos avanços no conhecimento sobre os mecanismos da Nutriepigenética, a compreensão sobre as doses exatas necessárias para obtenção de efeito quimiopreventivo ainda é limitada. Em particular, os efeitos de nutrientes ou CBA na metilação do DNA, nas modificações em histonas e na regulação da expressão de microRNA ainda carecem de evidências mais sólidas. Porém, é amplamente aceito que eventos epigenéticos podem ser modulados de acordo com o ambiente. Assim, tais eventos oferecem outra explicação para como a alimentação pode influenciar os processos biológicos e determinar fenótipos específicos.

CONSIDERAÇÕES FINAIS

Nutrientes e CBA têm a capacidade de interagir e modular diferentes mecanismos moleculares intracelulares. O conhecimento destes mecanismos de acordo com a constituição genética individual (Nutrigenética) e como podem afetar a expressão gênica (Nutrigenômica e Nutriepigenética) está promovendo uma revolução do conhecimento no campo da Nutrição. Os estudos nessa área têm tradicionalmente avaliado os efeitos de nutrientes em termos de respostas "médias", o que desconsidera amplamente a variabilidade genética interindividual e as causas subjacentes. O contínuo desenvolvimento das áreas de Nutrigenética, Nutrigenômica e Nutriepigenética contribuirá cada vez mais para o entendimento das interações existentes entre genes e alimentação, com o objetivo comum de otimizar a saúde por meio da nutrição personalizada, fornecendo abordagens robustas para desvendar as interações complexas entre a nutrição molecular, as variantes genéticas e a biologia de sistemas.

O mapeamento de todas as variações genéticas, a melhor compreensão das vias de regulação Nutrigenômica, o surgimento de novas tecnologias ômicas para a avaliação de padrões epigenéticos em estados de saúde ou doença, bem como o desenvolvimento de ferramentas de bioinformática que possibilitem integrar sistematicamente todas essas informações conjuntamente com os fatores ambientais (em especial, a alimentação), podem, em um futuro próximo, auxiliar no desenvolvimento de estratégias nutricionais no campo da oncologia.

LEITURA RECOMENDADA

Genomes Project Consortium *et al.* A global reference for human genetic variation. *Nature* 2015; 526(7571): 68-74.

Genomes Project Consortium. Abecasis, G. R.; Auton, A.; Brooks, L. D.; DePristo, M. A.; Durbin, R. M.; Handsaker, R. E.; Kang, H. M.; Marth, G. T.; McVean, G. A. An integrated map of genetic variation from 1,092 human genomes. *Nature* 2012; 491(7422): 56-65.

Adkins, Y.; Kelley, D. S. Mechanisms underlying the cardioprotective effects of omega-3 polyunsaturated fatty acids. *J Nutr Biochem* 2010; 21(9): 781-92.

Aggarwal, B. B.; Shishodia, S. Molecular targets of dietary agents for prevention and therapy of cancer. *Biochem Pharmacol* 2006; 71(10): 1397-421.

Bastos, D. H.; Rogero, M. M.; Arêas, J. A. [Effects of dietary bioactive compounds on obesity induced inflammation]. *Arq Bras Endocrinol Metabol.* 2009; 53(5): 646-56.

Bouchard, C.; Ordovas, J. M. Fundamentals of nutrigenetics and nutrigenomics. *Prog Mol Biol Transl Sci* 2012; 108: 1-15.

Camp KM, Trujillo E. Position of the Academy of Nutrition and Dietetics: nutritional genomics. *J Acad Nutr Diet* 2014; 114(2): 299-312.

Dawson, K. *et al.* Modulation of blood cell gene expression by DHA supplementation in hypertriglyceridemic men. *J Nutr Biochem* 2012; 23(6): 616-21.

Ferguson, L. R. *et al.* Guide and Position of the International Society of Nutrigenetics/Nutrigenomics on Personalised Nutrition: Part 1 – Fields of Precision Nutrition. *J Nutrigenet Nutrigenomics* 2016; 9(1): 12-27.

Gillies, P. J. Nutrigenomics: the Rubicon of molecular nutrition. *J Am Diet Assoc* 2003; 103(12 Suppl 2): S50-5.

Gnagnarella, P; Pasquali, E.; Serrano, D.; Raimondi, S.; Disalvatore, D.; Gandini. S. Vitamin D receptor polymorphism FokI and cancer risk: A comprehensive meta-analysis. *Carcinogenesis* 2014; 35(9): 1913-9.

Haussler, M. R.; Haussler, C. A.; Bartik, L.; Whitfield, G. K.; Hsieh, J. C.; Slater, S.; Jurutka, P. W. Vitamin D receptor: molecular sinaling and actions of nutritional ligands in disease prevention. *Nutr Rev* 2008; 66(10): S98-S112.

Horst, M. A.; Cominetti, C. Genômica Nutricional. In: Cozzolino, S. M. F.; Cominetti, C. *Bases bioquímicas e fisiológicas da nutrição:* nas diferentes fases da vida, na saúde e na doença. São Paulo – Barueri: Manole, 2013. p. 1136-1158.

Hotamisligil, G. S.; Erbay, E. Nutrient sensing and inflammation in metabolic diseases. *Nat Rev Immunol* 2008; 8(12): 923-34.

International Human Genome Sequencing Consortium. Finishing the euchromatic sequence of the human genome. *Nature* 2004; 431(7011): 931-45.

Köstner. K.; Denzer, N.; Müller, C. S.; Klein, R.; Tilgen, W; Reichrath, J. The relevance of vitamin D receptor (VDR) gene polymorphisms for cancer: a review of the literature. *Anticancer Res* 2009; 29(9): 3511-36.

Mitchell, J. J., Trakadis, Y. J.; Scriver, C. R. Phenylalanine hydroxylase deficiency. *Genet Med* 2011; 13(8): 697-707.

Rahman, I.; Biswas, S. K.; Kirkham, P. A. Regulation of inflammation and redox signaling by dietary polyphenols. *Biochem Pharmacol* 2006; 72(11): 1439-52.

Simopoulos, A. P. Nutrigenetics/Nutrigenomics. *Annu Rev Public Health* 2010; 31: 53-68.

Tefferi, A. Genomics Basics: DNA structure, gene expression, cloning, genetic mapping, and molecular tests. *Semin Cardiothorac Vasc Anesth* 2006; 10(4): 282-90.

Tuohimaa, P. *et al.* Both high and low levels of blood vitamin d are associated with a higher prostate cancer risk: a longitudinal, nested case-control study in the nordic countries. *Int J Cancer* 2004; 108(1): 104-8.

Velloso, L. A.; Folli, F.; Saad, M. J. TLR4 at the Crossroads of Nutrients, Gut Microbiota, and Metabolic Inflammation. *Endocr Rev* 2015; 36(3): 245-71.

Shankar, E.; Kanwal, R.; Candamo, M.; Gupta, S. Dietary phytochemicals as epigenetic modifiers in cancer: Promise and challenges. *Semin Cancer Biol.* 2016 out. 40-41: 82-99.

Bonasio, R.; Tu, S.; Reinberg, D. Molecular signals of epigenetic states. *Science*, out. 29; 330(6004): 612-6, 2010.

Jones, P. A.; P. A.; Takai, D. The role of DNA methylation in mammalian epigenetics. *Science* 2001 aug. 10; 293(5532): 1068-70.

Lubin FD, Gupta S, Parrish RR, Grissom NM, Davis RL. Epigenetic mechanisms: critical contributors to long-term memory formation. *Neuroscientist*. 2011 dez. 17(6): 616-32. doi: 10.1177/1073858411386967.

Heijmans, B. T.; Tobi, E. W.; Stein, A. D.; Putter, H., Blauw, G. J.; Susser ES, *et al*. Persistent epigenetic differences associated with prenatal exposure to famine in humans. *Proc Natl Acad Sci USA;* 105: 17046-9, 2008.

Weaver, I. C.; Cervoni, N.; Champagne, F. A.; D'Alessio, A. C.; Sharma, S.; Seckl, J. R.; Dymov, S.; Szyf, M.; Meaney, M. J. Epigenetic programming by maternal behavior. *Nat Neurosci;* 7: 847-54, 2004.

Jiménez-Chillarón, J. C.; Díaz, R.; Martínez, D.; Pentinat, T.; Ramón-Krauel, M.; Ribó, S.; Plösch, T. The role of nutrition on epigenetic modifications and their implications on health. Biochimie, nov. 94(11): 2242-63, 2012.

Rush, E. C.; Katre, P.; Yajnik, C. S. Vitamin B12: one carbon metabolism, fetal growth and programming for chronic disease. *Eur J Clin Nutr* 68: 2-7, 2014.

Etchegaray, J. P.; Mostoslavsky, R. Interplay between Metabolism and Epigenetics: A Nuclear Adaptation to Environmental Changes. *Mol Cell.* 2016 jun. 2; 62(5): 695-711.

Kussmann, M.; Van Bladeren, P. J. The Extended Nutrigenomics – Understanding the Interplay between the Genomes of Food, Gut Microbes, and Human Host. *Front Genet,* maio 20; 2: 21, 2011

Anderson, O. S.; Sant, K. E.; Dolinoy, D.C. Nutrition and epigenetics: an interplay of dietary methyl donors, one-carbon metabolism andDNA methylation. J Nutr Biochem, ago. 23(8): 853-9, 2012.

Poirier, L. A. Methyl group deficiency in hepatocarcinogenesis. *Drug Metab Rev* 1994; 26: 185-199.

Pan, M. H.; Lai, C. S.; Wu, J. C.; Ho, C. T. Epigenetic and disease targets by polyphenols. *Curr Pharm Des*. 2013; 19(34): 6156-85.

Turner, B. M. Cellular memory and the histone code. *Cell*. 2002, 111, 285-291.

Bassett S. A.; Barnett, M. P. The role of dietary histone deacetylases (HDACs) inhibitors in health and disease. *Nutrients,* out. 15; 6(10): 4273-301, 2014.

Londin, E.; Loher, P.; Telonis, A. G.; Quann, K.; Clark, P.; Jing, Y.; Hatzimichael, E.; Kirino, Y.; Honda, S.; Lally, M.; Ramratnam, B.; Comstock, C. E.; Knudsen, K. E. S.; Gomella, L.; Spaeth, G. L.; Hark, L.; Katz, L. J.; Witkiewicz, A.; Rostami, A.; Jimenez, S. A.; Hollingsworth, M. A; Yeh, J. J.; Shaw, C. A.; McKenzie, S. E.; Bray, P.; Nelson, P. T.; Zupo, S.; Van Roosbroeck, K.; Keating, M. J.; Calin, G. A.; Yeo, C.; Jimbo, M.; Cozzitorto, J.; Brody, J. R.; Delgrosso, K.; Mattick, J. S.; Fortina, P.; Rigoutsos, I. Analysis of 13 cell types reveals evidence for the expression of numerous novel primate- and tissue-specific microRNAs. *Proc Natl Acad Sci USA*. 2015 mar. 10; 112(10): E1106-15.

Bartel, D. P. MicroRNAs: target recognition and regulatory functions. *Cell,* 136(2): 215-233, 2009.

Palmer, J. D.; Soule, B. P.; Simone, B. A.; Zaorsky, N. G.; Jin, L.; Simone, N. L. MicroRNA expression altered by diet: can food be medicinal? *Ageing Res Rev.;* set. 17: 16-24, 2014.

Hu, S.; Dong, T. S.; Dalal, S. R.; Wu, F.; Bissonnette, M.; Kwon, J. H.; Chang, E. B. The microbe-derived short chain fatty acid butyrate targets miRNA-dependent p. 21 gene expression in human colon cancer. *PLoS One.* 2011 jan. 20; 6(1): 16221.

Azimi, A.; Hagh, M. F.; Talebi, M.; Yousefi, B.; Hossein pour feizi, A. A.; Baradaran, B.; Movassaghpour, A. A.; Shamsasenjan, K.; Khanzedeh, T.; Ghaderi, A. H.; Heydarabad, M. Z. Time and Concentration Dependent effects of resveratrol on miR 15a and miR16-1 expression and apoptosis in the CCRF-CEM acute lymphoblastic leukemia cell line. *Asian Pac J Cancer Prev*. 2015; 16(15): 6463-8.

Shah, M. S.; Schwartz, S. L.; Zhao, C.; Davidson, L. A.; Zhou, B.; Lupton, J. R.; Ivanov, I.; Chapkin, R. S. Integrated microRNA and mRNA expression profiling in a rat colon carcinogenesis model: effect of a chemo-protective diet. *Physiol. Genomics* 43, 640-654, 2011.

Tino, A. B.; Chitcholtan, K.; Sykes, P. H.; Garrill, A. Resveratrol and acetyl-resveratrol modulate activity of VEGF and IL-8 in ovarian cancer cell aggregates via attenuation of the NF-κB protein. *J Ovarian Res.* 2016; 9(1): 84.

Adhami, V. M.; Siddiqui, I. A.; Ahmad, N.; Gupta, S.; Mukhtar, H. Oral consumption of green tea polyphenols inhibits insulin-like growth factor-I-induced signaling in an autochthonous mouse model of prostate cancer. *Cancer Res*. 2004, 64, 8715-8722.

15

Jessica Wszolek ■ Maria Emilia de Souza Fabre ■ Mariana Nicastro

INTRODUÇÃO

O aporte de nutrientes específicos pode resultar em melhores desfechos clínicos, devido a sua ação na modulação da resposta imunológica e metabólica. A capacidade dos nutrientes em influenciar células do sistema imunológica é definida como imunonutrição.

As alterações entre imunonutrição, barreira intestinal, imunorregulação e doença grave tornaram-se mais consistentes a partir da década de 1990 com os estudos clássicos de Braga, Gianotti e colaboradores. A partir daí, aumentou a expectativa de que nutrientes, tais como, arginina, glutamina, nucleotídeos e ácidos graxos ômega 3, sozinhos ou combinados possam modular a resposta inflamatória e imunológica em doenças graves, como por exemplo o câncer.

O sistema imunológico possui um papel muito importante no tratamento do câncer e este assunto tem dado origem a um campo emergente de estudos dentro da oncologia e, especificamente, sobre a capacidade de uma dieta com imunonutrientes influenciar na melhoria do sistema imunológico, diminuir toxicidade do tratamento e, consequentemente, gerar melhores resultados aos pacientes oncológicos.

Nos últimos anos, verificou-se o potencial benefício da imunonutrição perioperatória em pacientes cirúrgicos. A cirurgia induz e exacerba a resposta inflamatória. A arginina e, provavelmente os nucleotídeos, são condicionalmente essenciais em situações de estresse, como em cirurgias de grande porte, e sua depleção pode induzir uma resposta imunológica inadequada, reduzir síntese proteica, além de aumentar risco de infecção. Não menos importante, os ácidos graxos ômega 3 exercem função anti-inflamatória e modulam a imunossupressão, reduzindo a produção de citocinas pró-inflamatórias e eicosanoides.

Formulações que contém esses nutrientes caracterizam as dietas imunomoduladoras, utilizadas como terapia nutricional especializada com a proposta de modular o metabolismo e a resposta imunológica em pacientes cirúrgicos oncológicos. Vários protocolos são propostos, a maioria com resultados positivos, tais como, redução das taxas de infecção, menor necessidade de antibioticoterapia e redução do tempo de internação hospitalar.

IMUNONUTRIENTES

Ácidos graxos ômega 3

Ácidos graxos ômega 3 formam uma família de ácidos graxos poli-insaturados (AGPI) de cadeia longa, cuja primeira dupla ligação encontra-se entre o terceiro e quarto carbonos contados a partir do radical metil de sua cadeia carboxílica. Eles são potenciais adjuvantes na terapia anticâncer; por suas propriedades na atividade antitumoral, antiproliferativa, pró-apoptótica, anti-invasiva, antimetastática, regulação epigenética e múltiplas propriedades anti-inflamatórias, tais como, redução na síntese de eicosanoides pró-inflamatórios, redução de leucócitos, atividade como antiagregante plaquetário, inibição da expressão de gene inflamatório, além de estimulação de produção de glutationa.

Para pacientes em tratamento de quimioterapia e radioterapia, a revisão de literatura de Pastore Silva, mostrou que a inclusão de ácidos graxos ômega 3 tem benefício na manutenção do peso corporal e da massa muscular, na resposta inflamatória e em indicadores nas escalas de qualidade de vida.

Em pacientes cirúrgicos, a imunonutrição com ômega 3, diminui complicações pós-cirúrgica, ajuda na cicatrização de feridas e diminui o tempo de permanência no hospital.

Na síndrome da caquexia, essa suplementação se mostrou eficaz no ganho de peso e melhora da qualidade de vida. Doses altas como 0,3 g/kg/peso/dia mostram bons resultados e menos efeitos indesejáveis. A ingestão de suplementos contendo 2,2 g de ácido eicosapentaenoico (EPA) por dia ajuda os pacientes a ganhar peso e melhorar a qualidade de vida.

Apesar da suplementação de ômega 3 na população oncológica trazer benefícios claros e poucos efeitos colaterais, as evidências científicas não permitem forte recomendação.

Nucleotídeos

Os nucleotídeos são compostos intracelulares com baixo peso molecular derivados de purina ou pirimidina. Desempenham papéis fundamentais nos processos bioquímicos, participando na maturação, ativação e proliferação de linfócitos, estimulando a função fagocítica de macrófagos, produção de imunoglobulina e a resposta à infecção. No trato gastrointestinal, os nucleotídeos suplementados, aumentam a altura das vilosidades, as proteínas da mucosa e as enzimas.

A dieta habitual de um indivíduo deve fornecer em torno de 1 a 2 g de nucleotídeos provenientes de proteína animal ao dia. No entanto, a maioria das fórmulas de nutrição enteral é desprovida de quaisquer nucleotídeos pré-formados.

Vitaminas e minerais

Vitaminas e minerais são componentes essenciais imunomoduladores, dentre eles: vitamina E, vitamina C, selênio e zinco.

As vitaminas antioxidantes e minerais podem influenciar positivamente no prognóstico de pacientes críticos. Em pacientes cirúrgicos na Unidade de Terapia Intensiva, recebendo suplementos de vitaminas C e E, tiveram menos morbidade pulmonar e menor incidência de falha de múltiplos órgãos.

A vitamina C é considerada um antioxidante devido sua propriedade redox, representando um importante papel em evitar a carcinogênese.

A vitamina E inclui oito compostos e o de maior atividade biológica é o alfatocoferol, agindo por meio da inibição da peroxidação lipídica e protegendo a integridade das membranas biológicas, consequentemente, inibindo o crescimento de células tumorais, interrompendo a fase G1 do ciclo celular e induzindo a apoptose.

O selênio tem seu efeito protetor associado à sua presença na glutationa peroxidase e na tioredoxina redutase, enzimas protetoras do ácido desoxirribonucleico (DNA) e prevenindo contra o estresse oxidativo, estimulando sistema imunológica e interferindo no processo de carcinogênese.

O zinco atua em diversos processos imunológicos, pois é cofator de mais de 300 enzimas. Dentre suas principais funções destacam-se a participação no sistema imunológico, afetando sistema de fagocitose e lise celular, atuando na modulação de linfócitos T e por estar envolvido no processo de tradução e replicação do DNA.

Arginina

A arginina é um aminoácido condicionalmente essencial que, juntamente com os demais aminoácidos e nutrientes como, ácidos graxos ômega 3, nucleotídeos e vitaminas, têm mostrado efeitos farmacológicos no nosso sistema imunológico.

A arginina é sintetizada no organismo, porém não em concentrações altas suficientes para as necessidades metabólicas específicas no câncer. Durante o estresse metabólico, a arginina é a principal fonte de combustível para as células imunitárias, especificamente para a função de linfócitos, e é um precursor de óxido nítrico e de hidroxiprolina, os quais desempenham um papel-chave na reparação de tecido conjuntivo. Por promover síntese de colágeno e hormônio do crescimento, também possui papel importante na cicatrização de feridas. Em pacientes com câncer de cabeça e pescoço, a suplementação com arginina reduz as complicações pós-operatórias como fístulas, infecções nas feridas e tempo de internação. Além disso, melhora na sobrevida global e sobrevida livre de doença estão associadas a inclusão do nutriente nesses pacientes.

Porém, em pacientes críticos, sépticos ou com infecção grave, esses resultados não foram encontrados, sugerindo, ainda, que o uso de arginina neste grupo poderia aumentar o risco de infecção e mortalidade.

Glutamina

A glutamina também é um aminoácido essencial que desempenha um papel como importante fonte de combustível para macrófagos, linfócitos e enterócitos. A glutamina ainda realiza um papel crucial na diferenciação de células B, produção de superóxido neutrófilo, citocinas, proliferação de células T e possui papel na fagocitose, reduzindo apoptose e inflamação. Assim como a arginina, as concentrações da glutamina estão reduzidas na inflamação e, portanto, apresentam um efeito supressor sobre o sistema imunológico e quebra da barreira epitelial.

O papel da suplementação de glutamina é controverso. Assim os dados ainda são insuficientes para recomendação de glutamina a fim de melhorar desfechos clínicos em pacientes recebendo altas doses de quimioterapia e transplantes de medula óssea.

As evidências para recomendar glutamina para prevenir enterite/diarreia, esofagite e alterações de pele são insuficientes e pouco consistentes.

Apesar de poucos resultados positivos na redução de severidade da enterite induzida por radiação ao suplementar com a glutamina, a metodologia e a dosagem ainda não estão bem estabelecidas, não levando a recomendação. Mesmo com alguma evidência para potenciais efeitos benéficos da glutamina nestas situações, para existir um consenso sobre a recomendação será necessário esclarecer questões de segurança, dosagem e eficácia com dados mais robustos.

INDICAÇÕES

A indicação é baseada no efeito benéfico desta terapia nutricional especializada demonstrado por numerosos estudos e em metanálises, citados nas referências, os quais concluíram que imunonutrição enteral reduz complicações perioperatórias e o tempo de permanência hospitalar.

Os mecanismos pelos quais a imunonutrição reduz as complicações infecciosas são desconhecidos, entretanto a preservação da função imunológica do intestino e a redução da inflamação são apontados como fatores chaves.

Rowan e cols., realizaram um estudo de coorte internacional, prospectivo, não randomizado onde compararam pacientes cirúrgicos de cabeça e pescoço que consumiram suplemento a base de arginina no pré e pós-operatório. Esse estudo mostrou redução de prevalência de fístula e tempo de internação nos pacientes que usaram esse suplemento.

Buijs e cols. demonstraram redução de complicações pós-operatórias em pacientes com câncer de cabeça e pescoço que receberam arginina antes da cirurgia até o décimo dia dos pós-operatório. Neste estudo os pacientes foram acompanhados por 10 anos pós-intervenção. O grupo que recebeu arginina teve menor recorrência do tumor e maior tempo de sobrevida.

A revisão de Pastore e Silva e cols. mostrou que a combinação de ácidos graxos ômega 3 com concentração de 2 g de EPA e ácido docosa-hexaenoico (DHA) e a quimioterapia traz benefícios à manutenção da massa magra, melhora da resposta inflamatória e imunológica e benefícios nos escores de função física e saúde global em escalas de qualidade de vida. Entretanto, devido a heterogeneidade dos estudos, a evidência ainda é insuficiente para gerar forte recomendação de uso em pacientes submetidos a tratamento de radioterapia e quimioterapia.

Yildiz e cols. realizaram intervenção em pacientes submetidos à cirurgia radical por câncer gastrointestinal. Os pacientes que receberam imunonutrição mostraram redução significativa nas taxas de infecção no pós-operatório, redução no tempo de internação e na prevalência de fístulas.

Klek e cols., com objetivo de investigar o valor da imunonutrição enteral e parenteral no pós-operatório, avaliaram pacientes submetidos à ressecção gástrica ou pancreática. Não encontraram diferença estatística significativa nos resultados de pacientes bem nutridos durante intervenção enteral ou parenteral, independentemente do tipo de intervenção, padrão ou com imunonutrientes. Entretanto, pacientes desnutridos – % perda peso = 10 a 15%, 3 a 6 meses antes cirurgia e/ou índice de massa corporal (IMC) <18 – tiveram impacto positivo da imunonutrição nas complicações pós-operatórias, respectivamente, na prevalência de fístulas e na redução do tempo de permanência hospitalar.

Custos, permanência hospitalar e morbidade aumentam significativamente na vigência de infecções. Gianotti e cols., demonstraram que o custo pós-operatório da terapia nutricional com dieta imunomoduladora foi de aproximadamente US$ 176 por paciente *vs.* US$ 41 gastos por paciente com dieta padrão. Porém, o custo final do tratamento dos pacientes que receberam dieta imunomoduladora foi cerca de duas vezes menor. Os pacientes que receberam dieta padrão gastaram mais devido ao tratamento das complicações pós-operatórias.

Resumindo, segundo Mc Clave e cols., os candidatos à fórmula imunomoduladora são os pacientes oncológicos submetidos a cirurgias de grande porte do trato digestório ou da região de cabeça e pescoço. E, a maioria dos estudos, mostra redução na prevalência de fístulas e nos dias de internação.

O QUE DIZEM OS GUIDELINES

Segundo os Consensos da American Society of Parenteral and Enteral Nutrition (Aspen) de 2009, as fórmulas com imunonutrientes podem ser benéficas para pacientes oncológicos desnutridos submetidos a cirurgias de grande porte (nível A). As diretrizes da Aspen e Sociedade Médica de Cuidados Críticos (SCCM) de 2016 sugerem, no entanto, que fórmulas imunomoduladoras contendo arginina, glutamina, ácidos nucleicos e ácidos graxos ômega 3, não devem ser usadas rotineiramente para pacientes críticos internados em unidades clínicas por apresentarem população heterogênea e serem inconclusivos nos resultados.

Os Consensos da European Society of Parenteral and Enteral Nutrition (Espen) de 2016 trazem, com Forte Recomendação e Alto Nível de evidência, a indicação de imunonutrição oral e enteral (arginina, nucleotídeos e ácidos graxos ômega 3) para pacientes cirúrgicos oncológicos, submetidos à cirurgia do trato digestório superior, no período perioperatório. Efeito dos ácidos graxos ômega 3 na composição corporal e resultados clínicos de pacientes em tratamento antineoplásico e nos benefícios clínicos e na qualidade de vida de pacientes com caquexia são questões que necessitam de mais estudos para forte nível de recomendação.

O Consenso da Sociedade Brasileira de Nutrição Parenteral e Enteral (Braspen) de 2011 recomenda a utilização de fórmulas contendo imunonutrientes para pacientes cirúrgicos com câncer de cabeça e pescoço e do trato digestório.

Segundo a revisão do Consenso Nacional de Nutrição Oncológica de 2016, a dieta imunomoduladora enriquecida com arginina, nucleotídeos e ácidos graxos ômega 3, traz benefícios aos pacientes oncológicos, no pré e pós-operatório de cirurgias de grande porte do trato digestório e de cabeça e pescoço, independente do estado nutricional. Devendo ser iniciada de 5 a 10 dias antes da cirurgia, ser descontinuada no dia da cirurgia e no sétimo dia de pós-operatório. Entretanto, está contraindicada no paciente crítico com sepse.

CONCLUSÃO

A Imunonutrição é uma área relativamente nova, mas baseada nos resultados dos estudos, seu impacto no paciente com câncer pode ser significativo. Diminuição nas taxas de complicações gerais nos pacientes cirúrgicos que recebem fórmulas enriquecidas com imunonutrientes representa melhora na qualidade dos cuidados e um menor gasto dos recursos de saúde.

Embora muitos estudos evidenciem a contribuição da administração de nutrientes especiais para pacientes com câncer em tratamento quimioterápico e radioterápico, seja no que se refere à evolução clínico-nutricional, seja como coadjuvante da terapia antineoplásica, não existe um consenso entre a comunidade científica para a recomendação de seu uso.

LEITURA RECOMENDADA

Aguilar, N. J. E. G.; Campo, A. C.; Borges, A.; Correia, M. I. T. D.; Tavares, G. M. Terapia nutricional no perioperatório. DITEN. Projetos diretrizes, v. IX, São Paulo: Associação Médica Brasileira, 2011. p. 339-354.

August, D. A. et al. American Society for Parenteral and Enteral Nutrition (ASPEN. ASPEN Clinical Guidelines: nutrition support therapy during adult anticancer treatment and in hematopoietic cell transplantation. JPEN. Thorofore. v. 33(5), p. 472-500, 2009.

Arends J. et al. Espen Guidelines on nutrition in cancer patients. Clinical Nutrition, 1-38, 2016.

Barbosa, M. V. et al. Impacto do uso de dieta imunomoduladora em pacientes com câncer colorretal submetidos à cirurgias eletivas com abreviação do jejum pré-operatório. Revista Brasileira de Cancerologia. 61(3), p. 217-225, 2015.

Braga M; Sandrucci S. Perioperative nutrition in ccncer patients. European journal of surgical oncololy; v. 42(6), p. 751-753, 2016.

Braga, M.; Gianotti L. Preoperative immunonutrition: cost-benefit analysis. JPEN. Thorofore, v. 1(1), p. 57-61, 2005.

Bharadway S. et al. Should perioperative immunonutrition for elective surgery be the current standard of care? Gastroenterology Report,v. 4(2), p. 87-95, 2016.

Buijs, N. et al. Perioperative arginine-supplement nutrition in malnouriched patients with head and neck cancer improves long term survivel. The American Journal of Clinical Nutrition, v. 92(5), p. 1151-1156, 2010.

Consenso nacional de Nnutrição oncológica. INCA, 2. ed. rev. ampl. atual.; v. 2, 2016.

Cruz, E. P. et al. Effectiveness of immunonutrition on inflamatory markers in patients with câncer: randomized clinical trial. Nutr. Hosp. v. 32(4), p. 1676-1682, 2015.

Klek, S. et al. Perioperative immunonutrition in surgical cancer patients: a summary of a decade of research. World J. Surg, v. 38(4), p. 803-812, 2014.

Mc Clave, S. A. et al. Guidelines for the provision and assesment of nutrition support therapy in adult critically ill patient. Society of Critical Care Medicine (SCCM) and American Society for Parenteral e Enteral Nutrition. JPEN. Thorofare,v. 33(3), p. 277-316, 2016.

Oliveira, V. A. et al. Immunonutrition effects in the treatment of câncer patients and its complications – a review. Semina: Ciências Biológicas e da Saúde, v. 35(2), p. 107-116, 2015.

Pastore-Silva, et al. Omega-3 supplements for patients in chemotherapy and/orradiotherapy: a systematic review. Clin. Nutr. v. 34 (3), p. 359-366, 2015.

Prieto, I.; Montemuiño, S.; Luna, J.; de Torres, M. V.; Amaya, E. The role of immunonutritional support in cancer treatment: Current evidence. Clin Nutr. 2016 nov. 24.

Rowan, N. R. et al. Utility of a perioperative nutrition intervention on post operative outcomes in high-risk head and neck cancer patients. Oral Oncology, v. 54, p. 42-46, 2016.

Sena, K. C. M; Pedrosa, L. F. C. Efeitos da suplementação com zinco sobre o crescimento, sistema imunológico e diabetes. Rev. Nutr.; Campinas, v. 18, n. 2, p. 251-259, abr. 2005.

Yildiz, S. Y. et al. The effect of enteral immunonutrition in upper gastrointestinal surgery for cancer: a prospective study. Turk. J. Med. SCi, v. 17, p. 393-400, 2016.

■ Fabiana Carvalho de Sousa ■ Mariana Jimenez Marcatto Izeppe

INTRODUÇÃO

A carcinogênese é um processo multicausal que pode ser decorrente de fatores intrínsecos (genéticos) e exterínsicos (ambientais, estilo de vida). Estima-se que cerca de 35% dos casos de câncer estão relacionados com a adoção de dietas inadequadas.

A modificação dietética pode não somente influenciar no estado de saúde atual do indivíduo, como também contribuir no aumento do risco em desenvolver doenças como o câncer. A busca por alimentos e/ou nutrientes com efeitos benéficos à saúde está cada vez maior, e a preocupação atual com a saúde tem feito com que o consumo de alimentos funcionais aumente com grande intensidade.

O termo alimento funcional originou no Japão na década de 1980, onde pesquisadores evidenciavam alimentos com efeitos fisiológicos benéficos à saúde. O Functional Food Center (FFC) define alimentos funcionais como aqueles alimentos naturais ou processados que contêm substâncias/compostos biologicamente benéficos à saúde. Que fornecem um benefício clínico comprovado e documentado à saúde (no âmbito de prevenção e no tratamento de doenças crônicas).

Os alimentos funcionais são compostos por substâncias biologicamente ativas e para que tenha efeitos positivos, devem fazer parte da alimentação diária dos indivíduos. Esses compostos podem auxiliar as defesas do corpo a destruírem carcinógenos ou até mesmo bloquear ou reverter estágios iniciais de carcinogênese.

Estudos recentes indicam que pessoas que consomem cerca de cinco porções de vegetais e frutas por dia, tem aproximadamente metade do risco em desenvolver câncer. A indicação de uma alimentação diversificada nos dias atuais vai além de macro e micronutrientes (vitaminas e minerais), destacando os compostos bioativos e seus efeitos promissores à saúde.

ALIMENTAÇÃO ATUAL E INCIDÊNCIA DO CÂNCER

A alimentação também pode atuar com cofator na etiologia do câncer. Alguns desses fatores estão relacionados com o método inadequado de preparo, conservação, o alto consumo de alimentos industrializados e uma dieta pobre em fibras. O consumo de alimentos ricos sódio, nitrato e nitrito como conservas, embutidos, picles, defumados, induzem a formação tumoral, aumentam a produção de radicais livres e lesão celular; os aditivos alimentares, principalmente encontrado em produtos industrializados, podem provocar alterações no *"turn over"* das células contribuindo para a incidência de câncer. Dessa forma, o tipo de alimento e a qualidade são de extrema importância, não apenas pelo valor nutricional, mas pela capacidade de seus nutrientes e compostos interagirem com o genoma.

COMPOSTOS BIOATIVOS

Os efeitos antitumorais dos alimentos quimiopreventivos consistem em sua capacidade antioxidante, anti-inflamatória, anti-hormonais e antiangiogênica, podendo bloquear as espécies reativas de oxigênio (EROs), promover apoptose das células tumorais e atuar como antagonistas de fatores de crescimento neoplásico.

Eles podem agir bloqueando ou revertendo a fase pré-maligna da carcinogênese, ou até mesmo parando ou retardando o desenvolvimento e progressão das células pré-cancerosas para malignas.

A compreensão de como os antioxidantes atuam em vias moleculares em resposta ao stress oxidativo e na resposta inflamatória é fundamental para o desenvolvimento de novas alternativas terapêuticas de tratamento e prevenção. O fator chave é manter um equilíbrio entre os oxidantes e antioxidantes, uma vez que esse desequilíbrio resulta em um risco aumentado para câncer e outras doenças crônicas.

A quimioprevenção é uma das formas para também auxiliar na redução da morbidade e a mortalidade do câncer. A inibição da atividade da enzima ciclo-oxigenase (COX) é relevante, uma vez que essa enzima catalisa a conversão do ácido araquidônico em substâncias pró-inflamatórias, como por exemplo, as prostaglandinas que podem estimular o crescimento de células tumorais, suprimir a vigilância imunitária e ativar a carcinogênese em formas que danificam o material genético.

Dentre muitas substâncias ou compostos bioativos presentes nos alimentos funcionais utilizados no câncer, podemos citar: licopeno, isoflavonas, catequinas, resveratrol, gingerol, curcumina, entre outros.

Licopeno

Como os seres humanos estão expostos normalmente a diversos agentes indutores do câncer, incluindo os obtidos por meio da dieta, possíveis estratégias para a prevenção do câncer podem ser alcançadas utilizando potenciais agentes quimioprotetores, tais como o licopeno e outros carotenoides, de modo a reduzir e/ou eliminar os efeitos deletérios da exposição humana a potenciais carcinógenos.

Apesar da enorme variabilidade do câncer, evidências demonstram que a resistência à apoptose é uma das características mais marcantes da maioria dos tumores malignos.

O licopeno é classificado atualmente como um dos mais potentes antioxidantes, sendo sugerido para a prevenção de câncer e doenças cardiovasculares por proteger moléculas com lipídeos, lipoproteína de baixa densidade (LDL), proteínas e ácido desoxirribonucleico (DNA).

É um carotenoide sem a atividade provitamina A, lipossolúvel, composto por ligações conjugadas e duas ligações duplas não conjugadas. O licopeno é tido como o carotenoide que tem a maior capacidade sequestrante do radical livre, possivelmente devido à presença das ligações duplas não conjugadas, o que lhe oferece maior reatividade.

O carotenoide é predominante no plasma e nos tecidos humanos, sendo encontrado em um número limitado de alimentos de cor vermelha, como tomates e seus derivados, goiaba, melancia e mamão.

Existem vários mecanismos pelos quais o tomate, seus produtos e, particularmente o licopeno exercem inibição da carcinogênese, sendo os principais descritos pela literatura: a eliminação de espécies reativas de oxigênio, o aumento de sistemas de desintoxicação, a supressão da progressão do ciclo celular, bem como modulação das vias de transdução de sinal. A atividade antioxidante do licopeno tem sido extensivamente estudada, sendo o seu efeito potencializado pela adição de outros antioxidantes.

No estudo dos efeitos do licopeno sobre o crescimento de células cancerosas, foi relatado que o tomate maduro, contendo essencialmente o licopeno, é um agente antiproliferativo, não só em células de câncer da próstata, mas também em linhagens de câncer do cólon.

Com relação à biodisponibilidade, verificou-se que a ingestão de molho de tomate aumenta as concentrações séricas de licopeno em taxas maiores do que a ingestão de tomates crus ou suco de tomate fresco. O consumo de molho de tomate cozido em óleo resultou em um aumento de 2 a 3 vezes da concentração sérica de licopeno um dia após seu consumo, mas nenhuma alteração ocorreu quando se administrou suco de tomate fresco.

A atividade antioxidante do licopeno tem sido extensivamente estudada, sendo o seu efeito melhorado pela adição de outros antioxidantes, os carotenoides, incluindo licopeno, são capazes de suprimir a proliferação de células malignas por meio da inibição da atividade estrogênica da 17-beta-estradiol e genisteína, um fitoestrógeno hormônio-dependente, em células cancerosas.

Apesar da enorme variabilidade do câncer, evidências demonstram que a resistência à apoptose é uma das características mais marcantes da maioria dos tumores malignos. A ação apoptótica dos carotenoides pode depender da formação intracelular de produtos auto-oxidantes, a partir do tratamento com o licopeno.

A quimioprevenção por meio da ação do licopeno emerge como um importante instrumento na prevenção e controle do câncer de cólon, sugerindo mecanismos de ações anticarcinogênicos e antioxidantes, que podem auxiliar contra a progressão e/ou desenvolvimento do câncer de cólon.

Isoflavonas

São fitoestrógenos constituídos principalmente pela genisteína e daidzeína que apresentam maior concentração em leguminosas, especialmente na soja. A genisteína inibe fatores de transcrição como o ativador de proteína-1 (AP-1) e o fator nuclear kappa B (NF-kB) que são moléculas envolvidas no estresse oxidativo e na resposta inflamatória. Atuam afetando a progressão do ciclo celular, crescimento e diferenciação celular.

Estudos atuais demonstram forte associação entre a ingestão de soja e seus derivados com efeitos protetor às várias formas de câncer, inclusive no hormônio-relacionado. Possui papel preventivo no câncer de mama feminino, em especial na população asiática, por bloquearem os receptores de estrogênio nas mamas. Além disso, diminui a capacidade do hormônio produzir células cancerosas e por apresentarem comportamento semelhante ao medicamento "tamoxifen", utilizado no tratamento desta neoplasia, diminui o risco de morte ou recorrência de câncer nessas portadoras de câncer de mama.

No homem, as isoflavonas também possuem a capacidade de inibir a ação da testosterona, bloqueando o crescimento de células cancerosas prostáticas.

Epigalocatequina-galato

O chá verde contém múltiplos compostos polifenólicos, tais como – epigalocatequina-3-galato (EGCG), epicatequina galato (EGC), epicatequina-3-galato (ECG) e epicatequina. Entre estes, EGCG é o principal componente ativo e a catequina mais abundante. Tem sido intensamente estudada nos últimos anos, principalmente por causa de seus efeitos diversificados em quimioprofilaxia e tratamento de neoplasias.

A EGCG é a catequina mais abundante encontrado no chá verde (Camellia sinensis). É um antioxidante potente que tem diversas aplicações clínicas. É uma catequina amplamente estudada na pesquisa do câncer e seus potenciais mecanismos.

Artigos demonstram que o tratamento com EGCG inativa a via de transdutor de sinais e ativador de transcrição 3 (STAT3), que desempenha um papel crítico na promoção da formação de tumor em células tumorais de início de carcinoma de nasofaringe.

Como um inibidor não nucleosídico da metilação do DNA, é capaz de inibir a hipermetilação de DNA recém-sintetizado, resultando na reversão da hipermetilação e recuperação na expressão dos genes silenciados. A proteína rica em cisteína indutora de reversão é um gene supressor de tumor, que regula negativamente as metaloproteinases da matriz e inibe a invasão, angiogênese e metástase do tumor.

EGCG atua e suprimindo a ativação de NF-kB em células de carcinoma epidermoide. Também tem sido sugerido que o EGCG induz a apoptose por meio da ativação de células de adenocarcinoma do pulmão e carcinoma do esôfago.

A apoptose é um processo essencial, que elimina as células anómalas e equilibra o ambiente interno cuja doença se instalou. As vias intrínsecas (mitocondrial) e vias extrínsecas (receptor de morte) são as principais vias de apoptose.

Curcumina

A curcumina é um composto ativo isolado presente no rizoma da cúrcuma (*Curcuma longa L.*) com propriedades antioxidantes, anticancerígenas, anti-inflamatória, antimicrobiana, antiviral e antifúngica.

A curcumina modula a ação anti-inflamatória por redução da atividade das enzimas ciclooxigenase-2 e inibe a produção de citocinas pró-inflamatórias, uma vez que o estado inflamatório está relacionado com à promoção de tumores. Apresenta grande potencial quimiopreventivo, sendo demonstrado em pesquisa pré-clínica a inibição da carcinogênese em vários tipos ou estágios de câncer como o pancreático, gástrico, próstata, mamário, oral, hepático, colorretal e leucemia.

Estudos em animais demonstram os efeitos da curcumina nos três estágios da carcinogênese. Nos estágios de iniciação e promoção a curcumina modula os fatores de transcrição controlando a fase I e a II de destoxificação da carcinogênese, regulacitocinas pró-inflamatórias, fatores de transcrição ativados por radicais livres, metabolismo do ácido araquidônico e eliminação de radicais livres. Nos estágios de promoção e progressão, a curcumina diminuiu o tamanho do tumor e induziu a apoptose em células cancerosas aparentemente sem efeito citotóxico em células saudáveis. No entanto, foram observados efeitos antagonistas da curcumina e de fármacos citotóxicos, devendo ser cuidadosamente avaliada essa combinação antes de serem testadas em pacientes.

A curcumina pode ser interessante no tratamento de Linfoma Hodgkin (LH) por ser capaz de induzir morte celular e inibir a atividade no NF-kB, um fator de transcrição que participa da resposta inflamatória, envolvido pela alta expressão no LH. Avaliou-se também a ação da curcumina sobre atividade antitumorais em células de leucemia mieloide crônica e foi observado uma modulação na expressão do gene responsável pela supressão do tumor.

Brássicas

Importante fonte de glicosinolatos, grupo de metabólitos secundários sulfurados, encontrado em crucíferas como repolho, rúcula, couve, couve-de-bruxelas, brócoli, couve flor, mostarda, nabo, rabanete, entre outros. A quantidade de compostos bioativos formadas depende do tipo de vegetal crucífero, modo de preparo (cru ou cozido) e da composição da microbiota (capaz de hidrolisar glicosinolatos) do hospedeiro. O sulforafano têm demonstrado uma atividade anti-inflamatória em modelos celulares e animais e de supressão de citocinas inflamatórias como interleucina-6 (IL-6) e fator de necrose tumoral alfa (TNF-α).

Estudos científicos atuais têm demonstrado a associação inversa entre o consumo de brássicas com o risco de câncer como de cólon estômago, intestino, próstata, pulmões e mama.

No câncer de colorretal, a sua ação protetora se dá por meio da ação de substâncias químicas (indois e isotiocianatos) capazes de estimular enzimas de destoxificação ou hepáticas, aumentando a eliminação de toxinas. No câncer de mama, alguns produtos da hidrolise dos glicosinolatos podem alterar a atividade de hormônios como o estrogênio, conferindo uma atividade quimioprotetora contra esse tipo de câncer.

Outro estudo revelou que o consumo de uma fonte de brássicas pelo menos uma vez por semana teve efeito protetor em comparação ao consumo nulo ou inferior a uma vez por semana, principalmente no câncer colorretal, mama, rins e trato gastrointestinal superior.

As brássicas são protetoras de diversos tipos de câncer devido ao alto teor de glicosinolatos que são capazes de induzir as enzimas de destoxificação de fase II, induzindo a eliminação de metabólitos carcinogênicos e prevenindo a transformação de células saudáveis em carcinogênicas.

Compostos organossulfurados

O alho (*Alliumsativum*) e a cebola (*Allium cepa*) são ricos em compostos organossulfurados e evidências sugerem que sua função biológica se dá por meio desses compostos, além de proporcionar o seu odor e sabor característicos.

Ambos possuem ação antioxidante, antimutagênica, anticarcinogênica, antitrombótica, antimicrobiana e efeito prebiótico, sendo a quantidade dos compostos organossulfurados dependentes da variedade, da extração e condições de processamento (tempo *vs.* temperatura). Aparentemente, estudos realizados com ratos demonstraram que o alho e a cebola submetidos a uma temperatura de cozimento de 100°C durante 20 minutos parece preservar seus compostos bioativos e potencial antioxidante.

O consumo de alho e cebola diminui o risco de sarcoma e carcinoma em diversos órgãos e tecidos, como estômago, cólon, próstata, bexiga, pulmão, pele, mama, entre outros. A forma com que estes compostos organossulfurados exercem a sua ação anticancerígena podem ser por diferentes mecanismos:

- Ação inibitória no crescimento de tumores.
- Alteração do metabolismo carcinogênico ou aumentando as enzimas de destoxificação, facilitando a sua excreção do organismo.
- Inibição do dano oxidativo, pela sua capacidade antioxidante.
- Atuam na parada do ciclo celular, permitindo o reparo do DNA ou indução da apoptose das células cancerígenas.

Estudos atuais demonstram que o alho possui propriedades quimiopreventivas e que o seu consumo está associado a 50% menos risco de desenvolver câncer quando comparado a um baixo consumo. Sugere-se também um efeito benéfico do alho na prevenção de câncer colorretal e um possível efeito protetor em adenomas intestinais pela provável capacidade de reduzir as concentrações de nitrito no trato gastrointestinal (TGI). Além da atividade anticarcinogênica do alho, estudos têm investigado a sua atividade antimutagênica, observando que certos compostos enxofrados têm efeito na reparação do DNA, evitando mutações e prevenindo o início da carcinogênese.

A cebola também possui flavonoides como a quercetina em abundância, praticamente isenta no alho, que possui ação antioxidante e estudos têm encontrado associação inversa entre o risco de câncer de pulmão e seu consumo, provavelmente pelo alto teor desses flavonoides. Além disso, a quercetina aumenta a biodisponibilidade de certas drogas como o "tamoxifen" utilizado no tratamento e prevenção do câncer de mama.

Portanto, a ingestão mínima diária de alho e cebola para reduzir o risco de câncer ainda não foi determinada, porém o seu consumo pode oferecer proteção contra o desenvolvimento de câncer.

Resveratrol

O resveratrol é uma fitoalexina, ou seja, um polifenol encontrado em plantas, uvas, vinho tinto e amendoim. A fitoalexina é sintetizada na videira em resposta à infecção por fungos ou estresse, e demonstrou inibir o início, a promoção e a progressão do câncer por meio da modulação de vias que controlam divisão, crescimento celular, apoptose, inflamação, angiogênese e metástase.

O resveratrol apresenta ação antioxidante, cardioprotetora, anti-inflamatória, anticancerígeno, quimiopreventiva, neuroprotetora e antimetastática. Um dos seus destaques é a sua ação anticancerígena que é mediada por meio alguns mecanismos como a inibição de fatores de ativação carcinogênicos, inibição de crescimento e apoptose celular e supressão das vias de sinalização pró-inflamatórias relacionadas a progressão do câncer. Na sua atividade quimiopreventiva, o resveratrol induz a morte celular apoptótica dependente de CD95 em células tumorais e inibe a atividade da enzima ciclo-oxigenase (COX-1) que é relacionada com a promoção antitumoral. Além da indução direta da apoptose, o resveratrol é capaz de sensibilizar células tumorais resistentes aos fármacos para se tornarem sensíveis aos efeitos mediados pela droga. Demonstrou-se que o resveratrol suprime a proliferação de células tumorais como câncer linfoide e mieloide, mama, cólon, pulmão, melanoma, entre outros.

Seu efeito antiproliferativo sobre células B pode ser observado em alguns estudos que investigaram uma indução da apoptose em células B leucêmicas e em células mieloides. Estudo realizado com resveratrol e adenocarcinoma de cólon, sugere que o resveratrol exerce efeitos quimiopreventivos por inibição do ciclo celular. Pode atuar como um agente anticancerígeno promissor e antiproliferativo no câncer de mama, além de atuar no controle do crescimento e na supressão de células de câncer de próstata.

Outro estudo realizado com animais com câncer de pele, demonstra que seu uso foi moderadamente eficaz na inibição da taxa de formação de tumores e na redução de animais que desenvolveram tumores cutâneos induzidos por 7, 12, dimetilbenz (A) antraceno (DMBA).

O consumo moderado do vinho pode ser um fator importante a ser considerado quando se lida com a prevenção do câncer.

Cacau

O cacau é rico em polifenois como taninos (procianidinas) e flavonoides (flavonas, antocianidinas, flavonois e flavanois), apresentando capacidade antioxidante, cardioprotetora, anti-inflamatória e têm chamado atenção pelo seu papel quimiopreventivo. Durante o processamento do cacau ocorrem diversas reações bioquímicas que podem alterar o teor de flavanois e procianidinas nos produtos derivados, que é desejável pelo ponto de visto do sabor, mas altamente indesejável em relação às suas propriedades.

A inflamação crônica é reconhecida como um fator relevante no aparecimento e progressão do câncer, sendo o uso de compostos quimiopreventivos uma estratégia útil para controle. Estudos sugerem que os flavanois do cacau e seus derivados podem modificar efetivamente o processo inflamatório e a sua capacidade antioxidante e anti-inflamatória pode prevenir ou retardar o aparecimento de diversos tipos de câncer como próstata, fígado, cólon, leucemia, entre outros. Os flavonoides parecem ser antiproliferativos, induzem a apoptose, inibem a angiogênese e auxilia no controle da lesão celular e progressão tumoral.

Mel

O mel é um adoçante natural amplamente utilizado, podendo variar sua composição de acordo com o tipo de planta que as abelhas consomem o néctar e coletam a sua matéria-prima. Apresentam mais de 200 compostos na sua composição tais como, glicose, água, vitaminas, minerais, proteínas, enzimas e compostos fenólicos como os ácidos fenólicos, flavonoides e antioxidantes. O mel apresenta propriedade anti-inflamatória, antioxidante, antiviral, antibacteriana e anticancerígena. Estudos demonstram que sua capacidade antioxidante não depende apenas da presença dos compostos fenólicos, mas também dos flavonoides que possui papel importante na melhora do estresse oxidativo. Há relatos que o mel possui ação anti-inflamatória e anticancerígena contra câncer de mama, cervical, próstata e osteossarcoma. Além disso, outros estudos demonstram a eficácia do mel em diversos tipos de câncer e revelam seu efeito preventivo e antiangiogênico.

Gingerol

Vários compostos fitoquímicos ou derivados de plantas são conhecidos por terem a capacidade de interferir com a carcinôgenese e tumorigênese.

A planta gengibre (*Zingeiber officinale* Roscoe, *Zingiberaceae*) família é uma das substâncias alimentares mais consumidas no mundo.

A oleorresina de rizoma de gengibre contém ingredientes picantes incluindo gingerol, shoagol e zingerona. Recentemente, estas substâncias fenólicas têm sido citadas por possuírem numerosas atividades farmacológicas e fisiológicas interessantes.

Destes, gingerol hidroxi-3'-metoxifenil-5-hidroxi-3-decanona, o principal princípio pungente de gengibre, tem propriedades antioxidantes, anti-inflamatórias e antitumorais promovendo ações anticancerígenas e/ou quimiopreventivos. O extrato de gengibre (Zingiber officinale Roscoe) e os seus principais componentes como o gingerol, têm se destacado devido a sua ação antioxidante, anti-inflamatória, atividade antitumor e pró apoptóticas.

A apoptose induzida por gingerol foi acompanhada pela ativação de vias de sinalização pró-apoptóticos comuns. A diferença em gingerol em relação a estas duas linhas de células podem ser causados pelas vias alteradas fosfatidilinositol-3-quinase/serina-treonina quinase (PI32K/Akt) que desempenham papéis importantes na progressão do ciclo celular e sobrevivência celular. Gingerol foi encontrado um efeito inibitório, o NF-kb, AP 1, ciclo-oxigenase-2 (COX-2) e p38 MAPK.

O mecanismo de morte foi caracterizado, revelando que o gingerol não é o único a iniciar a parada do ciclo celular, mas foi capaz de matar células cancerígenas que expressam a mutação, vencendo a resistência fenotípica por quimioterapia e morte celular induzido por apoptose.

Betacaroteno

Os carotenoides são um grupo de mais de 600 pigmentos (não contando com seus isômeros), existentes na natureza e responsáveis por algumas das cores características das plantas, hortaliças, frutas e animais. Dos 40 tipos de carotenoides encontrados em nossa alimentação, os predominantes são o licopeno, a luteína/zeaxantina, a betacriptoxantina, o alfacaroteno e o betacaroteno.

Existem evidências de que os carotenoides podem ter papel importante na prevenção e tratamento do câncer.

O betacaroteno mostra-se eficaz na fase de iniciação e/ou nas fases de promoção e/ou progressão do câncer, em carcinomas de pele, de fígado, de próstata, e da cavidade oral, induzidos em animais.

Além da função de provitamina A, os carotenoides têm atuação em sistemas fisiológicos e estão associados à proteção contra doenças crônicas. São associados com o declínio do risco da degeneração macular e cataratas, diminuição do risco de alguns cânceres e de alguns problemas cardiovasculares.

O betacaroteno é capaz de prevenir danos celulares; diminuir os níveis de espécies de oxigênio reativas no meio intracelular, reduzindo os riscos de lesão de material genético; e promover ação antioxidante em células pulmonares expostas a nitrosaminas específicas do tabaco.

Betacaroteno também é frequentemente recomendado por outra razão: é um potente antioxidante, tais como a vitamina E e vitamina C. No entanto, enquanto o consumo elevado de carotenoides de alimentos tem sido associado com um risco reduzido de várias doenças (incluindo doenças cardíacas e câncer)

Fontes alimentares: legumes escuro e laranja, amarelo, verde são boas fontes de betacaroteno. Estes incluem cenoura, batata doce, abóbora, espinafre, alface, brócoli, damasco e pimentão verde.

Capsaicina

Capsaicinoides são compostos pungentes presentes nas pimentas, produzidos como metabólitos secundários. A Capsaicina é o principal componente das pimentas vermelhas do gênero Capsicum. Diversas propriedades biológicas associadas aos capsaicinoides e mais especificamente à capsaicina, e seu efeito antitumoral é extensivamente discutido devido a sua capacidade de induzir apoptose seletivamente em diferentes linhagens de células cancerígenas.

A capsaicina também gera espécies reativas de oxigênio em células com indução resultante da apoptose e ciclo celular prisão, o que é benéfico para a quimioprevenção do câncer. Portanto, o uso da capsaicina como um agente quimiopreventivo é de grande benefício para a quimioprevenção do cancro.

O câncer de bexiga é um dos mais frequentes entre os homens, podendo causar baixa taxa de sobrevivência. O interesse dos estudos recentes reflete a utilização de quimiopreventantes (agentes naturais não tóxicos que podem suprimir a progressão do cancro) e induzir apoptose dirigida para a terapia do cancro.

A capsaicina, que tem propriedades anticancerígenas, é um desses agentes. Sabe-se inibir preferencialmente uma NADH oxidase associada a tumor (tNOX) que é preferencialmente expressa em células de cancro/transformadas. Além disso, a capsaicina foi encontrada para reduzir os níveis de expressão de várias proteínas envolvidas na progressão do ciclo celular, em associação com aumentos no tempo de duplicação celular e maior paragem do ciclo celular. A capsaicina também mostrou inibir a ativação de quinases reguladas por sinais extracelulares (ERK), reduzindo assim a fosforilação de paxilina e quinase de adesão focal (FAK), o que leva a uma diminuição da migração celular. Portanto a capsaicina inibe o crescimento de células de cancro da bexiga por inibição de tNOX e sirtuína 1 (SIRT1) e, consequentemente, reduzindo a proliferação, atenuando a migração e prolongando a progressão do ciclo celular.

Antocianinas

As antocianinas são compostos da família dos flavonoides, provavelmente são os mais conhecidos pigmentos naturais. São reconhecidos compostos funcionais capazes de agregar valor à qualidade alimentar de vegetais e alimentos industrializados que podem conter esses pigmentos naturalmente ou adicionados na forma de corantes naturais.

Esses pigmentos conferem diferentes tonalidades de cor, oscilando entre vermelho, laranja e roxo, de acordo com condições intrínsecas, como o pH, encontradas nos vegetais. A tonalidade vermelho-brilhante, por exemplo, é encontrada predominantemente em condições ácidas.

Além de conferir coloração característica aos vegetais, as antocianinas apresentam propriedades que associam sua ingestão a hábitos saudáveis de alimentação. Diversos trabalhos demonstram que esses pigmentos apresentam atividades anticarcinogênicas.

Foram atribuídas propriedades benéficas atribuídas ao consumo de fruta e vinho tinto pois estes estariam associados com a presença de quantidades significativas de antocianinas. Oferecendo proteção contra metabólitos do cólon; eventualmente contribuindo como agente anticancerígeno. No entanto, a sua baixa absorção e consequente acumulação no intestino gerararam a suspeita de que os metabolitos do cólon de antocianinas estão provavelmente envolvidos na proteção das células em seus efeitos protetores.

São poucas as fontes de antocianinas comercialmente utilizadas. Apesar de existirem aproximadamente 400 tipos de antocianinas presentes em diversas plantas como uva, cereja, morango, amora, maçã, azeitona, figo, marmelo, jabuticaba, cacau, repolho roxo, rabanete, berinjela, feijão, entre outras.

Alguns frutos, como a jabuticaba, apresentam uma alta concentração de antocianinas, indicando que seu consumo proporciona aos indivíduos uma dieta rica em composto bioativos de importante função antioxidante. Outros, como a romã, apresentaram teores reduzidos. O açaí, fruto nativo e com produção intensiva, pode ser indicado como boa fonte potencial do pigmento.

Lignanas

As lignanas são fitoestrógenos presentes na linhaça com função quimiopreventiva, por desempenharem mecanismos de ação anticarcinogênicos, antioxidantes, anti-inflamatórios, anti-hormônios e antiangiogênicos. A linhaça tem sido muito utilizada na prevenção e no tratamento de diversos tipos de câncer, principalmente de mama.

Existem duas variedades da semente de linhaça, a dourada e a marrom que são idênticas nas propriedades nutricionais com discreta vantagem da marrom quando ao teor de ômega 3. Além da linhaça possuir os benefícios da lignana, ela também possui fibras, micronutrientes e ômega que atuam em sinergia atuando na regulação da resposta inflamatória.

Recomenda-se o uso de 30 g diárias de linhaça para conseguir os benefícios.

Os prováveis mecanismos de ação dessas substâncias no câncer são:

- **Ação antioxidante:** atuação das lignanas, vitamina E e ômega 3 nas desordens inflamatórias e no combate aos radicais livres que desempenham papel importante nos processos de mutagênese e carcinogênese.
- **Ação antimitótica:** atuação fitoquímica das lignanas à diminuição sistêmica do fator indutor de proliferação.
- **Ação antiangiogênica:** atuação das lignanas em induzir baixos índices dos locais de fator de crescimento da epiderme.
- **Preservação da membrana basolateral:** dificulta o desprendimento da célula mutante em direção a circulação sistêmica linfática e vascular, evitando a metástase tumoral.
- **Ação antiestrogênica:** atuação dos fitoestrógenos competindo com estrógenos endógenos, diminuindo o estímulo a esses hormônios, que podem estimular a divisão das células do útero e mamão com mutação no DNA.
- **Anti-inflamatória:** estratégia na redução da formação de citocinas pró-inflamatórias, relacionadas com o catabolismo proteico, emagrecimento, caquexia e favorecendo a tolerância metabólica dos substratos energéticos.

CONCLUSÃO

É fundamental práticas saudáveis para promoção da saúde por meio da mudança de hábitos e estilo de vida com o intuito de reduzir o risco em desenvolver doenças crônicas, dentre elas o câncer.

Uma alimentação adequada e rica em compostos bioativos pode contribuir na prevenção desta doença e na qualidade e sobrevida do paciente oncológico.

O uso de suplementos/aditivos alimentares com a finalidade de prover compostos biotivos vem crescendo nos últimos anos, porém são necessários estudos para confirmar a eficácia dessas substâncias suplementadas de forma isolada.

É importante ressaltar que nenhum composto ou alimento de forma isolada tem capacidade de tratar ou prevenir doenças, ou seja, eles devem agir em sinergismo. Nenhum único antioxidante pode substituir uma combinação de fitoquímicos, essa combinação é que nos beneficia do seu efeito antioxidante, anticancerígeno e antiproliferativo.

Portanto, a adoção de hábitos saudáveis é essencial para a manutenção da saúde e os programas de educação multiprofissionais devem ser realizados com o objetivo de orientar os pacientes a fim de diminuir a incidência do desenvolvimento de tumores.

LEITURA RECOMENDADA

Perin, L.; Zanardo, V. P. S. Alimentos funcionais: uma possível proteção para o desenvolvimento do câncer. *RevPerspectiva Erechim,* mar. 2013; 37, 137): 93-101.

Santos, A. J. A. O.; Melo, M. W. L.; Souza, M. F. C. Avaliação do consumo de alimentos com composto bioativo e agentes carcerígenos em pacientes oncológicos. *HU Revista,* jul./dez. 2013; 39 (3 e 4).

Soares, E. R., Monteiro, E. B.; Silva, R. C. et al. Compostos bioativos em alimentos, estresse oxidativo e inflamação: uma visão molecular da nutrição. *RevHupe,* jul./set. 2015; 14, 3): 64-72.

Gomes, I. F.; Frade, R. E. T.; Moura, A. F.; Poltronieri, F. Papel dos compostos bioativos da linhaça (Linumusitatissimum L.) no câncer. *Rev Nutrição Brasil,* jan./fev. 2012; 11, 1): 48-55.

Hyppolito, K. P. P.; Ribeiro, K. A. R. Importância da nutrição na prevenção e no tratamento de neoplasias. Ver *Interciência & Sociedade* (ISSN: 2238-1295) 2014; 3(2): 51-59.

Chaves, D. F. S. *Compostos bioativos dos alimentos.* São Paulo: Valéria Paschoal Editora, 2015.

Corzo-Martinez, M.; Corzo, N.; Villamiel, M. Biological properties of onions and garlic. *Trends in Food Science & Technology* 2007; 18: 609-625.

Cardoso, R. M.; Barrére, A. P. N.; Trovão, F. C. S. *Os fitoquímicos e seus benefícios na saúde.* Eisntein: Educ Contin Saúde 2009; 7, 2 Pt 2): 106-109.

Liu, R. H. Potencial synergy of Phytochemicals in Cancer Prevention: Mechanism of Action. *J Nutr.* 2004; 134(12 Suppl): 3479S-3485S.

Surh, Y. J. *Cancer Chemoprevention with Dietary Phytochemicals. Nature,* out. 2003; v. 3, 768-780.

Rao, P. V.; Krishnan, K. T.; Salleh, N.; Gan, S. H. Biological an ftherapeutic effects of honey produced by honey bees and stingless bess: a comparativereview. *Rev Bras Farmacognosia* 2016; 26: 6570-664.

Efraim, P.; Alves, A. B.; Jardim, D. C. P. Polifenóis em cacau e derivados: teores, fatores de variação e efeitos na saúde. *Braz J FoodTechnol,* jul./set. 2011; 14, 3): 181-201.

Cal, C.; Garban, H.; Jazirehi, A.; Yeh, C.; Mizutani, Y.; Bonavida, B. Resveratrol and Cancer. Chemoprevention, Apoptosis and Chemo immune sensitizing activities. *Curr. Med. Chem* – Anti-Cancer agentes. 2003; 3(2): 77-93.

Aggarwal, B. B.; Bhardwaj, A.; Aggarwal, R. S.; Seeram, N. P.; Shishodia, S.; Takada, Y. Role of Resveratrol in Prevention and Therapy of Cancer: Preclinical and Clinical Studies. *Anticancer research* 2004; 24: 1-60.

Jurenka J. S. Anti-inflamatory Properties of Curcumin, a Major Constituent of Curcuma longa: A review of preclinical and clinical research. *Alternative Medicine Review.* 2009, 14(2): 141-153.

Kewitz, S.; Volkmer, I.; Staege, M. S. Curcuma contra cancer? Curcumin and Hodgkin's Lymphoma. *Cancer Growth and Metastasis* 2013; 6: 35-52.

Baharum, Z.; Akim, A. M.; Hin, T. Y. Y.; Hamid, R. A.; Kasran, R. Theobroma cacao: Review of the extraction, isolation, and bioassay of its potential Anti-cancer compounds. *Tropical Life Sciences Research.* 2016, 27(1): 21-42.

Hayakawa, S.; Saito, K.; Miyoshi, N.; Ohishi, T.; Ohishi, Y.; Miyoshi, M., Nakamura. Y. Anti-Cancer Effects of Green Tea by Either Anti- or Pro Oxidative Mechanisms. *Asian Pac J Cancer Prev.* 2016; 17, 4): 1649-1654.

Shay, J.; Elbaz, H. A.; Lee, I.; Zielske, S. P.; Malek, M. H.; Huttemann, M. Epigallocatechin gallate induces apoptosis in B lymphoma cells via caspase-dependent pathway and Bcl-2 family protein modulation. *Int J Oncol*, 2015, abr.; 46, 4): 1507-1515.

Akimoto, M.; Izuka, M.; Kanematsu, R.; Yoshida, M.; Takenaga, K. Anticancer Effect of Ginger Extract against Pancreatic Cancer Cells Mainly through Reactive Oxygen Species-Mediated utotic Cell Death. PLOS ONE, 10.1371. *Journalpone,* maio 2011.

Sang, S.; Hong, J.; Wu, H., Liu, J.; Yang, C. S.; Pan, M. H.; Badmaev, V.; Ho, C. T. Increased Growth Inhibitory Effects on Human Cancer Cells and Anti-inflammatory Potency of Shogaols from Zingiber officinale Relative to Gingerols. *J Agric Food Chem* 2009 nov. 25; 57, 22): 10645-50.

Maio, R.; Berto, J. C.; Corrêa, C. R.; Campana, A. O.; Paiva, S. A. R. Dietary Intake, Serum Concentrations, and Oral Tissue Concentrations of Carotenoids in Patients with Oral Cavity and Oropharyngeal Cancer. *Revista Brasileira de Cancerologia* 2010; 56(1): 7-15.

Gaino, N. M.; SILVA, M. V. Availability of carotenoids in brazilian households. Nutrire: ver Soc Bras Alim. Nutr: J Brazilian Soc Food Nutr, São Paulo, SP V: 37, n. 3, p. 227-244, dez. 2012.

Gomes, F. S. Carotenóides: uma possível proteção contra o desenvolvimento de câncer. *Rev. Nutr.,* v. 20, n. 5, Campinas set./out. 2007.

Lin, M. H.; Lee, Y. H.; Cheng, H. L.; Chen, H. Y.; Jhuang FH, Chueh PJ. Capsaicin Inhibits Multiple Bladder Cancer Cell Phenotypes by Inhibiting Tumor-Associated NADH Oxidase (tNOX) and Sirtuin1, SIRT1. Molecules. 2016 jun. 28; 21(7), pii: 849.

Oyagbemi, A. A.; Saba, A. B.; Azeez, O. I. Capsaicina: uma molécula quimiopreventivo e seus mecanismos moleculares subjacentes de ação. Departamento de Fisiologia Veterinária, Bioquímica e Farmacologia da Faculdade de Medicina Veterinária da Universidade de Ibadan, Estado de Oyo, na Nigéria. 2010, v. 47, p. 53-58.

López de Las Hazas, M. C.; Mosele, J. I.; Macià, A.; Ludwig, I. A.; Motilva, M. J. Exploring the colonic metabolism of grape and strawberry anthocyanins and their *in vitro* apoptotic effects in HT-29 colon cancer cells. J Agric Food Chem. 2016 out. 28

Teixeira, L. N.; Stringheta, P. C.; Oliveira, F. A. *Revista Ceres,* Comparação de métodos para quantificação de antocianinas 55(4): 297-304, 2008.

Martirosyan, D. N.; Singh, J. A new definition of functional food by FFC: what makes a new definition unique? *Functional Foods in Health and Disease* 2015; 5(6): 209-223..

17

Patrícia Lopes de Campos-Ferraz ■ Rafael J. F. G. Fachina ■ Rodrigo Branco Ferraz

INTRODUÇÃO

Atividade física (AF) pode ser definida como qualquer movimento corporal produzido pelos músculos que resulte em um aumento substancial no gasto energético. A AF, quando realizada de forma regular, de forma repetida, durante um determinado período de tempo, favorece a melhora das capacidades físicas (força, resistência, flexibilidade, aptidão cardiorrespiratória, entre outras), resultando em melhorias no desempenho físico e/ou da saúde. São consistentes as evidências científicas que associam esta melhora da saúde e do bem-estar com a prática de AF regular, proporcionando ganhos significativos na qualidade de vida (QV) da população em geral.

Por outro lado, a inatividade física vem sendo considerada como um dos maiores problemas de saúde pública desde o século passado. Fora os prejuízos que a inatividade física pode trazer para a saúde da população, ela ainda impacta no aumento da morbidade e mortalidade, gerando um custo financeiro direto global de bilhões de dólares. Destes, 2,7 e 2,5 bilhões de dólares foram gastos com câncer (CA) de mama e de cólon, respectivamente.

As propriedades terapêuticas do aprimoramento das capacidades físicas devido a AF regular foram reconhecidas há muito tempo – com os antigos gregos e chineses. Entretanto, apenas no início da década de 1950, a primeira investigação formal foi publicada associando a AF a reduções da incidência de cardiopatias. Este estudo levou a uma extensa investigação epidemiológica, culminando na publicação em 1995, pelo American College of Sports Medicine (ACSM), da primeira diretriz de prescrição da AF para a promoção da saúde e prevenção de doenças.

Até 2002, a suposta relação entre a AF e CA não era oficialmente reconhecida. Foi quando, neste ano, a American Cancer Society (ACS) recomendou a AF regular para a redução do risco, sobretudo, de CA de mama e cólon. A análise do papel da AF após um diagnóstico de CA demorou mais tempo para receber atenção. As razões que podem justificar a relutância dos pesquisadores em investigar o possível efeito terapêutico da AF são inúmeras e refletem, principalmente, o dogma predominante de que um diagnóstico de CA está associado a um mau prognóstico, deficiência imunológica e outras graves debilidades causadas pela doença e seu tratamento.

Na última década, contudo, graças à ousadia e persistência de pesquisadores que foram capazes de produzir resultados incontestes, a AF regular passa a ser considerada uma ferramenta eficaz, exequível e segura de intervenção não farmacológica na gestão do CA, com repercussão positiva na sobrevida do paciente.

BENEFÍCIOS DA ATIVIDADE FÍSICA NA PREVENÇÃO DO CÂNCER

Em 2012, a ACS publicou novas orientações sobre nutrição e AF para a prevenção do CA. Nelas observa-se que a prática de AF pode reduzir o risco de muitos tipos de CA, incluindo os de mama, cólon e do endométrio. Embora as evidências para muitos outros CAs sejam limitadas, as associações podem existir. A prática de AF regular atua de várias maneiras para redução deste risco, auxiliando na manutenção de um peso corporal saudável por meio do equilíbrio entre calorias ingeridas e energia gasta, além de ajudar a prevenir certos tipos de CA por via tanto de efeitos diretos quanto indiretos, incluindo regulação de hormônios sexuais, insulina, prostaglandinas e tendo vários efeitos benéficos sobre o sistema imune.

Embora a intensidade, duração e frequência ideais de AF necessária para a redução do risco de CA ainda não estarem bem esclarecidas, a ACS adota como diretriz a realização de 300 min./sem. de AF de intensidade moderada ou 150 min./sem. de AF vigorosa como sendo suficientes para promover uma proteção adicional contra o CA. Esta noção de intensidade pode ser interpretada da seguinte forma: (i) Intensidade leve inclui atividades como trabalho doméstico, compras no supermercado ou jardinagem; (ii) intensidade moderada é aquela que requer esforço parecido com uma caminhada acelerada e, por fim, (iii) a intensidade vigorosa, que geralmente abrange grandes grupos musculares e resulta em batimento cardíaco rápido, respiração rápida e profunda e sudorese. As evidências são limitadas quanto a questão se a ação da AF possui maior efeito protetor quando realizada em uma única sessão ou em duas ou mais sessões distribuídas durante o dia, mas é razoável assumir que os benefícios podem ser acumulados em sessões separadas de 20 a 30 minutos cada.

EFEITOS DA ATIVIDADE FÍSICA NA TERAPÊUTICA ANTINEOPLÁSICA

O esquema terapêutico anticâncer tem como base a remoção do tecido acometido e a destruição de células tumorais por diferentes agentes. Nos últimos tempos, a qualidade do tratamento (cirurgia, radioterapia e/ou quimioterapia) evoluiu muito, resultando em um alto grau de sucesso para a cura de vários tipos de câncer. Somado a estes avanços, o diagnóstico cada vez mais precoce favoreceu a redução da mortalidade na doença. Entretanto, mesmo com os grandes avanços na qualidade do tratamento, ainda assim, há efeitos colaterais importantes e impactam diretamente na QV do paciente.

Recentes estudos evidenciam que as adaptações fisiológicas promovidas pela melhora das capacidades físicas por meio de um programa de AF contribuem positivamente no manejo destes efeitos adversos e, em alguns casos, mitigando-as definitivamente. Esses efeitos serão descritos em seguida.

Toxicidade cardiovascular

Os agentes com ação anticâncer, incluindo os quimioterápicos, antiangiogênicos, anticorpos monoclonais e inibidores da tirosina-quinase, estão associados à toxicidade vascular, mediada principalmente pelos seus efeitos deletérios nas células endoteliais.

A AF regular está associada a inúmeros efeitos benéficos ao endotélio e na redução de fatores de riscos cardiovasculares em pacientes oncológicos, modulando mecanismos de lesão vascular associados a terapias antineoplásicas. Estudos controlados realizados em pacientes com CA apresentam resultados promissores; tanto em mulheres com CA de mama quanto para crianças com leucemia houve melhoras significativas na aptidão cardiorrespiratória e na função endotelial após 12 semanas de AF aeróbica durante a quimioterapia.

O aumento na tensão de cisalhamento provocado pela força exercida do fluxo sanguíneo na parede do vaso durante o esforço físico pode ser um dos mecanismos envolvidos neste fenômeno. As células endoteliais possuem mecanorreceptores altamente especializados que transformam este estímulo em sinais bioquímicos que, por sua vez, ativam vias de sinalização celulares que atuam positivamente na função vascular.

Disfunções cognitivas e neuropatias sensório-motoras

Estima-se que 75% das mulheres com CA de mama que recebem quimioterapia apresentem diminuição na função cognitiva. Essas disfunções são diversas e incluem redução da memória de trabalho e da velocidade de processamento das informações, decréscimo da atenção, déficit sensorial, função executiva, entre outras. Os mecanismos fisiológicos causadores ainda não foram completamente elucidados – múltiplas hipóteses são levantadas, se destacam a interrupção da proliferação e neurogênese das células do hipocampo, inflamação, aumento do estresse oxidativo e alterações no fluxo sanguíneo cerebral.

A AF regular pode estimular a plasticidade cerebral de pacientes com CA, aumentando fatores neurotróficos, que apoiam a sobrevivência e o crescimento de neurônios, com ações de mediação na eficácia sináptica, conectividade e plasticidade neuronal dependente do uso. Além disso, modalidades de AF que envolvam coreografias são capazes de estimular mais a memória e a atenção-aprendizagem de novos movimentos.

Muitos dos agentes quimioterápicos também podem provocar degeneração ou disfunção nos nervos periféricos, acarretando em alterações motoras, sensitivas e autonômicas, promovendo dificuldade de equilíbrio em situações rotineiras como andar, mudar de direção, ficar em pé e levantar-se, além da falta de sensibilidade nas mãos e pés.

A utilização de um protocolo de AF que integra exercícios de força com de equilíbrio, alternando estímulos com base fixa e com os de base instável em pacientes com linfoma recebendo tratamento quimioterápico, promoveu, após 36 semanas, melhoras significativas em avaliações de equilíbrio. No teste de sensibilidade profunda dos pés e das mãos, 87,5% dos pacientes que treinaram melhoraram os seus escores contra 0% de pacientes do grupo sedentário.

Distúrbios do sono

Outra sequela causada pelo tratamento é a ocorrência ou agravamento de distúrbios no sono – acomete aproximadamente metade dos pacientes em tratamento. Dentre os distúrbios relatados, a apneia e a insônia são os mais prevalentes.

Uma das possíveis explicações para este fenômeno é a alteração do ciclo circadiano – representa o período de 24 horas no qual se completam as atividades biológicas do corpo humano. Ajustes do apetite, do sistema imunológico e do sono são funções reguladas por ele. Em pacientes com CA, evidências apontam para a alteração de várias destas funções.

A realização de um protocolo de AF aeróbica e musculação foram capazes, após pelo menos um mês de suas execuções, de melhorar os escores do questionário PSQI (avalia qualidade do sono) e reduzir a movimentação corporal durante o sono em pacientes com CA de mama e próstata durante o tratamento. Estes achados indicam atenuação nos sintomas causados pelos distúrbios do sono e se relacionam com melhoras nos níveis de serotonina e de citocinas relacionadas à modulação do sono (TNF-α e IL-6), encontradas apenas nos grupos que se exercitaram.

Estas investigações confrontaram variáveis biológicas com a qualidade do sono, porém, fatores psicológicos, como a depressão, também podem ter relação com este quadro de alteração de sono.

Depressão

Enquanto 7% da população geral possui diagnóstico de depressão, nos pacientes com CA, a taxa chega a 60%. Alterações da imagem corporal somadas ao medo da morte e de recidivas podem potencializar os sintomas depressivos.

Em recente revisão que investigou o efeito do AF regular na depressão de pacientes com CA, foi constatado que: (i) pacientes que realizaram protocolos de AFs durante o tratamento reduziram mais a depressão do que o grupo controle (sedentário); (ii) aumentos no volume semanal da AF aeróbica reduzem a depressão em forma dose-dependente; (iii) a AF foi mais efetiva em reduzir os sintomas depressivos quando realizado de forma supervisionada, principalmente no CA de mama.

Fadiga crônica

Caracterizada pelo desânimo e cansaço excessivo, a fadiga crônica é um sintoma presente na grande maioria dos pacientes com CA. Seu aparecimento e intensidade relacionam-se ao tipo de CA e ao seu tratamento; seus sintomas podem durar até cinco anos após a intervenção farmacológica.

Em uma meta análise publicada em 2012, foram comparados os efeitos da AF regular na redução da fadiga crônica em quatro grupos: pacientes em tratamento com e sem AF, pacientes pós-tratamento com e sem AF. Nos pacientes em tratamento, houve redução nos níveis de fadiga de 4% nos que se exercitaram e um aumento de 29% nos que não se exercitaram. Entre os pós-tratamento, a redução foi 20% nos exercitados de apenas 1% nos sedentários. Também se constatou que quanto melhor a condição física do paciente antes do tratamento, maior foi a sua aderência ao programa de AF durante o tratamento e, por conseguinte, maior redução em seus níveis de fadiga. Aconselha-se então, que pacientes sedentários, assim que recebam o diagnóstico de CA, antes do início da tríade (cirurgia + quimioterapia + radioterapia), iniciem um programa de AF.

Não existem grandes diferenças de efeito entre as modalidades de AF realizadas (caminhada, musculação, bicicleta, Yoga etc.), sendo todas efetivas na atenuação da fadiga. Na comparação entre a AF supervisionada com a realizada em casa seguindo uma prescrição prévia, a supervisionada promoveu maior redução na fadiga. Para atingir os resultados citados, a frequência de realização da AF foi de, no mínimo, três vezes por semana.

Qualidade de vida

Os efeitos adversos até agora apresentados, somados ou isolados, resultam em piora considerável da QV no paciente com CA. Quando a AF regular é utilizada para melhorar a QV durante e após o tratamento, as respostas são muito favoráveis.

Em geral, pacientes com vários tipos de CA que participam de intervenções com AF relatam melhora na QV logo nas primeiras avaliações de acompanhamento e que persiste meses após o fim destas intervenções. Baixo volume da AF aeróbica se associa a pouca ou nenhuma mudança da QV. Ao passo que os maiores volumes promovem melhoras substancias da QV. A intensidade da AF se comporta de maneira semelhante ao volume: intensidades moderadas a altas são mais benéficas na QV do que intensidades baixas. Os maiores efeitos são vistos em intervenções de longa duração. Neste sentido, pacientes com maior adesão a um programa de AF são os mais beneficiados. Curiosamente, as mulheres são mais suscetíveis a estas melhoras.

EFEITOS DA ATIVIDADE FÍSICA NAS RECIDIVAS E SOBREVIDA DO PACIENTE

Conforme os resultados das pesquisas foram sendo publicados, surgiram fortes indícios de que pacientes que treinam durante e após o tratamento vivem, não apenas melhor, mas por mais tempo, quando comparados aos sedentários. Fortes evidências para a diminuição de recidivas e o aumento na longevidade.

Em 2010, a primeira revisão sobre o assunto foi publicada. Os achados foram categóricos, pacientes com CA de mama que se exercitaram durante o tratamento tiveram taxas de mortalidade reduzidas, principalmente nas mulheres com tumores hormônio-responsivos. Dinâmica semelhante foi observada nos pacientes com CA de colón ou colorretal. Existe uma clara relação inversa entre quantidade de AF realizado durante o tratamento e a mortalidade.

Recente meta análise que envolveu a análise de 71 estudos e 69 mil pacientes, procurou estabelecer quantidades ótimas de AF para a promoção de tais efeitos. Pacientes que treinaram, pelo menos, 2,5 horas de maneira moderada ao longo da semana-equivalente, por exemplo, a uma caminhada de 40 minutos, 4 vezes na semana-reduziram em até 13% sua mortalidade, e conforme o tempo de treinamento aumenta, estes valores podem atingir 27% para 7,5 horas/semanal – aproximadamente 1 hora de caminhada todos os dias. Adicionalmente, o nível de AF realizada antes do diagnóstico parece ser menos importante como fator protetor quando comparado ao nível pós-diagnóstico.

Atualmente, com intuito de justificar estes achados, possíveis mecanismos com ação antitumoral e que são estimulados com a AF regular estão sendo amplamente estudados. Dentre eles, destacam-se a melhoria da perfusão sanguínea tumoral e infiltração de células *natural killers* no ambiente intratumoral que favorecem a apoptose e potencializam a ação dos agentes antineoplásicos.

Em razão destes mecanismos, a AF pode contribuir, nos pacientes em tratamento adjuvante, no aumento da mortalidade de células cancerígenas que, eventualmente, resistiram a cirurgia e/ou radioterapia e que possuem potencial para formar novas massas tumorais. Justifica-se então a redução das recidivas e o aumento da sobrevida.

RECOMENDAÇÃO E SEGURANÇA DA ATIVIDADE FÍSICA

Diante das evidências, o ACSM, em 2010, publicou importante diretriz de recomendações de AF para pacientes oncológicos. Ficou estabelecido que a AF é segura durante e depois do tratamento, resultando em melhorias das capacidades físicas, QV e fadiga crônica em vários tipos de CA. Os pacientes, logo após o diagnóstico, devem ser incentivados a participar de um programa de AF (no caso de sedentários) ou a continuar treinando (nos fisicamente ativos). Esta AF deve ser individualizada de acordo com a aptidão aeróbica apresentada antes do início do tratamento, comorbidades médicas, resposta ao tratamento e os efeitos negativos imediatos ou persistentes do tratamento que são experimentados em algum dado momento. As quantidades de AF tidas como mínimas ideais são de 150 min./sem. de AF aeróbico com intensidades moderadas e duas vezes/semana de musculação (8 a 10 exercícios em duas séries de 10 repetições).

O Quadro 17.1 mostra quais itens de segurança devem ser considerados para a prática da AF em pacientes oncológicos.

Quadro 17.1 ■ Lista com os principais itens de segurança para a prática de AF.

A liberação à prática da AF deve ser feita pelo médico responsável.
Não praticar AF com baixa contagem de glóbulos vermelhos.
No caso de neuropatias, caminhar na esteira não é recomendado, assim como realizar exercícios em superfícies instáveis.
Evitar a realização de AF em locais públicos com contagem de glóbulos brancos baixa.
Restrições ou dores articulares causadas pelo tratamento e/ou localização do tumor devem ser considerados na escolha do exercício.
Não treinar nos dias de ocorrência intensa de vômitos e diarreia.
No uso de cateter ou sonda alimentar, evitar AF aquáticas, bem como a realização de movimentos que envolvam a região onde a sonda está inserida.
Não realizar AF nos dias de extrema fadiga.
Ajustar a rotina de treinamento com a rotina da terapia sistêmica.

CONCLUSÃO

Muitas lacunas no conhecimento científico ainda permanecem em aberto quanto a relação AF e CA, incluindo a necessidade para uma maior especificidade dos efeitos dose-resposta de determinadas formas de treinamento e exercícios, além da ampliação da densidade de estudos sobre os diversos tipos da doença.

Até o presente momento, as evidências apontam a AF regular como um elemento importante não só na prevenção, mas também durante e após o tratamento de alguns CAs. Embora existam alguns riscos específicos associados com o tratamento que precisam ser considerados, a realização da AF durante e após o tratamento anticâncer é segura, reforçando esta prática como uma modalidade terapêutica que deve ser incentivada pelos profissionais da área de saúde.

Portanto, a prescrição de exercícios para esta população deve ser vista como uma terapia auxiliar vital destinada a manter ou melhorar a estrutura e a função, aliviar os sintomas e auxiliar na recuperação de sobreviventes. De qualquer forma, o objetivo geral deve ser melhorar a QV, e as interações sociais e interpessoais derivadas do exercício, que são componentes críticos desse processo.

LEITURA RECOMENDADA

Medicine ACoS. *ACSM's guidelines for exercise testing and prescription:* Lippincott Williams & Wilkins; 2013.

Andrade, M. D. S.; de Lira, C. A. B. Fisiologia do exercício. São Paulo: Barueri: Manole; 2016, 1.024p.

Ding, D.; Lawson, K. D.; Kolbe-Alexander, T. L.; Finkelstein, E. A.; Katzmarzyk, P. T.; van Mechelen, W. et al. The economic burden of physical inactivity: a global analysis of major non-communicable diseases. *Lancet.* 2016; 388(10051): 1311-24.

Jones, L. W.; Peppercorn, J.; Scott, J. M.; Battaglini, C. Erratum to: Exercise therapy in the management of solid tumors. *Curr Treat Options Oncol.* 2010; 11(3-4): 73-86.

Kushi, L. H.; Doyle, C.; McCullough, M.; Rock, C. L.; Demark-Wahnefried, W.; Bandera, E. V. *et al.* American Cancer Society Guidelines on nutrition and physical activity for cancer prevention: reducing the risk of cancer with healthy food choices and physical activity. *CA Cancer J Clin.* 2012; 62(1): 30-67.

Campia, U.; Barac, A. Exercise and Aerobic Fitness to Reduce Cancer-Related Cardiovascular Toxicity. *Curr Treat Options Cardiovasc Med.* 2016; 18(7): 44.

Kramer, A. F.; Willis, S. L. Enhancing the cognitive vitality of older adults. Current Directions in Psychological Science. 2002; 11(5): 173-7.

Casla, S.; Hojman, P.; Márquez-Rodas, I.; López-Tarruella, S.; Jerez, Y.; Barakat, R. *et al.* Running away from side effects: physical exercise as a complementary intervention for breast cancer patients. *Clin Transl Oncol.* 2015; 17(3): 180-96.

Streckmann, F.; Kneis, S.; Leifert, J. A.; Baumann, F. T.; Kleber, M.; Ihorst, G. *et al.* Exercise program improves therapy-related side-effects and quality of life in lymphoma patients undergoing therapy. *Ann Oncol.* 2014; 25(2): 493-9.

Sprod, L. K.; Palesh, O. G.; Janelsins, M. C.; Peppone, L. J.; Heckler, C. E.; Adams, M. J. *et al.* Exercise, sleep quality, and mediators of sleep in breast and prostate cancer patients receiving radiation therapy. Community Oncol. 2010; 7(10): 463-71.

Brown, J. C.; Huedo-Medina, T. B.; Pescatello, L. S.; Ryan, S. M.; Pescatello, S. M.; Moker, E. *et al.* The efficacy of exercise in reducing depressive symptoms among cancer survivors: a meta-analysis. *PLoS One.* 2012; 7(1): e30955.

Puetz, T. W.; Herring, M. P. Differential effects of exercise on cancer-related fatigue during and following treatment: a meta-analysis. *Am J Prev Med.* 2012; 43(2): e1-24.

Tomlinson, D.; Diorio, C.; Beyene, J.; Sung, L. Effect of exercise on cancer-related fatigue: a meta-analysis. *Am J Phys Med Rehabil.* 2014; 93(8): 675-86.

Ferrer, R. A.; Huedo-Medina, T. B.; Johnson, B. T.; Ryan, S.; Pescatello, L. S. Exercise interventions for cancer survivors: a meta-analysis of quality of life outcomes. *Ann Behav Med.* 2011; 41(1): 32-47.

Barbaric, M.; Brooks, E.; Moore, L.; Cheifetz, O. Effects of physical activity on cancer survival: a systematic review. *Physiother Can.* 2010; 62(1): 25-34.

Li, T.; Wei, S.; Shi, Y.; Pang, S.; Qin, Q.; Yin, J. *et al.* The dose–response effect of physical activity on cancer mortality: findings from 71 prospective cohort studies. *British journal of sports medicine.* 2015: bjsports-2015-094927.

Idorn, M.; Hojman, P. Exercise-Dependent Regulation of NK Cells in Cancer Protection. *Trends Mol Med.* 2016; 22(7): 565-77.

Schmitz, K. H.; Courneya, K. S.; Matthews, C.; Demark-Wahnefried, W.; Galvão, D. A.; Pinto, B. M. *et al.* American College of Sports Medicine roundtable on exercise guidelines for cancer survivors. *Med Sci Sports Exerc.* 2010; 42(7): 1409-26.

■ Ana Paula Noronha Barrére ■ Denise Tiemi Noguchi ■ Sandra Elisa Adami Batista Gonçalves

INTRODUÇÃO

O termo *cancer survivor* (sobrevivente ao câncer) foi adotado em substituição ao termo *cancer victim* (vítima de câncer) na década de 1980. O avanço das terapias antineoplásicas (nas décadas de 1960 e 1970) e dos exames de rastreamento para diagnóstico precoce permitiu aumento do número de pessoas que sobreviviam à doença. Desde então, *cancer survivor* refere-se ao indivíduo com câncer a partir do diagnóstico e durante toda a sua vida. Na tradução literal temos o termo sobrevivente ao câncer, o que pode gerar discussão em nossa cultura, mas a maioria das pesquisas nesta área refere-se ao paciente que sobreviveu ao câncer, facilitando a busca de informações nas bases de dados.

Survivorship refere-se ao período de vida do *survivor* e pode ser dividida em fases: aguda – desde o diagnóstico, exames e tratamento; intermediária – após a remissão da doença e término do tratamento primário; e longo-prazo -após o período de maior risco de recidiva da doença. Neste capítulo vamos considerar o período pós-tratamento oncológico (fases intermediária e longo-prazo). Esta divisão tem como objetivo promover ações para melhorar o cuidado a estes pacientes, que não se limita somente ao tratamento da doença, mas sim ao indivíduo como um todo, e a todas as suas necessidades.

Em geral, estima-se que a população de *survivors* seja de 4% da população total, representando cerca de 8,2 milhões de brasileiros e está em crescimento, seguindo a tendência mundial, graças à melhoria do diagnóstico precoce, do tratamento e do acompanhamento.

COMPLICAÇÕES EM LONGO PRAZO

Muitos destes pacientes receberam diversos tipos de modalidades terapêuticas, incluindo quimioterapia, radioterapia, ressecções cirúrgicas ou combinações dos mesmos, podendo apresentar diversas sequelas, muitas delas transitórias ou permanentes, acometendo diversos órgãos e sistemas.

As sequelas que afetam diretamente o trato digestivo podem deteriorar o estado nutricional, devido ao aumento da incidência de distúrbios de motilidade e absorção intestinal, alterações do paladar e perda do apetite. Esta condição pode ser agravada pelo fato de muitos pacientes iniciarem o tratamento com grande perda de peso ou mesmo em caquexia.

A debilidade do estado nutricional pode ocorrer devido aos eventos adversos inerentes à terapia antineoplásica, mas também decorrentes da própria doença. O tumor, enquanto ativo, promove alterações metabólicas e inflamatórias que contribuem na patogênese da desnutrição e caquexia. Como consequência tem-se deterioração da função imune, do status funcional, piora da qualidade de vida e até mesmo elevação da toxicidade do tratamento.

Alguns pacientes ainda experimentam efeitos latentes do tratamento que podem surgir meses ou até anos após seu término, incluindo sintomas como fadiga, neuropatia periférica, dificuldades em mastigar e deglutir, perdas importantes de massa magra e algumas persistentes alterações intestinais, como diarreia ou constipação.

No Quadro 18.1 estão listadas algumas complicações em longo prazo relacionadas à nutrição de acordo com o tipo específico de câncer.

Quadro 18.1 ■ Complicações em longo prazo relacionadas à nutrição e conduta nutricional de acordo com tipo de câncer.

CÂNCER	COMPLICAÇÕES NUTRICIONAIS MAIS COMUNS	CONDUTA NUTRICIONAL
MAMA	OSTEOPOROSE/OSTEOPENIA	Garantir oferta adequada de cálcio e vitamina D. Promover atividade física se possível.
MAMA	GANHO DE PESO	Adequada ingestão calórica, de carboidratos, gorduras, proteínas para promover ganho de peso adequado. Promover atividade física se possível.
MAMA	COMPLICAÇÕES CARDIOVASCULARES	Recomendada adequada dieta para doenças cardiovasculares. Promover controle de ganho de peso.
PRÓSTATA	OSTEOPOROSE/OSTEOPENIA	Garantir oferta adequada de cálcio e vitamina D. Promover atividade física se possível.
PRÓSTATA	ENTERITE/DIARREIA	Adequada ingestão de líquidos e de eletrólitos. Limitar consumo de gorduras, alimentos ricos em lactose. Modificar a ingestão de fibras (preferir solúveis).
PULMÃO BRÔNQUIOS	ESOFAGITE/DISFAGIA	Adequar a consistência de acordo com a dificuldade na ingestão alimentar. Suporte nutricional oral se necessário. Evitar alimentos em temperaturas elevadas, álcool, alimentos ácidos, irritantes ou picantes.
CÓLON/RETO	MÁ ABSORÇÃO	Adequar a ingestão de nutrientes de acordo com má absorção. Monitorar peso, estado nutricional.
CÓLON/RETO	ALTERAÇÃO DE PESO	Monitorar peso. Ingerir adequado aporte calórico. Promover atividade física se possível.
CÓLON/RETO	ALTERAÇÃO DO FUNCIONAMENTO INTESTINAL	Avaliar a ingestão de fibras. Utilizar probióticos/prebióticos se necessário. Promover hidratação adequada.
CÓLON/RETO	ENTERITE/DIARREIA	Adequada ingestão de líquidos e de eletrólitos. Limitar ingestão de gorduras, alimentos ricos em lactose. Modificar a ingestão de fibras (preferir solúveis).
CÓLON/RETO	OBSTRUÇÃO INTESTINAL	Avaliar necessidade de terapia nutricional enteral ou parenteral.

(continua)

Quadro 18.1 ■ Complicações em longo prazo relacionadas à nutrição e conduta nutricional de acordo com tipo de câncer.

(continuação)

BEXIGA/VIAS URINÁRIAS	ALTERAÇÃO DO FUNCIONAMENTO INTESTINAL	Avaliar a ingestão de fibras. Promover hidratação adequada.
TIREOIDE	HIPOTIREOIDISMO	Adequar ingestão calórica e promover manutenção de peso adequado.
LINFOMA	SÍNDROME METABÓLICA	Adequado aporte nutricional, se possível por via oral. Promover adequada higiene oral. Consumir alimentos úmidos, macios.
	HIPOTIREOIDISMO	Adequar ingestão calórica e promover manutenção de peso adequado. Promover atividade física se possível.
CAVIDADE ORAL	XEROSTOMIA	Adequado aporte nutricional, se possível através de via oral. Promover adequada higiene oral. Consumir alimentos úmidos, macios.
	DISFAGIA	Adequar a consistência de acordo com a dificuldade na ingestão alimentar. Suporte nutricional oral se necessário.
LEUCEMIA	SÍNDROME METABÓLICA	Adequar calorias, carboidratos simples e gorduras para promover adequado peso, níveis adequados de glicose, insulina e lipídeos circulantes.
	HIPOTIREOIDISMO	Adequar necessidade calórica. Monitorar ganho de peso.
	OSTEOPOROSE/OSTEOPENIA	Garantir oferta adequada de cálcio e vitamina D. Promover atividade física se possível.
OVÁRIO	OSTEOPOROSE/OSTEOPENIA	Garantir oferta adequada de cálcio e vitamina D. Promover atividade física se possível.
PÂNCREAS	ANOREXIA	Aumentar aporte calórico e proteico. Incluir alimentos com maior densidade calórico-proteica. Adequar número de refeições. Suporte nutricional oral.
	MÁ ABSORÇÃO	Adequar a ingestão de nutrientes de acordo com má absorção. Considerar a utilização de enzimas pancreáticas. Monitorar peso, estado nutricional.
	ALTERAÇÃO DE FUNCIONAMENTO INTESTINAL	Avaliar a ingestão de fibras. Utilizar probióticos/prebióticos se necessário.
TODOS	FADIGA	Desenvolver um plano alimentar fracionado. Preferir alimentos fáceis de preparar e ingerir. Monitorar o peso. Estimular atividade física se possível. Suporte nutricional oral, se necessário.
	ALTERAÇÕES DE PESO	Monitorar peso. Ingerir adequado aporte calórico. Promover atividade física se possível.
	ALTERAÇÕES NO APETITE/NÁUSEA	Aumentar aporte calórico e proteico. Incluir alimentos com maior densidade calórico-proteica. Adequar número de refeições. Preferir alimentos de mais fácil digestão, frios e acordo com a tolerância.

Fonte: Thompson *et al.*, 2013.

ATIVIDADE FÍSICA E MANUTENÇÃO DO PESO CORPORAL

Nem todo sobrevivente de câncer apresenta desnutrição e baixo peso. Alguns apresentam sobrepeso ou até mesmo obesidade e isso influencia negativamente os resultados do tratamento e a qualidade de vida.

Estudos realizados em câncer de mama evidenciaram que pacientes com ganho de peso durante o tratamento hormonal, a custo de ganho de massa gorda com nenhum ganho de massa muscular, influenciou negativamente a qualidade de vida.

Revisões publicadas indicam que a obesidade e síndrome metabólica conferem pior prognóstico a diversos tumores incluindo mama, tumores ginecológicos, colorretal e próstata, podem ser fatores de risco independentes para recorrência e menor sobrevida.

Diante deste cenário de sobrevivência ao câncer, esforços têm sido realizados com objetivo de tentar manter o peso corporal em patamares aceitáveis. Para isso, recomendam-se programas de perda de peso intencional e supervisionada dirigido aos pacientes com sobrepeso ou obesidade. Este conjunto de medidas englobam mudanças dos hábitos de vida, adequação nutricional e prática regular de atividade física, que quando aliados a uma alimentação saudável demonstraram melhorar a qualidade de vida e desempenho físico.

No tocante a nutrição, orienta-se aumento da ingestão calórica para aqueles que necessitam ganho de peso, assim como restrição nutricional para os pacientes com sobrepeso e obesidade. Ainda é recomendado evitar hábitos associados à recidiva de câncer como tabagismo e alcoolismo, e por fim, a atividade física deve ser composta de exercícios aeróbicos e resistidos. Caso julgue-se necessário, podem-se adotar estratégias farmacológicas ou cirúrgicas para os pacientes com obesidade refratária às orientações nutricionais recomendadas, no entanto, somente para casos especiais devido a carência de estudos contemplando população de obesos sobreviventes ao câncer.

Diversos estudos têm comprovado que a prática de atividade física em sobreviventes de câncer está associada à redução da recidiva do tumor e da melhora da sobrevida, principalmente para alguns tipos específicos de câncer como o de mama e o de colorretal. Alguns estudos também apontam que pode melhorar o desempenho cardiovascular e a força muscular, além de atenuar sintomas como fadiga, ansiedade e depressão.

Uma importante meta-analise englobando 717 sobreviventes de câncer de mama demonstrou que a prática de atividade física levou a uma significante melhora na qualidade de vida, funcionalidade e no consumo de oxigênio bem como levou a redução nos sintomas de fadiga. Exercícios moderados, principalmente treinos de resistência e aeróbicos, além de seguros e efetivos, ajudam a manter a massa magra e evitam o excesso de gordura corporal.

Perder peso ou manter o peso corporal desejável pode ser um fator importante de melhora do quadro clínico, sendo que há uma grande diferença entre perda intencional versus perda inexplicável de peso, visto que esta última pode ser consequência da progressão ou recorrência da doença.

Perder 5 a 10% do peso corporal, de forma intencional e supervisionada, em 6 a 12 meses é suficiente para reduzir fatores de risco para doenças crônicas (como níveis plasmáticos de triglicérides e insulina) bem como promover alterações favoráveis nos biomarcadores inflamatórios do câncer.

RECOMENDAÇÕES NUTRICIONAIS

Estudos observacionais relataram associações entre a composição da dieta e a sobrevivência de câncer. Essas pesquisas têm sido conduzidas em grande parte em sobreviventes de câncer de mama, embora alguns envolvam sobreviventes de outros tipos de câncer.

As sociedades American Cancer Society (ACS), World Cancer Research Found (WCRF), American Institute of Cancer Research (AICR) e o Consenso Nacional de Nutrição Oncológica enfatizam, além da manutenção de um peso saudável e o incentivo a prática de atividade física, a ingestão de uma dieta rica em vegetais, frutas e grãos integrais. Limitam o consumo de carne vermelha e álcool e estimulam o consumo de alimentos, ao invés de suplementos, que devem ser usados somente em situações específicas de déficit nutricional.

Além disso, os sobreviventes de câncer apresentam alto risco de desenvolvimento de doenças crônicas e cardiovasculares motivo pelo qual existem estas recomendações dietéticas também preconizadas pela American Heart Association (AHA).

A European Society of Parenteral and Enteral Nutrition (Espen) em seu guideline de 2016 refere que há forte nível de evidência nas recomendações citadas anteriormente. Entretanto, relata que não está claro se os vegetais têm efeito na prevenção da recidiva da doença. Referem que os mesmos exercem proteção limitada na presença de fumo ou álcool. E que dietas ocidentais estão positivamente associadas ao aumento do risco de mortalidade entre survivors.

Thomson e cols. verificaram em 636 pacientes sobreviventes ao câncer de ovário que a melhor qualidade da alimentação contribui para um menor risco de mortalidade. O efeito foi mais significativo quando associado à circunferência da cintura abaixo de 88 cm e ausência de diabetes melito.

Seguem alguns destaques em pesquisas sobre algumas recomendações:

Hortaliças e frutas

Representam alimentos de menor valor calórico, contribuem com compostos bioativos (como carotenoides, antocianinas, isoticianatos, dentre outros), antioxidantes, vitaminas e minerais, e auxiliam em maior saciedade.

Kroenke e cols. evidenciaram, em pacientes sobreviventes de câncer de mama, uma associação entre dieta mais saudável (rica em frutas, vegetais, grãos integrais) e redução de 15% do risco relativo de mortalidade. Em outra coorte de sobreviventes de câncer de mama, Pierce e cols. constataram que o consumo de pelo menos cinco porções de hortaliças e frutas diariamente e atividade física, equivalente a andar 30 minutos 6 dias por semana, foi associada a uma redução de 50% na mortalidade em 7 anos de seguimento. O estudo de Nagel e cols., em pacientes portadores de câncer de ovário sobreviventes, mostrou que a ingestão de vegetais, principalmente os crucíferos, correspondeu a uma maior sobrevida após o diagnóstico desta doença.

Carne vermelha

O alto consumo deste grupo de alimentos é associado com aumento do risco de câncer de colorretal e de mama e mortalidade de forma geral em oncologia. De acordo com meta análise de Schwedhelm e cols., associou-se o consumo de peixes com menor mortalidade neste grupo de pacientes.

Álcool

Geralmente não é recomendado para *survivors,* porque concentra muitas calorias (7 kcal/g), além disso, aumenta o risco de recidiva e diminui a sobrevida. Em um estudo de Holm e cols., com 1.052 mulheres diagnosticadas com câncer de mama (acompanhadas por 6 anos) em estágios iniciais da doença, foi encontrada uma associação modesta, mas significante com recidiva da doença. De acordo com a pesquisa de Kwan e cols. com 1.897 mulheres, avaliando a ingestão de álcool depois do diagnóstico de câncer de mama, houve associação com a recidiva desta patologia.

O consumo de álcool apresenta associação com aumento de risco para os cânceres de cabeça e pescoço, pâncreas, laringe, esôfago, fígado e mama. Evitar álcool é relevante para pacientes com diagnósticos de neoplasia de cabeça e pescoço e esôfago onde é preditivo a piora da sobrevida.

Suplementos vitamínicos e minerais

O uso de suplementos dietéticos é relatado por aproximadamente 50% dos adultos americanos. Uma meta-análise de 2006 (Davies e cols.) não demonstrou associação entre suplementação de antioxidantes e mortalidade em pacientes com câncer.

Para avaliar a relação do uso de multivitamínicos com mortalidade e câncer, Park e cols., examinaram prospectivamente 182.099 participantes (11 anos de seguimento). Eles verificaram que não houve evidências indicando que o uso de suplemento vitamínico estava associado ao risco de câncer, de uma forma em geral, ou para determinadas neoplasias como pulmão, colorretal, próstata e mama. Concluindo esse estudo, não houve clara diminuição ou aumento da mortalidade por câncer.

A ACS, WCRF/AICR e o Consenso Nacional de Câncer aconselham os sobreviventes de câncer a priorizar as suas necessidades nutricionais por meio da alimentação; endossa o uso de multivitamínicos durante e após o tratamento do câncer apenas para aqueles que são incapazes de satisfazer as suas necessidades por meio da dieta ou que demonstrem deficiências específicas.

Listamos resumidamente algumas recomendações nutricionais para esta população, de acordo com Consenso Nacional de Nutrição Oncológica (2016):

- Evitar o consumo de alimentos e bebidas com alta densidade energética, que promovam o ganho de peso.
- Consumir diariamente frutas e hortaliças (três porções de frutas e três porções de legumes e verduras, totalizando o mínimo de 400 g/dia).
- Ingerir moderadamente carne vermelha, limitando a ingestão em até 500 g por semana, evitando carnes processadas.
- Limitar o consumo de gordura saturada <10% do valor energético total (VET), de gordura poli-insaturada (6 a 10% do VET), de gordura monoinsaturada, que deve completar o percentual recomendado para gorduras totais, e de gordura trans (<1% do VET). A quantidade máxima de colesterol que pode ser consumida em uma dieta habitual, na ausência de dislipidemia, é de 300 mg;
- Evitar alimentos salgados, processados ou preservados em sal. Limitar o consumo de sal de adição em até 5 g/dia (2 g de sódio).

- O consumo de álcool não deve ser incentivado e não deve ultrapassar o de 1 dose para mulheres e 2 doses para homens ao dia (uma dose contém de 10 a 15 g de etanol).
- Para controle do peso, deve ser fornecida orientação dietética individualizada, que contemple hábitos alimentares saudáveis. A estimativa das necessidades nutricionais e distribuição dos nutrientes devem ser estabelecidas de acordo com a *Dietary Reference Intakes* (DRI).
- Em suma, na fase de sobrevivência do câncer, todos os esforços devem ser voltados para resgatar a qualidade de vida, a funcionalidade, a prevenção de doenças crônicas e a recidiva do câncer. Para alcançar esses objetivos, é recomendada uma reabilitação multimodal que inclui a adoção de hábitos saudáveis de vida bem como o gerenciamento do peso corporal, padrões nutricionais adequados e atividade física moderada.

LEITURA RECOMENDADA

Arends, J.; Bachmann, P.; Baracos, V.; Barthelemy, N.; Bertz, H.; Bozzetti, F.; Fearon, K.; Hütterer, E.; Isenring, E.; Kaasa, S.; Krznaric, Z.; Laird, B.; Larsson, M.; Laviano, A.; Mühlebach, S.; Muscaritoli, M.; Oldervoll, L.; Ravasco, P.; Solheim, T.; Strasser, F.; de van der Schueren, M.; Preiser, J. C. Espen guidelines on nutrition in cancer patients. *Clin Nutr*. 2016 aug. 6. pii: S0261-5614(16)30181-9.

Byers, T.; Sedjo, R. L. Does intentional weight loss reduce cancer risk? *Diabetes Obes Metab*. 2011; 13: 1063-1072.

Cutsen, E. V.; Arends, J. The causes and consequences of cancer-associated malnutrition. *Eur J of Oncol Nursing*. 2005, 9: S5-S63.

Consenso nacional de nutrição oncológica. Rio de Janeiro: INCA, 2016.

Foxhall, L. E.; Rodriguez, M. A. *Advances in cancer survivorship management*. Springer; 2015.

Holm, M.; Olsen, A.; Christensen, J.; Kroman, N. T.; Bidstrup, P. E.; Johansen, C.; Overvad, K.; Tjønneland, A. Pre-diagnostic alcohol consumption and breast cancer recurrence and mortality results from a prospective cohort with a wide range of variation in alcohol intake. *Int. J. Cancer*. 132, 686-694, 2013.

Holmes, M. D.; Chen, W. Y.; Feskanich, D. *et al*. Physical activity and survival after breast cancer diagnosis. *JAMA*. 2005; 293: 2479-2486.

Kroenke, C. H.; Fung, T. T.; Hu, F. B.; Holmes, M. D. Dietary patterns and survival fter breast cancer diagnosis. *J Clin Oncol*. 2005; 23: 9295-9303.

Kwan, M. L.; Weltzien, E.; Kushi, L. H,. *et al*. Dietary patterns and breast cancer recurrence and survival among women with early-stage breast cancer. *J Clin Oncol*. 2009; 27: 919-926.

Kwan, M. L.; Kushi, L. H.; Weltzien, E.; Tam, E. K.; Castillo, A.; Sweeney, C.; Caan, B. J. Alcohol Consumption and Breast Cancer Recurrence and Survival Among Women With Early-Stage Breast Cancer: The Life After Cancer Epidemiology Study. *J Clin Oncol* 28: 4410-4416.

Lichtenstein, A. H.; Appel, L. J. *et al*. American Heart Association Nutrition Committee, Diet and lifestyle recommendations revision 2006: a scientific statement from the American Heart Association Nutrition Committee. *Circulation*. 2006; 114: 82-96.

Look AHEAD Research Group; Wing, R. R. Long-term effects of a lifestyle intervention on weight and cardiovascular risk factors in individuals with type 2 diabetes mellitus: four-year results of the Look AHEAD trial. *Arch Intern Med*. 2010; 170: 1566-1575.

McNeely, M. L.; Campbell, K. L.; Rowe, B. H. *et al*. Effects of exercise on breast cancer patients and survivors: a systematic review and meta-analysis. *CMJA*. 2006; 175: 34-41.

Meyerhardt, J. A.; Giovannucci, E. L.; Ogino, S. *et al*. Physical activity and male colorectal cancer survival. *Arch Intern Med*. 2009; 169: 2102-2108.

Morey, M. C.; Snyder, D. C.; Sloane, R. *et al*. Effects of home-based diet and exercise on funtional outcomes among older, overweight long-term cancer survivors: RENEW: a randomized controlled trial. *JAMA*. 2009; 301: 1883-1891.

Nagle, C. M.; Purdie, D. M.; Webb, P. M.; Green, A.; Harvey, P. W.; Bain, C. J. Dietary influences on survival after ovarian cancer. *Int J Cancer*. 2003; 106: 264-269.

Park, S. Y.; Murphy, S. P.; Wilkens, L. R.; Henderson, B. E.; Kolonel, L. N. Multivitamin Use and the Risk of Mortality and Cancer Incidence. *Am J Epidemiol,* 2011; 173(8): 906-914.

Pekmezi, D. W.; Demark-Wahnefried, W. Updated evidence in support of diet and exercise interventions in cancer survivors. *Acta Oncol*. 2011; 50: 167-178.

Pierce, J. P.; Stefanick, M. L.; Flatt, S. W.; Natarajan, L.; Sternfeld, B.; Madlensky, L.; Al-Delaimy, W. K.; Thomson, C. A.; Kealey, S.; Hajek, R.; Parker, B. A.; Newman, V. A.; Caan, B.; Rock, C. L. Greater survival after breast cancer in physically active women with high vegetable-fruit intake regardless of obesity. J Clin Oncol. 2007; 25: 2345-2351.

Protami, M.; Coory, M.; Martin, J. H. Effect of obesity on survival of women with breast cancer: systematic review and meta-analysis. *Breast Cancer Res Treat*. 2010; 123: 627-635.

Robien, K.;, Demark-Wahnefried, W.; Rock, C. L. RDEvidence-Based Nutrition Guidelines for Cancer Survivors Current Guidelines, Knowledge Gaps, and Future Research Directions. *Journal of the American Dietetic Association,* mar., 2011, 368-375.

Rock, C. L.; Doyle, C.; Demark-Wahnefried, W. *et al*. Nutrition and Physical activity Guidelines for Cancer Survivors. *CA Cancer J Clin*. 2012; 62: 242-274.

Schmitz, K. H.; Courneya, K. S.; Matthews, C. *et al*. American College of Sports Medicine. American College of Sports Medicine roundtable on exercise guidelines for cancer survivors. *Med Sci Sports Exerc*. 2010; 42: 1409-1426.

Schmitz, K. H.; Ahmed, R. L.; Hannan, P. J. *et al*. Safety and efficacy of weight training in recent breast cancer survivors to alter body composition, insulin, and insulin-like growth fator axis proteins. *Cancer Epidemiol Biomarkers Prev*. 2005; 14: 1672-1680.

Schwedhelm, C.; Boeing, H.; Hoffmann, G.; Aleksandrova, K.; Schwingshackl, L. Effect of diet on mortality and cancer recurrence among cancer survivors: a systematic review and meta-analysis of cohort studies. *Nutrition Reviews*. 2016. Vol. 74(12): 737-748

Thompson, C. A.; Vargas, A.J. Nutrition and cancer survivorship. In: Leser, M.; Ledesma, N.; Bergerson, S.; Trujillo, E. Oncology Nutrition for Clinical Practice. *Oncology Nutrition Dietetics*. 2013. 25-32.

Thomson, C. A.; Crane, T. E.; Wertheim, B. C.; Neuhouser, M. L.; Li, W.; Snetselaar, L. G.; Linda, K. M.; Snetselaa, G.; Basen-Engquist, K. M.; Zhou, Y.; Irwin, M. L. Diet Quality and Survival After Ovarian Cancer: Results From the Women's Health Initiative. *JNCI J Natl Cancer Inst* (2014) 106-11.

Franciele Corcino Saito   Luci Uzelin   Samir Quaresma
Sandra Regina Perez Jardim A. Souza   Thais Eliana Carvalho Lima

INTRODUÇÃO

Desde a Antiguidade o ato de se alimentar é entendido como primordial para a recuperação da saúde, sendo a dietética um dos ramos fundamentais da medicina, juntamente com a cirurgia e a farmacologia. Uma inadequada ingestão alimentar contribui para deficiências nutricionais no ambiente hospitalar, sendo a variedade, personalização, flexibilidade e moderação da alimentação, assim como a ingestão de alimentos cozidos e de fácil digestão preceitos de uma dieta saudável e adequada durante a hospitalização.

A aceitação deficiente da dieta é frequentemente relatada em hospitais e pode estar relacionada à doença atual, mudanças nos hábitos alimentares ou insatisfação com as preparações oferecidas.

Atualmente, a alta qualidade no serviço hospitalar pode ser alcançada inserindo os conceitos da gastronomia na prática diária do serviço de alimentação. Tudo o que é realizado com o alimento desde o planejamento de itens até a entrega da refeição durante a internação com a ciência da Nutrição, por meio de componentes chaves para criar uma experiência reconfortante, gourmet e renovada.

Sendo a gastronomia aliada à nutrição, passa a ser um diferencial no atendimento de expectativas crescentes dos clientes, cada vez mais seletivos e exigentes.

GASTRONOMIA HOSPITALAR

É muito clara a importância da aceitação alimentar para o aumento da satisfação dos pacientes internados. A gastronomia abraça o conceito de desfrutar o melhor do alimento, desde sua preparação até a entrega, considerando produtos frescos e muitas vezes receitas simples, mas de grande valor e significado. Ela foi o tempero que mudou o aspecto da dietoterapia hospitalar, enchendo de vida o momento da alimentação dos pacientes internados.

Porém, ainda hoje o termo 'comida de hospital' é utilizado como sinônimo para uma comida sem tempero e sem sabor, realidade que infelizmente ainda é presente em muitos serviços de saúde. É papel dos profissionais da área da saúde desmistificar esse conceito com a inclusão de técnicas, receitas, ingredientes diferenciados e conceitos gastronômicos e comunicação com os pacientes, a fim de explorar ao máximo o potencial da dieta prescrita sem se limitar pelas restrições que estas muitas vezes possuem.

Essa preocupação intensifica os laços presentes entre paciente e equipe, melhorando a aceitação e adesão às dietas, contribuindo para o bem-estar e recuperação dos pacientes assim como atendimento das necessidades nutricionais que o momento da internação exige.

Existem ocasiões onde nem mesmo o mais belo prato de comida será agradável aos olhos e paladares de quem está atravessando uma internação. As doenças interferem diretamente nas percepções gastronômicas.

Alimentar-se, principalmente em ambiente hospitalar, vai muito além das necessidades básicas de manutenção e recuperação da saúde. Além de um ato biológico a alimentação é perpassada por dimensões sociais, afetivas e psicológicas dos seres humanos. Nesse contexto fica claro que o preparo diferenciado e utilização de conceitos de gastronomia hospitalar são imprescindíveis a um serviço hospitalar de excelência.

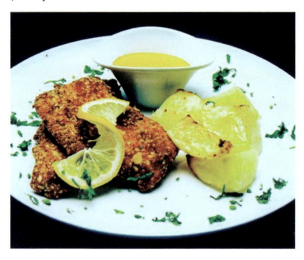

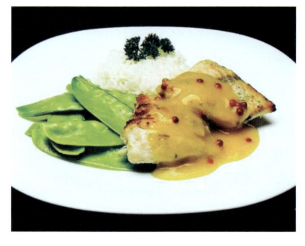

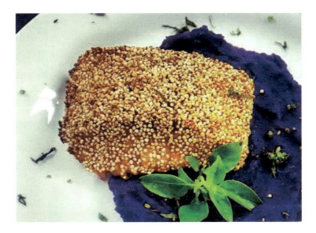

COMFORT FOOD

A comida evoca lembranças, emoções e sentimentos que nos remetem a pessoas e memórias do passado. Está intimamente ligada a momentos de vida que podem ser relembrados por um alimento, levando a um estado de contentamento, prazer e conforto mental. É esse estado que pretendemos buscar ao utilizar a comida de conforto na alimentação de pacientes durante o período de internação.

Na década de 1990, o termo *comfort food (*ou comida de conforto*),* foi inicialmente mencionado em dicionários americanos, sendo incorporado ao vocabulário gastronômico desde então.

Os alimentos *comfort food* dependem do passado e da memória gustativa de cada um. Trata-se de alimentação que pode ter um apelo nostálgico ou sentimental, remetendo a memória gustativa, ligada ao elemento familiar ou cultural e fornecendo a sensação de conforto quando consumida.

A comida caseira e a interação com os alimentos representam componentes muito ligados a cada povo e região. Na infância formamos hábitos alimentares que nos acompanharão ao longo da vida. A alimentação compreendida como cultura abrange o modo de preparo (que passam de geração a geração) e consumo dos alimentos, assim como as relações interpessoais provenientes desse preparo, as refeições em família, as comemorações e o significado dado ao consumo alimentar.

Quando a aceitação alimentar dos pacientes se torna um desafio, principalmente na oncologia, devido ao uso de medicamentos, presença de dores, náuseas, vômitos, complicações intestinais, comprometimentos das funções organolépticas, dentre outros fatores, podemos fazer uso dos alimentos de conforto visando proporcionar com esta oferta momentos de bem estar físico e mental aos pacientes internados.

A questão do conforto e alívio emocional é a chave para a compreensão do conceito de *comfort food*. Diferente da gastronomia que envolve pratos com alto grau de sofisticação, o *comfort food* define-se por comida que remeta a bem-estar.

E o que torna esses alimentos ainda mais especiais é que eles são únicos para cada indivíduo. Estas comidas ou bebidas são definidas prioritariamente a partir de experiências pessoais.

Na oncologia do Hospital Israelita Albert Einstein, utilizamos um cardápio opcional *comfort food* para os pacientes com baixa aceitação alimentar.

Diariamente recebemos os mais diversos pedidos para a confecção de refeições contendo alimentos de conforto, que na maioria das vezes não pertencem ao cardápio de pacientes, porém são confeccionados especialmente a pedido dos nutricionistas quando solicitado.

As preparações mais solicitadas apresentam similaridades entre si, como o fato de serem geralmente alimentos simples, palatáveis e ricos em açúcares e/ou gorduras.

Diversos estudos correlacionam o estresse ao aumento do consumo de alimentos com alto teor calórico. Enquanto alguns indivíduos simplesmente não são afetados pelo estresse, há os que reduzem significativamente o consumo de alimentos enquanto outros fazem o oposto. Essas diferenças também parecem ter relação com a severidade do estressor (evento, condição, situação ou estímulo real ou imaginário).

Por isso é importante que estes alimentos sejam ofertados dentro de um plano dietoterápico acompanhando por nutricionistas e equipe multidisciplinar, para que os benefícios do consumo de alimentos de conforto sejam alcançados.

MELHORANDO A PALATABILIDADE DOS ALIMENTOS

Outro artifício que pode ser utilizado na confecção de dietas hospitalares é a adição ou inclusão de ingredientes capazes de aumentar a palatabilidade dos alimentos ou preparações.

As qualidades sensoriais (sabor, odor, textura e aparência) são fatores determinantes do comportamento alimentar e desempenham um papel não somente na determinação de seu consumo, como também da saciedade, ingestão e seleção do alimento em uma refeição.

Em ambiente hospitalar as ervas, temperos e especiarias tem um papel crucial no aumento do sabor e consequentemente do prazer relacionado ao consumo daquela refeição, visando minimizar o impacto das restrições de sal, açúcar e gordura que fazem parte da realidade de muitos pacientes.

É importante que a equipe responsável pelo preparo das refeições tenha conhecimento sobre as ervas aromáticas e especiarias, com ideias de preparações que combinam com cada item, incentivando seu uso em substituição ao sal.

O realçador de sabor glutamato monossódico (GMS) é outro composto que vem recebendo destaque, sendo bastante estudado por sua capacidade em ofertar um gosto diferenciado aos alimentos reconhecido sensorialmente como umami.

A comunidade científica até pouco tempo reconhecia apenas quatro gostos básicos: o doce, o salgado, o amargo e o azedo.

O químico e pesquisador japonês Kikunae Ikeda descobriu o umami ao estudar um dos ingredientes do caldo dashi (confeccionada com alga konbu) que ele consumia diariamente. O GMS é a substância responsável pelo quinto gosto, denominado umami, expressão em japonês que significa "saboroso".

O GMS é um sal sódico do ácido glutâmico (GLU), um aminoácido não essencial encontrado naturalmente em alimentos como peixes, crustáceos, carnes curadas, repolho chinês, espinafre, cogumelos, tomates maduros, chá verde e produtos fermentados e envelhecidos, como molho de soja e queijo parmesão. É encontrado inclusive no leite materno.

O gosto umami é sutil, mas misturando-se bem com outros gostos, expande e incrementa o sabor. Postula-se que o "umami" seria um quinto gosto básico e desde que o GMS foi reconhecido como realçador de sabor são crescentes suas aplicações na indústria alimentícia.

Estudos concluem que a presença de glutamato livre promove a salivação, o que resulta em melhora da percepção do sabor, além de garantir uma boa mastigação e o controle da flora microbiana da boca.

Em excesso, o GMS torna o quinto gosto desagradável, como o açúcar, quando adoçamos demais ou o sal, quando salgamos demais.

CONCLUSÃO

Na área da saúde a habilidade da empatia pode ser o grande diferencial para um atendimento de excelência, melhorando a percepção do paciente sobre o trabalho da equipe e sobre a imagem da instituição.

Compreender o ponto de vista do outro é cada vez mais desafiador. Em hospitais o desenvolvimento de habilidades de comunicação e empatia deve ser uma preocupação constante, em todas as áreas, inclusive na cozinha onde os profissionais da equipe geralmente não realizam visita aos pacientes, gerando em alguns casos um sentimento de distanciamento, medo e expectativas não condizentes com a real necessidade de quem precisa se alimentar em ambiente hospitalar.

A gastronomia hospitalar é mais do que confeccionar preparações utilizando as técnicas ensinadas em livros e aulas. Ela permeia aspectos pessoais que precisam ser entendidos e traduzidos em um prato de comida que consiga de alguma forma minimizar os sentimentos negativos que muitas vezes afligem os pacientes.

A nutrição se faz parte integral do processo de cura, não só essencial para uma boa saúde, mas também fonte de prazer, conforto e familiaridade.

LEITURA RECOMENDADA

Algranti, M. *Pequeno dicionário da gula*. Rio de Janeiro: Record, 2000.

Diez-Garcia, R. W.; Padilha, M.; Sanches, M.. Alimentação hospitalar: proposições para a qualificação do Serviço de Alimentação e Nutrição, avaliadas pela comunidade científica. *Ciência & Saúde Coletiva*, v. 17, n. 2, p. 473-480, 2012.

Elman, I.; Pinto e Silva, M. E. M. Crianças portadoras de leucemia linfóide aguda: análise dos limiares de detecção dos gostos básicos. *Revista Brasileira de Cancerologia* 53. 3, 2007): 297-303.

Elman, I.; Soares, N. S.; Pinto e Silva, M., E. M. Análise da sensibilidade do gosto umami em crianças com câncer. *Revista Brasileira de Cancerologia* 56. 2, 2010): 237-242.

Everly, J. G. S.; Lating, J. M.; Springerlink (online service) 2013. *A Clinical Guide to the Treatment of the Human Stress Response*. 3. ed. New York, NY: Springer New York: Imprint: Springer.

Ferreira, D.; Guimarães, T. G.; Marcadenti, A. *Aceitação de dietas hospitalares e estado nutricional entre pacientes com câncer*. Einstein, v. 11, n. 1, p. 41 6, 2013.

Godoy, A. M.; Lopes, D. A.; Garcia, R. W. D. Transformações socioculturais da alimentação hospitalar. *Hist. cienc. saude-Manguinhos*, Rio de Janeiro, v. 14, n. 4, p. 1197-1215, dez. 2007.

Locher, J.; Yoels, W.; Maurer, D.; Van Ells, J.. Comfort foods: an exploratory journey into the social and emotional significance of food. In: *Food and foodways*: explorations in the history and culture of human nourishment, 2005, v. 13, n. 4, p. 273-297.

Pinto, H. S.; Simões, R. A. Cultura Alimentar como Patrimônio Imaterial da Humanidade: desafios e oportunidades para a gastronomia brasileira. Brasília: Núcleo de Estudos e Pesquisas/CONLEG/Senado, abr./2016, Texto para Discussão n. 195. Disponível em: www.senado.leg.br/estudos.

Reyes Reyes, F. G. *Umami e glutamato*: aspectos químicos, biológicos e tecnológicos. São Paulo: Plêiade, 2011.

Souza, M. D.; Nakasato, M. A gastronomia hospitalar auxiliando na redução dos índices de desnutrição entre pacientes hospitalizados. *Mundo saúde (Impr.)*, v. 35, n. 2, p. 208-214, 2011.

Torres, S. J.; Nowson, C. A. 2007. Relationship between stress, eating behavior, and obesity. *Nutrition*, 23, 887-94.

EXAMES BIOQUÍMICOS E SUA APLICABILIDADE NA AVALIAÇÃO NUTRICIONAL DURANTE O TRATAMENTO ONCOLÓGICO

EXAME	CONSIDERAÇÕES
HEMOGLOBINA	Responsável pelo transporte de O_2 e CO_2. Importante na avaliação de anemia. Apresenta-se alterada devido ao tratamento. Não é um bom parâmetro bioquímico para pacientes com câncer.
HEMATÓCRITO	Determina o volume das hemácias (massa) em relação ao sangue total. Apresenta-se alterada devido ao tratamento. Não é um bom parâmetro bioquímico para pacientes com câncer.
LEUCÓCITOS	Células de defesa do organismo. Alterada ao diagnóstico e durante o tratamento. Indicador de introdução de restrição dietética para alimentos potencialmente contaminantes (p. ex.: dieta sem crus) com valores abaixo de 1.500 mm³.
NEUTRÓFILOS	Células de defesa primária, principalmente em infecções bacterianas. Apresenta-se alterada devido ao tratamento. Indicador de introdução de restrição dietética para alimentos potencialmente contaminantes (p. ex.: dieta sem crus) com valores abaixo de 500 mm³.
PLAQUETA	Participa do processo de coagulação sanguínea. Apresenta-se alterada devido ao tratamento. Quando está abaixo do valor de referência, deve-se ter cautela na indicação de passagem de sonda, pelo risco de sangramento, e também na avaliação da composição corporal.
COLESTEROL TOTAL	Pode ser utilizado como índice de prognóstico de desnutrição. Níveis muito baixos estão relacionados com aumento da mortalidade e do tempo de internação hospitalar. Pode ser alterado ao uso de medicações ou alterações de consumo alimentar.
TRIGLICÉRIDES	Pode sofrer alteração com alteração de hábitos alimentares ou uso de medicações. Em uso de parenteral, pode ser utilizado para avaliar oferta de lipídios, para avaliar o início e progressão da taxa de infusão. Pode sofrer alteração ao uso de corticosteroides e L-asparaginase, podendo ocasionar hiperglicemia. Pacientes com longos períodos sem se alimentar podem apresentar hipoglicemia.
CREATININA	Indicador de alteração de função renal. Pode estar aumentado em situações de privação alimentar prolongada.
UREIA	Pode indicar estado de hidratação. Aumentada em casos de desidratação ou catabolismo proteico excessivo e diminuído em hiper-hidratação ou desnutrição.
TRANSAMINASES	Parâmetro de teste de função hepática. Geralmente alterado durante o tratamento.
BILIRRUBINAS	Avalia alterações hepáticas. Se alterada para valores superiores pode identificar dano hepatocelular.
SÓDIO	Se aumentado indicação de baixa ingestão hídrica ou desidratação e, se diminuído, pode indicar edema.
POTÁSSIO	Auxilia na avaliação da função renal.
ALBUMINA	Resposta na fase aguda (infecção, inflamação, trauma). Disfunção hepática, renal, alterada pela hidratação. Útil para avaliar manifestações crônicas do estado nutricional em proteínas, em conjunto com outros métodos de avaliação nutricional, bem como para avaliar o estado de hidratação do paciente.

PRÉ-ALBUMINA	Aumenta e diminui rapidamente em resposta à oferta proteica. Pode ser um bom indicador do estado nutricional.
TRANSFERRINA	Alterada pela hidratação. É mais fidedigna do que a albumina e mais sensível nos casos de desnutrição aguda e para o acompanhamento de intervenções dietoterápicas.
PROTEÍNA TRANSPORTADORA DO RETINOL	Muito sensível à restrição calórica e proteica.

PRINCIPAIS AGENTES ANTINEOPLÁSICOS E SEUS EFEITOS COLATERAIS

- **Asparaginase:** náuseas, vômitos leves, anorexia e cólica abdominal.
- **Bevacizumabe:** vômitos, anorexia, constipação, estomatite, dispepsia, perda de peso, flatulência, hemorragia gastrointestinal, colite, boca seca.
- **Bleomicina:** estomatite, náuseas e vômitos (incomuns) e anorexia prolongada.
- **Bussulfano:** náuseas, vômitos, diarreia (incomum), anorexia e glossite.
- **Capecitabina:** diarreia, enterocolite necrotizante, náuseas e vômitos, mucosite, dor abdominal, esofagite, gastrite, duodenite, hemorragia gastrointestinal, constipação, anorexia e anemia.
- **Carboplatina:** neutropenia, náuseas e vômitos, dor abdominal, diarreia, obstipação, anorexia, mucosite.
- **Cetuximabe:** leucopenia, anemia, diarreia, náusea, vomito, anorexia, constipação, dor abdominal, estomatite e dispepsia.
- **Ciclofosfamida:** leucopenia, anemia, náuseas e vômitos, anorexia, estomatite, diarreia, desconforto ou dor abdominal.
- **Cisplatina:** náuseas e vômitos, anorexia, estomatite, diarreia, alterações de paladar (sabor metálico), leucopenia e anemia.
- **Citarabina:** leucopenia, anemia, náuseas e vômitos, confusão mental, anorexia, diarreia, alteração de paladar, disfagia, estomatite, ulceração gastrointestinal, peritonite, pancreatite, ulceração e inflamação anal e esofagite.
- **Dacarbazina:** leucopenia, anemia, náuseas e vômitos severos, anorexia, diarreia, estomatite e alterações de paladar.
- **Daunorrubicina:** leucopenia, anemia, náuseas e vômitos moderados a severos, estomatite, esofagite, gastrite, anorexia, diarreia e dor abdominal.
- **Daunorrubicina lipossomal:** neutropenia, anemia, náuseas leve a moderada, vômitos, diarreia leve e severa, dor abdominal, anorexia, mucosite.
- **Docetaxel:** leucopenia, anemia, mucosite severa, náuseas, vômitos, e diarreia leve a moderada.
- **Doxorrubicina:** leucopenia, anemia, náuseas e vômitos, mucosite, diarreia, ulceração e necrose do cólon, anorexia.
- **Doxorrubicina lipossomal:** neutropenia, anemia, náuseas e vômitos leves, mucosite e diarreia.
- **Epirrubicina:** leucopenia, anemia, mucosite, náuseas e vômitos, diarreia e estomatite.
- **Etoposide:** leucopenia, anemia, náuseas e vômitos, anorexia, estomatite, diarreia, esofagite, dor abdominal, parotidite, disfagia, constipação, alteração de paladar.
- **Fludarabina:** leucopenia, anemia, náuseas e vômitos, anorexia, diarreia, mucosite, hemorragia gastrointestinal, obstipação, cólicas abdominais.
- **Fluorouracil, fluororacila:** leucopenia, anemia, náuseas, anorexia, estomatite, diarreia, vômitos, Gatti, esofagite, íleo paralítico, ulcera gastrointestinal, enterite, glossite.
- **Gencitabina:** leucopenia, anemia, náuseas e vômitos leves a moderados, diarreia, obstipação, mucosite.
- **Hidroxiureia:** leucopenia, anemia, náuseas, vômitos, estomatite, mucosite, diarreia, anorexia e constipação.
- **Idarrubicina:** leucopenia, anemia, náuseas e vômitos, mucosite, esofagite, diarreia, anorexia, enterocolite.

- **Ifosfamida:** leucopenia, anemia, náuseas e vômitos, anorexia, mucosite, obstipação, diarreia e sialorreia.
- **Imatinibe:** leucopenia, anemia, anorexia, náuseas leves, vômitos, diarreia, dispepsia, dor abdominal, distensão abdominal, flatulência, obstipação, boca seca, hemorragia gastrointestinal, melena, ascite, ulcera gástrica, gastrite, refluxo gastroesofágico, ulceração da boca, eructação.
- **Irinotecano:** leucopenia, anemia, diarreia, náuseas, vômitos, mucosite, dores abdominais, anorexia, obstipação, flatulência, dispepsia.
- **Melfalano:** leucopenia, anemia, náuseas, vômitos, diarreia, estomatite, anorexia.
- **Mercaptopurina:** leucopenia, anemia, náuseas, vômitos, anorexia, estomatite, diarreia, dor abdominal, gastrite.
- **Metotrexato:** leucopenia, anemia, náuseas, vômitos, estomatite, diarreia, anorexia, cólica abdominal, hematemese, melena, ulceração gastrointestinal, enterite, perfuração intestinal.
- **Mitomicina:** leucopenia, anemia, vômitos, náuseas, anorexia, estomatite, diarreia.
- **Nivolumabe:** constipação, diminuição do apetite, náuseas, vómitos, anemia, linfocitopenia, artralgia, dor nas costas.
- **Mitoxantrona:** leucopenia, anemia, náuseas e vômitos, mucosite, anorexia, diarreia, dor abdominal, obstipação, hemorragia gastrointestinal.
- **Oxaliplatina:** leucopenia, anemia, náuseas, vômitos, diarreia e mucosite.
- **Paclitaxel:** leucopenia, anemia, náuseas, vômitos, mucosite, diarreia, alteração de paladar, colite isquêmica, pancreatite, obstrução e perfuração intestinal, enterocolite neutropenica.
- **Pembrolizumabe:** constipação, diminuição do apetite, diarreia, náuseas, prurido, hipercolesterolemia, hiperglicemia, hipertrigliceridemia, hipoalbuminemia, hiponatremia, fadiga.
- **Pemetrexede:** leucopenia, anemia, náuseas, vômitos, constipação, anorexia, diarreia, estomatite, desidratação e esofagite.
- **Rituximabe:** náusea, neutropenia, anemia, diarreia, dispepsia e anorexia.
- **Topotecano:** neutropenia, anemia, náuseas, vômitos, diarreia, anorexia, constipação, dor abdominal, mucosite, xerostomia e obstrução intestinal.
- **Trastuzumabe:** diarreia, náusea, vômito, dor abdominal, anorexia, constipação e flatulência.
- **Vimblastina:** leucopenia, anemia, náuseas, vômitos, constipação, íleo paralítico, anorexia, diarreia, mucosite, cólica abdominal e hemorragia gastrointestinal.
- **Vincristina:** leucopenia, anemia, obstipação, náuseas, vômitos, anorexia, diarreia e mucosite.
- **Vinorelbine:** neutropenia, náuseas, vômitos, diarreia, anorexia e mucosite.

MANEJO DE SINTOMAS DE ACORDO COM OS SINTOMAS DESCRITOS

SINTOMAS	RECOMENDAÇÕES NUTRICIONAIS
INAPETÊNCIA	Fracionar a alimentação em 6 a 8 refeições, com intervalos menores entre as refeições e pequenas porções.
	Aumentar a densidade calórica e proteica dos alimentos e bebidas.
	Incentivar o consumo de preparações calóricas.
	Adaptar a oferta de alimentos a preferência, aceitação e tolerância pelo paciente. Prezando pelo prazer às refeições.
	Se o aporte nutricional for insuficiente, iniciar com suplemento nutricional.
DIGEUSIA	Fracionar a alimentação em 6 a 8 refeições, com intervalos menores entre as refeições e pequenas porções.
	Se o aporte nutricional for insuficiente, iniciar com suplemento nutricional.
	Preparar pratos visualmente agradáveis e coloridos. No caso de crianças utilizar Figuras lúdicas na montagem dos pratos.
	Utilizar ervas, especiarias e limão para melhorar e realçar o sabor das preparações.
NÁUSEAS/VÔMITOS	Fracionar a alimentação em 6 a 8 refeições, com intervalos menores entre as refeições e pequenas porções.
	Preferir alimentos mais secos, cítricos, salgados e frios ou gelados.
	Se o aporte nutricional for insuficiente, iniciar com suplemento nutricional. Evitar jejuns prolongados
	Evitar alimentos com altas temperaturas.
	Evitar frituras, alimentos gordurosos, condimentados e de odor forte
	Alimentos favoritos devem ser evitados durante a sintomatologia, pois podem causar aversões alimentares.
	Evitar beber líquidos durante as refeições.
	Não se deitar logo após a refeição e manter a cabeceira elevada.
	Evitar ambiente abafado e com odor forte de alimentos para realizar as refeições, bem como roupas apertadas.
	Quando o sintoma for comum durante a terapia, evitar alimentos até 2 horas antes.
	Aguardar o controle dos vômitos para ingerir alimentos, inclusive sob forma de líquidos. Quando controlado o sintoma, a oferta de pequenas quantias, com aumento gradativo, deve ser efetuada.
	A higiene bucal pode auxiliar o retorno da alimentação. Encaminhar para odontologia.
	Vômitos de graus 3 e 4 podem necessitar de terapia de hidratação.
XEROSTOMIA (DIMINUIÇÃO DA SALIVA)	Adequar a consistência dos alimentos, conforme aceitação do paciente.
	Acrescentar molhos as preparações e caldos e sopas.
	Utilizar gotas de limão nas saladas e bebidas.
	Ingerir líquidos durante as refeições para facilitar a mastigação e a deglutição.
	Utilizar balas cítricas e mentoladas sem açúcar.
	Utilizar alimentos azedos, picantes ou de sabores forte para estimular a salivação.
MUCOSITE/ODINOFAGIA ESOFAGITE	Fracionar a alimentação em 6 a 8 refeições, com intervalos menores entre as refeições e pequenas porções.
	Modificar a consistência da dieta (branda, pastosa ou liquida), de acordo com o grau de mucosite (I, II, III).
	Diminuir ou retirar sal e condimentos das preparações, de acordo com o grau da mucosite.
	Aumentar a densidade calórica e proteica das refeições.
	Evitar alimentos secos, duros, salgados, crocantes, cítricos, picantes, líquidos abrasivos e bebidas gaseificadas.
	Utilizar alimentos à temperatura ambiente, fria ou gelada, conforme tolerância do paciente.
	Se o aporte nutricional for insuficiente, iniciar com suplemento nutricional ou terapia nutricional enteral ou parenteral.
DISFAGIA (DIFICULDADE PARA ENGOLIR)	Modificar a consistência da dieta conforme o grau da disfagia e de acordo com as orientações do fonoaudiólogo.
	Em caso de disfagia a líquidos, verificar o uso de espessantes.
	Fracionar a alimentação em 6 a 8 refeições, com intervalos menores entre as refeições e pequenas porções.
	Aumentar a densidade calórica e proteica das refeições
	Preferir alimentos e preparações com molhos, de fácil mastigação e deglutição, conforme comprometimento funcional.
	Se o aporte nutricional for insuficiente, iniciar com suplemento nutricional ou terapia nutricional enteral ou parenteral.

SACIEDADE PRECOCE	Modificar as fibras da dieta por meio de cocção e/ou trituração para reduzir a saciedade. Fracionar a alimentação em 6 a 8 refeições, com intervalos menores entre as refeições e pequenas porções. Aumentar a densidade calórica e proteica das refeições. Se o aporte nutricional for insuficiente, iniciar com suplemento nutricional. Preferir preparações com legumes cozidos e frutas sem casca e bagaço. Adicionar cremes e molhos hipercalóricos não hiperlipídicos em legumes cozidos. Não consumir líquidos durante as refeições. Evitar a ingestão de bebidas gaseificada.
TRISMO	Modificar a consistência da dieta, de acordo com a aceitação do paciente (branda, pastosa, líquida). Utilizar artifícios para facilitar a ingestão (canudos, seringas, colheres, garrafa tipo squeeze). Fracionar a alimentação em 6 a 8 refeições, com intervalos menores entre as refeições e pequenas porções. Orientar o paciente a manter a higiene oral diária. Preferir líquidos hipercalóricos.
ENTERITE	Fracionar a alimentação em 6 a 8 refeições, com intervalos menores entre as refeições e pequenas porções. Retirar alimentos que possam ser irritantes ao cólon como, lactose, sacarose, glúten e gordura (dieta pobre em resíduos). Progredir a consistência e o conteúdo da dieta conforme melhora clínica do paciente. Orientar a ingestão adequada de líquidos (volume e tipo). Melhorar o aporte nutricional da dieta oral, por meio de suplementos, sucos ou fórmulas lácteas isentas de lactose, sacarose e glúten. Evitar alimentos e bebidas com teína e cafeína Utilizar dieta pobre em gorduras (em caso de esteatorreia) e fibras insolúveis e adequada em fibras solúveis
DIARREIA	Fracionar a alimentação em 6 a 8 refeições, com intervalos menores entre as refeições e pequenas porções. Avaliar a necessidade de restrição de lactose, sacarose, glúten, cafeína e teína. Considerar o uso de prebiótico, probiótico ou simbiótico. Aumentar o consumo de líquidos, entre sucos, chás, água de coco e bebidas isotônicas. Se o aporte nutricional for insuficiente, iniciar com suplemento nutricional ou terapia nutricional enteral ou parenteral. Evitar alimentos flatulentos e hiperosmolares. Orientar dieta pobre em fibras insolúveis e adequada em fibras solúveis. A utilização de módulos de fibras, contendo fibras do tipo solúvel, pode ser útil, principalmente se a etiologia da diarreia estiver associada ao uso prolongado de antibióticos. Evitar alimentos e preparações gordurosas e condimentadas.
CONSTIPAÇÃO INTESTINAL	Orientar refeições em intervalos regulares, de 5 a 6 refeições ao dia. Estimular a ingestão de alimentos, preparações e sucos ricos em fibras e com características laxativas. Considerar o uso de prebiótico, probiótico ou simbiótico e suplementação de fibras dietéticas. Estimular a ingestão hídrica de 1,5 a 2 litros de água ao dia. Estimular a prática de exercícios físicos conforme mobilidade do paciente e orientação médica.
NEUTROPENIA	Higienizar frutas e hortaliças cruas com sanitizantes de acordo com a RDC n. 216/2004 da Agência Nacional de Vigilância Sanitária (Anvisa). Não adquirir alimentos que estejam fora das características habituais: casca não íntegra em frutas e hortaliças e carnes com sinais de deterioração. Utilizar água potável filtrada, fervida ou mineral de boa procedência para o consumo. Dar preferência para os alimentos (frutas, hortaliças, carnes e ovos) sempre cozidos. Utilizar leites e derivados somente pasteurizados e esterilizados (não utilizar iogurtes e leite fermentado). Utilizar alimentos processados em embalagens individuais e dentro do prazo de validade. Não utilizar brotos de vegetais e sementes germinadas. Não usar probióticos.

PERCENTIS PARA CIRCUNFERÊNCIA DO BRAÇO (CB)

Sexo masculino

Idade (anos)	PERCENTIS								
	5	10	15	25	50	75	85	90	95
2,0-2,9	14,2	14,5	14,8	15,2	16	16,8	17,2	17,5	17,9
3,0-3,9	14,4	14,8	15,2	15,6	16,6	17,5	18,0	18,3	18,9
4,0-4,9	14,4	14,9	15,3	15,8	16,9	18,0	18,6	19,0	19,6
5,0-5,9	14,4	15,0	15,4	16,1	17,3	18,5	19,2	19,7	20,4
6,0-6,9	14,5	15,2	15,7	16,5	17,9	19,4	20,2	20,7	21,5
7,0-7,9	14,8	15,6	16,2	17,0	18,7	20,4	21,3	21,9	22,9
8,0-8,9	15,2	16,1	16,7	17,7	19,5	21,4	22,4	23,1	24,2
9,0-9,9	15,6	16,6	17,3	18,4	20,4	22,4	23,6	24,4	25,6
10,0-10,9	16,1	17,2	17,9	19,1	21,2	23,5	24,8	25,6	26,9
11,0-11,9	16,7	17,9	18,7	20,0	22,3	24,8	26,2	27,1	28,5
12,0-12,9	17,5	18,8	19,7	21,1	23,6	26,3	27,8	28,8	30,4
13,0-13,9	18,5	19,9	20,8	22,3	25,0	27,8	29,4	30,5	32,1
14,0-14,9	19,7	21,1	22,0	23,5	26,2	29,1	30,7	31,8	33,4
15,0-15,9	20,9	22,2	23,1	24,5	27,2	29,9	31,4	32,5	34,0
16,0-16,9	22,1	23,1	24,2	25,5	28,0	30,5	31,9	32,9	34,3
17,0-17,9	23,1	24,4	25,2	26,5	28,9	31,4	32,8	33,7	35,2
18,0-18,9	23,9	25,2	26,1	27,5	30,0	32,7	34,2	35,2	36,7
19,0-19,9	24,5	25,8	26,7	28,0	30,5	33,1	34,5	35,5	36,9
20,0-29,9	26,1	27,3	28,2	29,4	31,8	34,2	35,6	36,5	37,8
30,0-39,9	26,3	27,6	28,5	29,8	32,3	34,9	36,3	37,3	38,7
40,0-49,9	26,9	28,2	29,1	30,5	33,0	35,7	37,1	38,1	39,6
50,0-59,9	26,6	27,9	28,8	30,1	32,6	35,2	36,6	37,6	39,0
60,0-69,9	26,5	27,6	28,5	29,7	32,0	34,4	35,7	36,5	39,7
70,0-79,9	25,1	26,2	27,1	28,3	30,6	32,9	34,2	35,1	36,4
80,0-90,9	23,5	24,7	25,5	26,7	28,9	31,2	32,5	33,4	34,7

Fonte: Frisancho, A. R., 2008.

PERCENTIS PARA CIRCUNFERÊNCIA DO BRAÇO (CB)

Sexo feminino

IDADE (ANOS)	PERCENTIS								
	5	10	15	25	50	75	85	90	95
2,0-2,9	13,8	14,3	14,6	15,0	15,9	16,8	17,3	17,6	18,1
3,0-3,9	14,1	14,6	15,0	15,5	16,5	17,5	18,1	18,5	19,1
4,0-4,9	14,1	14,7	15,1	15,6	16,7	17,9	18,6	19,0	19,7
5,0-5,9	14,3	14,9	15,4	16,0	17,4	18,8	19,6	20,2	21,0
6,0-6,9	14,4	15,1	15,7	16,5	18,1	19,8	20,8	21,5	22,5
7,0-7,9	14,6	15,4	16,0	16,9	18,7	20,7	21,8	22,6	23,8
8,0-8,9	15,0	15,9	16,5	17,5	19,5	21,6	22,9	23,7	25,1
9,0-9,9	15,7	16,7	17,3	18,4	20,4	22,7	24,0	25,0	26,4
10,0-10,9	16,7	17,7	18,5	19,6	21,8	24,2	25,6	26,5	28,0
11,0-11,9	17,8	18,9	19,6	20,8	23,2	25,7	27,2	28,3	29,9
12,0-12,9	18,7	19,8	20,6	21,9	24,4	27,1	28,7	29,8	31,6
13,0-13,9	19,3	20,5	21,3	22,6	25,2	28,1	29,7	30,9	32,7
14,0-14,9	19,7	21,0	21,8	23,1	25,8	28,7	30,4	31,6	33,4
15,0-15,9	20,1	21,3	22,2	23,5	26,2	29,2	30,9	32,1	33,9
16,0-16,9	20,3	21,6	22,5	23,8	26,6	29,6	31,3	32,5	34,4
17,0-17,9	20,4	21,6	22,5	23,9	26,6	29,6	31,4	32,6	34,5
18,0-18,9	20,3	21,6	22,5	23,9	26,7	29,8	31,6	32,8	34,8
19,0-19,9	20,5	21,8	22,7	24,0	26,8	29,8	31,5	32,8	34,7
20,0-29,9	21,4	22,7	23,7	25,2	28,1	31,4	33,3	34,6	36,7
30,0-39,9	23,1	24,6	25,6	27,1	30,3	33,7	35,7	37,1	39,3
40,0-49,9	24,2	25,6	26,6	28,2	31,4	34,8	36,8	38,2	40,4
50,0-59,9	24,4	25,9	27,0	28,6	31,9	35,4	37,5	38,9	41,2
60,0-69,9	24,3	25,7	26,7	28,3	31,4	34,7	36,7	38,1	40,2
70,0-79,9	23,1	25,4	25,4	26,9	29,9	33,1	35,0	36,3	38,4
80,0-90,9	21,5	22,7	23,6	25,0	27,8	30,9	32,7	33,9	35,8

Fonte: Frisancho, A. R., 2008.

PERCENTIS PARA CIRCUNFERÊNCIA MUSCULAR DO BRAÇO (CMB)

Sexo masculino

IDADE (ANOS)	PERCENTIS						
	5	10	25	50	75	90	95
1,0-1,9	11,0	11,3	11,9	12,7	13,5	14,4	14,7
2,0-2,9	11,1	11,4	12,2	13,0	14,0	14,6	15,0
3,0-3,9	11,7	12,3	13,1	13,7	14,3	14,8	15,3
4,0-4,9	12,3	12,6	13,3	14,1	14,8	15,6	15,9
5,0-5,9	12,8	13,3	14,0	14,7	15,4	16,2	16,9
6,0-6,9	13,1	13,5	14,2	15,1	16,1	17,0	17,7
7,0-7,9	13,7	13,9	15,1	16,0	16,8	17,7	19,0
8,0-8,9	14,0	14,5	15,4	16,2	17,0	18,2	18,7
9,0-9,9	15,1	15,4	16,1	17,0	18,3	19,6	20,2
10,0-10,9	15,6	16,0	16,6	18,0	19,1	20,9	22,1
11,0-11,9	15,9	16,5	17,3	18,3	19,5	20,5	23,0
12,0-12,9	16,7	17,1	18,2	19,5	21,0	22,3	24,1
13,0-13,9	17,2	17,9	19,6	21,1	22,6	23,8	24,5
14,0-14,9	18,9	19,9	21,2	22,3	24,0	26,0	26,4
15,0-15,9	19,9	20,4	21,8	23,7	25,4	26,6	27,2
16,0-16,9	21,3	22,5	23,4	24,9	26,9	28,7	29,6
17,0-17,9	22,4	23,1	24,5	25,8	27,3	29,4	31,2
18,0-18,9	22,6	23,7	25,3	26,4	28,3	29,8	32,4
19,0-24,9	23,8	24,5	25,7	27,3	28,9	30,9	32,1
25,0-34,9	24,3	25,0	26,4	27,9	29,8	31,4	32,6
35,0-44,9	24,7	25,5	26,9	28,6	30,2	31,8	32,7
45,0-54,9	23,9	24,9	26,5	28,1	30,0	31,8	32,6
55,0-64,9	23,8	24,5	26,0	27,8	29,5	31,0	32,0
65,0-74,9	22,3	23,5	25,1	26,8	28,4	29,8	30,6

Fonte: Frisancho, A. R., 1981.

PERCENTIS PARA CIRCUNFERÊNCIA MUSCULAR DO BRAÇO (CMB)

Sexo feminino

IDADE (ANOS)	PERCENTIS						
	5	10	25	50	75	90	95
1,0-1,9	10,5	11,1	11,7	12,4	13,2	13,9	14,3
2,0-2,9	11,1	11,4	11,9	12,6	13,3	14,2	14,7
3,0-3,9	11,3	11,9	12,4	13,2	14,0	14,6	15,2
4,0-4,9	11,5	12,1	12,8	13,6	14,4	15,2	15,7
5,0-5,9	12,5	12,8	13,4	14,2	15,1	15,9	16,5
6,0-6,9	13,0	13,3	13,8	14,5	15,4	16,6	17,1
7,0-7,9	12,9	13,5	14,2	15,1	16,0	17,1	17,6
8,0-8,9	13,8	14,0	15,1	16,0	17,1	18,3	19,4
9,0-9,9	14,7	15,0	15,8	16,7	18,0	19,4	19,8
10,0-10,9	14,8	15,0	15,9	17,0	18,0	19,0	19,7
11,0-11,9	15,0	15,8	17,1	18,1	19,6	21,7	22,3
12,0-12,9	16,2	16,6	18,0	19,1	20,1	21,4	22,0
13,0-13,9	16,9	17,5	18,3	19,8	21,1	22,6	24,0
14,0-14,9	17,4	17,9	19,0	20,1	21,6	23,2	24,7
15,0-15,9	17,5	17,8	18,9	20,2	21,5	22,8	24,4
16,0-16,9	17,0	18,0	19,0	20,2	21,6	23,4	24,9
17,0-17,9	17,5	18,3	19,4	20,5	22,1	23,9	25,7
18,0-18,9	17,4	17,9	19,1	20,2	21,5	23,7	24,5
19,0-24,9	17,9	18,5	19,5	20,7	22,1	23,6	24,9
25,0-34,9	18,3	18,8	19,9	21,2	22,8	24,6	26,4
35,0-44,9	18,6	19,2	20,5	21,8	23,6	25,7	27,2
45,0-54,9	18,7	19,3	20,6	22,0	23,8	26,0	27,4
55,0-64,9	18,7	19,6	20,9	22,5	24,4	26,6	28,0
65,0-74,9	18,5	19,5	20,8	22,5	24,4	26,4	27,9

Fonte: Frisancho, A. R.,1981.

PERCENTIS PARA DOBRA CUTÂNEA DO TRÍCEPS (DCT)
Sexo masculino

IDADE (ANOS)	PERCENTIS								
	5	10	15	25	50	75	85	90	95
2,0-2,9	6,0	6,4	6,8	7,4	8,6	10,3	11,3	12,2	13,6
3,0-3,9	5,7	6,2	6,6	7,2	8,5	10,2	11,4	12,3	13,9
4,0-4,9	5,3	5,8	6,1	6,7	8,1	10,0	11,2	12,2	14,0
5,0-5,9	4,9	5,4	5,8	6,4	8,0	10,4	12,0	13,4	16,0
6,0-6,9	4,4	5,0	5,4	6,1	8,1	11,0	13,4	15,4	19,4
7,0-7,9	4,2	4,7	5,2	6,0	8,1	11,7	14,7	17,4	23,0
8,0-8,9	4,2	4,8	5,3	6,2	8,5	12,5	15,9	19,1	26,0
9,0-9,9	4,6	5,2	5,8	6,7	9,3	13,7	17,5	21,1	28,7
10,0-10,9	5,	5,7	6,3	7,3	10,1	14,9	19,1	22,9	31,3
11,0-11,9	5,2	5,9	6,6	7,7	10,7	15,9	20,4	24,7	34,1
12,0-12,9	5,0	5,7	6,3	7,5	10,5	16,0	21,0	25,8	36,6
13,0-13,9	4,4	5,2	5,7	6,8	9,8	15,2	20,3	25,4	37,3
14,0-14,9	3,9	4,5	5,1	6,0	8,8	13,9	18,8	23,8	35,8
15,0-15,9	3,7	4,3	4,8	5,7	8,2	12,9	17,4	21,8	32,5
16,0-16,9	3,8	4,4	4,9	5,8	8,4	13,1	17,5	21,9	32,2
17,0-17,9	4,0	4,7	5,2	6,1	8,7	13,5	17,8	22,1	32,0
18,0-18,9	3,7	4,4	5,0	6,1	8,8	13,2	16,8	19,9	26,0
19,0-19,9	3,9	4,6	5,2	6,2	9,0	13,6	17,3	20,5	26,7
20,0-29,9	4,3	5,2	6,0	7,2	10,2	14,4	17,3	19,7	23,6
30,0-39,9	4,7	5,6	6,4	7,7	10,8	15,1	18,1	20,5	24,5
40,0-49,9	5,2	6,2	7,0	8,3	11,5	15,7	18,6	20,9	24,7
50,0-59,9	5,4	6,4	7,2	8,5	11,7	15,9	18,8	21,0	24,7
60,0-69,9	5,5	6,5	7,3	8,6	11,6	15,6	18,3	20,4	24,0
70,0-79,9	5,5	6,5	7,2	8,5	11,4	15,2	17,8	19,8	23,2
80,0-90,9	5,4	6,3	7,0	8,2	10,9	14,5	16,9	18,7	21,8

Fonte: Frisancho, A. R., 2008.

PERCENTIS PARA DOBRA CUTÂNEA DO TRÍCEPS (DCT)
Sexo feminino

IDADE (ANOS)	PERCENTIS								
	5	10	15	25	50	75	85	90	95
2,0-2,9	5,9	6,5	6,9	7,6	8,9	10,5	11,5	12,2	13,3
3,0-3,9	5,6	6,3	6,7	7,5	9,1	10,9	12,1	12,9	14,2
4,0-4,9	5,1	5,8	6,3	7,1	8,9	11,1	12,4	13,4	15,0
5,0-5,9	4,9	5,6	6,2	7,1	9,2	11,7	13,3	14,5	16,4
6,0-6,9	4,8	5,6	6,2	7,3	9,6	12,5	14,4	15,9	18,2
7,0-7,9	4,7	5,6	6,3	7,4	10,0	13,4	15,6	17,2	19,9
8,0-8,9	4,8	5,7	6,5	7,7	10,6	14,3	16,8	18,7	21,8
9,0-9,9	5,0	6,0	6,8	8,1	11,3	15,4	18,2	20,3	23,7
10,0-10,9	5,4	6,5	7,4	8,8	12,2	16,7	19,7	22,0	25,8
11,0-11,9	6,0	7,2	8,1	9,7	13,3	18,1	21,3	23,7	27,7
12,0-12,9	6,7	8,0	9,0	10,6	14,4	19,4	22,6	25,0	29,1
13,0-13,9	7,5	8,8	9,9	11,6	15,5	20,4	23,7	26,1	30,1
14,0-14,9	8,3	9,7	10,8	12,5	16,5	21,5	24,8	27,2	31,2
15,0-15,9	8,9	10,4	11,5	13,3	17,4	22,6	25,9	28,4	32,5
16,0-16,9	9,1	10,6	11,7	13,6	17,8	23,2	26,6	29,2	33,4
17,0-17,9	8,8	10,4	11,5	13,5	17,8	23,4	27,0	29,7	34,1
18,0-18,9	9,0	10,5	11,7	13,6	17,9	23,5	27,0	29,7	34,0
19,0-19,9	9,0	10,5	11,7	13,6	18,0	23,6	27,2	29,9	34,3
20,0-29,9	10,2	12,0	13,4	15,7	20,5	26,3	29,9	32,4	36,6
30,0-39,9	10,8	13,6	15,5	18,4	23,9	29,5	32,6	34,7	37,8
40,0-49,9	12,7	15,5	17,4	20,3	25,7	31,2	34,2	36,3	39,4
50,0-59,9	13,6	16,3	18,1	20,9	26,1	31,4	34,2	36,2	39,1
60,0-69,9	12,7	15,3	17,1	19,7	24,7	29,8	32,6	34,5	37,3
70,0-79,9	10,4	12,8	14,6	17,1	21,9	26,9	29,6	31,4	34,1
80,0-90,9	6,7	8,9	10,5	12,9	17,4	22,0	24,5	26,3	28,8

Fonte: Frisancho, A. R., 2008.

LEITURA RECOMENDADA

Frisancho, A. R. *Anthropometric standards*. An interactive nutritional reference of body size and body composition for children and adults. University Michigan. 2008, 335p.

Frisancho, A. R. New norms of upper limb fat and muscle areas for assessment of nutritional status. *Am J. Clin. Nutr.* 1981, nov. 34(11): 2540-2545.

PREVENÇÃO DO CÂNCER POR MEIO DA ALIMENTAÇÃO

Associação entre frutas, hortaliças, frutas e hortaliças em conjunto e fibras com alguns tipos de câncer de acordo com estudo EPIC

	FRUTAS	HORTALIÇAS	FIBRA TOTAL	FRUTAS E HORTALIÇAS
ASSOCIAÇÃO INVERSA	Boca, faringe, laringe, esôfago, pulmão (fumantes).	Mama.	Mama, Colorretal, Fígado Cereais: colorretal, fígado, estômago.	Colorretal.
SEM ASSOCIAÇÃO	Estômago, pâncreas, mama, cervix, próstata, bexiga, linfáticos.	Boca, faringe, laringe, esôfago, estômago, pâncreas, pulmão, mama, cervix, próstata, bexiga, linfáticos.	Estômago, trato biliar, rim, endométrio, próstata, bexiga.	

Resultado do padrão dietético no aumento ou redução do risco de câncer de esôfago, mama, gástrico, colorretal e colangiocarcinoma, conforme metanálises recentes

*	SÍTIO DO CÂNCER	METANÁLISE	AUMENTA O RISCO	REDUZ O RISCO
20	CEC esôfago	9 estudos caso-controle.	Ocidental. Álcool.	Prudente ou saudável.
21	Mama	26 estudos.		Mediterrânea.
22	Mama	18 estudos caso-controle.	Bebedor.	Prudente.
23	Gástrico	16 estudos.	Ocidental (50%).	Prudente (25%).
24	Colorretal	17 estudos (6 coortes).	Ocidental.	Prudente.
25	Colangiocarcinoma	6 estudos caso-controle.		Frutas, hortaliças e associação de frutas e hortaliças.
		Grande estudo coorte.	Aumenta o risco.	Reduz o risco.
26	CEC cabeça e pescoço	120.852 participantes.		Frutas e hortaliças.

Polifenois, classificação e alimentos principais

POLIFENOIS	Flavonoide	Flavanois	catequina, epicatequinas	chá preto, verde, vinho tinto, chocolate.
		Flavononas	hesperidina	frutas cítricas.
		Flavonois	quercetina, miricetina, campferol	maçã, cebola, brócolis, uva.
		Isoflavona	dadizina, genesteina, glicezina	soja.
		Antocinina	cianidina, malvidina	fruta cítrica, vinho tinto, frutas vermelho-arroxeadas.
	Ácido fenólico	Ácido clorogênico		Café, vinho tinto.
	Estílbenos	Resveratrol		uvas, vinho.
	Cumarinas	Furacumarinas		aipo.
	Lignina	Lignana		Linhaça.

Resumo das principais recomendações para a prevenção do câncer do American Institute for Cancer Research & World Cancer Research Fund (2009)

	RECOMENDAÇÃO	META	TUMOR-MAIOR RISCO
1	Reduzir IMC	Manter IMC entre 21 e 23.	Colorretal, mama pós-menopausa, próstata, pâncreas, endométrio, rim, fígado, ovário, estômago (cardia).
2	Atividade física	Moderada ≥30 min./dia. Reduzir hábitos sedentários.	
3	Evitar alimentos hipercalóricos	Reduzir alimentos hipercalóricos. Bebidas com açúcar, reduzir gordura.	
4	Coma mais grãos, frutas, hortaliças, soja	Hortaliças sem amido e frutas: pelo menos 600 g/d. Fibra natural 25 g/d sem amido. Evitar amido refinado. Vegetais coloridos.	
5	Limitar carne vermelha e carne processada	300 g carne vermelha por semana. Evitar carne defumada, alimentos processados.	
6	Bebida alcoólica	Não consumir.	
7	Preservação, processamento e preparação	Limitar consumo de sal (<5 g/dia) e alimentos com conservantes. Evitar cereais mofados e aflotoxinas.	
8	Suplementos dietéticos	Não estão indicados na prevenção de câncer.	
9	Amamentação	Se possível leite materno exclusivo por 6 meses.	

A

Abordagens dietéticas experimentais no tratamento do câncer, 159
    conclusão, 163
    dieta, 159, 162-163
        alcalina, 162
        anti-inflamatória, 163
        cetogênica, 159
            dependência de glicose das células cancerosas, 161
            dieta cetogênica, 160-161
                aumenta o estresse oxidativo das células cancerosas, 161
                na terapia do câncer, 160
                mecanismo proposto da ação da dieta cetogênica no câncer, 160
Administração de sintomas por meio da alimentação, 155
Anexos e apêndices, 217
    percentis para circunferência do braço (CB), 223
        sexo, 223-224
            feminino, 224
            masculino, 223
    percentis para circunferência muscular do braço (CMB), 225
        sexo, 225-226
            feminino, 226
            masculino, 225
    percentis para dobra cutânea do tríceps (DCT), 227
        sexo, 227-228
            feminino, 228
            masculino, 227
    prevenção do câncer por meio da alimentação, 230
    principais agentes antineoplásicos e seus efeitos colaterais, 219
Avaliação subjetiva global produzida pelo próprio paciente (ASG-PPP), 53

C

Cálculo de necessidade, 93-94
    energéticas e proteicas de pacientes críticos pacientes submetidos ao TCTH, 94
    energéticas e proteicas de pacientes em quimioterapia ou radioterapia, 93
    hídrica para pacientes em radioterapia, quimioterapia, situações críticas e durante o TCTH, 94
Características de desnutrição em pacientes adultos, 61
Categorias da Avaliação Global da ASG-PPP, 55
Classificações, 48, 65, 89
    da perda de peso de acordo com o tempo e a porcentagem de perda de peso, 89
    do estado nutricional de adultos segundo IMC, 48
    do estado nutricional de idosos segundo IMC, 48
    do estado nutricional pelo índice de massa corporal (kg/m2), 65
Coleta de dobra cutânea tricipital, 50
Comparação entre os métodos de avaliação de composição corporal, 104
Complicações em, 100, 204

longo prazo relacionadas à nutrição e conduta nutricional de acordo com tipo de câncer, 204
    terapia nutricional enteral, 100
Composição corporal em oncologia, 103
    bioimpedanciometria (bia), 108
    conclusão, 109
    tomografia computadorizada, 106
    ultrassonografia, 105
Compostos bioativos e câncer, 183
    alimentação atual e incidência do câncer, 184
    compostos bioativos, 184
        antocianinas, 191
        betacaroteno, 190
        brássicas, 187
        cacau, 189
        capsaicina, 191
        compostos organossulfurados, 187
        curcumina, 186
        epigalocatequina-galato, 186
        gingerol, 189
        isoflavonas, 185
        licopeno, 184
        lignanas, 192
            ações, 192
                antiangiogênica, 192
                antiestrogênica, 192
                antimitótica, 192
                antioxidante, 192
                anti-inflamatória, 192
                preservação da membrana basolateral, 192
        mel, 189
        resveratrol, 188
    conclusões, 192
Critérios, 91, 130
    comuns de toxicidade gastrointestinal, 130
    para diagnóstico da alimentação em crianças e adolescentes, 91
Cuidados nutricionais na quimioterapia e radioterapia, 127
    critérios comuns de toxicidade, 130
    eventos adversos do tratamento e manejo nutricional, 133
        alterações sensoriais e aversões alimentares, 136
        diarreia, 135
        inapetência/anorexia, 134
        mucosite oral, 134
        náuseas e vômitos, 133
        neutropenia, 135
        obstipação, 135
    necessidades nutricionais, 131
    quimioterapia, 128
    radioterapia, 129
        radiotoxicidade, 129
    terapia nutricional, 131

D

Desafios nutricionais em oncogeriatria, 73
    aumento da densidade calórica, 78
        açúcar ou mel, 78
        diabetes melito e/ou hipertrigliceridemia, 78
        dislipidemia mista, 78
        leite em pó integral, 78
        margarina, 78
        sem doenças associadas, 78
        TNE via sonda, 79
        TNO, 79
        TNP, 79
    avaliação geriátrica ampla (AGA), 74
        comorbidades e síndromes geriátricas, 76
        condição emocional, 75
        função cognitiva, 75
        interações medicamentosas, 76
        mobilidade e equilíbrio, 75
        risco nutricional, 75
        suporte e apoio familiar, 76
    epidemiologia do envelhecimento e a oncogeriatria, A, 73
    fisiopatologia do câncer em idosos, 74
    sarcopenia no idoso e caquexia do câncer, 76
    suporte nutricional, 77, 79
        em cuidado paliativo e final de vida no idoso, 79
        no idoso oncológico, 77
Desafios nutricionais em oncopediatria, 83
    acompanhamento nutricional: do diagnóstico ao término do tratamento, 86
        avaliação nutricional, 86

avaliações, 86, 89-90
   antropométrica, 86
   bioquímica, 90
   clínica, 90
   de composição corporal, 89
   dietética, 90
   triagem nutricional, 86
necessidades nutricionais, 92
considerações finais, 101
distúrbios clínico-nutricionais decorrentes do tratamento, 95
   alteração do paladar, 96
   constipação intestinal, 96
   diarreia, 95
   intolerância à lactose, 95
   mucosites, 95
   náuseas e vômitos, 95
   xerostomia, 96
terapia nutricional, 97
   oral, 97
      características da dieta via oral, 97
      dietas sem crus/dieta para neutropenia, 97
      gastronomia, 99
         enteral, 99
         parenteral, 100
      suplementação artesanal e industrializada, 98
tratamento e o impacto nutricional, O, 84

E

Efeitos, 85, 130
   colaterais da Radioterapia conforme região anatômica, 130
   da radioterapia relacionados com o local de irradiação, 85
Esquema alimentar para, 90-91
   lactentes de (0 a 12 meses) em aleitamento materno, 90
   lactentes de (0 a 12 meses) em aleitamento artificial, 91
   pré-escolar (1 a 6 anos) e escolar (7 a 12 anos) e adolescentes (maiores de 12 anos), 91
Esquema de indicação de terapia nutricional para pacientes oncológicos, 132
Estado nutricional segundo classificação de, 49-51

CB por percentil, 49
CB por percentil, 49
CMB por percentil, 50
DCT por percentil, 51
Estimativa de peso em relação à retenção de líquidos, 46
Estratégias para melhorar a aceitação alimentar no hospital, 211
   comfort food, 213
   conclusão, 215
   gastronomia hospitalar, 211
   melhorando a palatabilidade dos alimentos, 214
Eventos adversos em cirurgia oncológica, 116
Exames, 55, 217
   bioquímicos e sua aplicabilidade na avaliação nutricional durante o tratamento oncológico, 217
   físico, 55
Exemplo de protocolo para obtenção da história dietética, 58

G

Gastronomia hospitalar, 212
Genômica nutricional, 165
   considerações finais, 174
   nutriepigenética (epigenômica nutricional), 172
   nutrigenética, 169
   nutrigenômica, 165
      regulações, 166, 168
         direta: ácidos graxos poli-insaturados ômega 3 e PPAR, 168
         indireta: catequinas, resveratrol e inflamação, 166
Guia nutricional de oncologia, 01

I

Imagem transversal de segmento, 107
   abdominal (aproximadamente na altura de L3) por tomografia computadorizada (TC), 107
   torácico (aproximadamente na altura de T4) por Tomografia Computadorizada (TC), 107
Importância da alimentação nos sobreviventes de câncer (survivors), 203
   atividade física e manutenção do peso corporal, 206

complicações em longo prazo, 203
recomendações nutricionais, 206
    álcool, 207
    carne vermelha, 207
    hortaliças e frutas, 207
    suplementos vitamínicos e minerais, 208
Importância da atividade física no câncer, 195
    benefícios da atividade física na prevenção do câncer, 196
    conclusão, 200
    efeitos da atividade física na terapêutica antineoplásica, 196
        depressão, 198
        disfunções cognitivas e neuropatias sensório-motoras, 197
        distúrbios do sono, 197
        fadiga crônica, 198
        qualidade de vida, 198
        toxicidade cardiovascular, 196
    efeitos da atividade física nas recidivas e sobrevida do paciente, 199
    recomendação e segurança da atividade física, 199
Importância da avaliação e do acompanhamento nutricional, 41
    avaliação nutricional, 44
        antropometria, 44
        circunferências, 49
        dobra cutânea tricipital, 50
        estatura, 46
        força de preensão palmar (FPP), 51
        índice de massa corpórea (IMC), 47
        peso, 45
    avaliação subjetiva global produzida pelo próprio paciente (ASG-PPP), 52
    desnutrição no câncer, 41
    importância da avaliação nutricional, 42
    indicadores bioquímicos, 56
        avaliação dietética, 57
            história dietética, 57
            método de resto-ingestão, 57
            questionário de frequência alimentar (QFA), 57
            recordatório alimentar de 24 horas, 57
            registro alimentar, 57

    diagnóstico nutricional da desnutrição, 60
    exame físico simplificado, 59
    hipótese diagnóstica e diagnóstico nutricional, 61
    triagem nutricional, 43
Importância da nutrição na cirurgia oncológica, 111
    assistência nutricional, 111, 113, 118
        na alta hospitalar, 118
        no pós-operatório, 113
        no pré-operatório, 111
    conclusões, 118
Importância da nutrição na oncologia, 25
Indicação da imunonutrição no câncer, 177
    conclusão, 181
    imunonutrientes, Os, 178
        ácidos graxos ômega 3, 178
        arginina, 179
        glutamina, 179
        nucleotídeos, 178
        vitaminas e minerais, 178
    indicações, 180
    que dizem os guidelines, O, 181
Índice antropométrico determinante do estado nutricional por faixa etária de, 87
    0 a 5 anos, 87
    10 a 19 anos, 87
Instrumentos de "triagem" validados para pacientes oncológicos, 44

L

Lista com os principais itens de segurança para a prática de AF, 200

M

Manejos, 141, 221
    de sintomas de acordo com os sintomas descritos, 221
    nutricional no transplante de células-tronco hematopoiéticas, 141
        complicações, 144
            infecciosas, 144
            pulmonares, 144
        composição corporal, 145
        conclusões, 151

dieta, 146-147
   para neutropênico, 147
   parenteral vs. dieta enteral, 146
doenças, 143
   do enxerto contra o hospedeiro (DECH), 143
   veno-oclusiva hepática, 143
glutamina, 149
importância do estado nutricional e terapia nutricional no TCTH, 144
mucosite, 143
necessidades nutricionais, 145
ômega 3, 149
probióticos, 148
Rejeição, 143
terapia nutricional no TCTH, 146
vitamina d, 150
Medicamentos antineoplásicos que mais causam mucosite, 134
Medida da espessura muscular e espessura do tecido adiposo periférico do braço direito, 106
Métodos para medir pregas cutâneas e circunferências, 51

N

Necessidades nutricionais pacientes adultos submetidos ao TCTH, 145
Nutrição enteral e parenteral em pacientes oncológicos, 121
   conclusão, 124
   necessidades nutricionais, 122
   nutrição domiciliar e suporte nutricional no fim de vida, 124
   paciente oncológico em unidades de terapia intensiva (UTI), 123
   terapia nutricional, 121-122
      enteral (TNE), 121
      parenteral (TNP), 122
   TNE versus TNP, 122
Nutrição nos cuidados paliativos, 153
   alimentação e controle de sintomas, 155
   terapia nutricional em cuidados paliativos, 156

O

Obesidade e câncer, 65
   conclusão, 70

neoplasias associadas a obesidade, As, 67
   cólon e reto, 68
   endométrio, 69
   esôfago, 67
   estômago, 67
   mama, 69
   outras neoplasias, 69
      doenças linfoproliferativas, 70
      fígado, 70
      próstata, 70
      vesícula biliar, 69
   pâncreas, 68
   rim, 68
obesidade na fisiopatologia do câncer, 66
Objetivos da terapia oncológica, 128

P

Parâmetros utilizados em avaliação física, 59
Percentis para, 223, 225, 227
   circunferência do braço (CB), 223
   circunferência muscular do braço (CMB), 225
   dobra cutânea do tríceps (DCT), 227
Peso por, 88
   estatura – Meninos dos 2 aos 6 anos, 88
   idade – Meninas dos 5 aos 10 anos, 88
Polimorfismo de nucleotídeo único (no exemplo, na região codificadora), 170
Porcentagens do peso correspondentes a cada segmento do corpo, 48
Posicionamento adequado do paciente, 47, 52
   da aferição da altura do joelho, 47
   para a aferição da preensão palmar, 52
Potencial emetogênico de antineoplásicos mais utilizados, 133
Prevalência da desnutrição em diferentes tipos de câncer, 42
Prevenção do câncer por meio da alimentação, 29
   considerações finais, 37
   fatores cancerígenos dos alimentos, 30
      alimentos defumados, 31
      corantes, 31
      gorduras, 30
      nitrosaminas, 31
      praguicidas, 31
   fatores protetores dos alimentos, 31
      abóbora, 35

quais são as propriedades da abóbora para prevenção do câncer?, 35
alho, 34
   quais são as propriedades do alho para prevenção do câncer?, 34
brócoli e vegetais crucíferos, 32
   quais são as propriedades dos vegetais crucíferos na prevenção do câncer?, 32
café, 33
   quais são as propriedades no café de prevenção ao câncer?, 33
cereais integrais, 36
   quais são as propriedades os cereais integrais para prevenção do câncer?, 36
chá verde, 35
   quais são as propriedades do chá verde para prevenção do câncer?, 35
fibras, 36
leguminosas (feijão, ervilhas e lentilhas), 33
   quais são as propriedades das leguminosas na prevenção do câncer?, 33
linhaça, 34
   quais são as propriedades da linhaça para prevenção do câncer?, 34
selênio, 37
soja, 35
   quais são as propriedades da soja na prevenção do câncer?, 35
tomates, 36
   quais são as propriedades do tomate para prevenção do câncer?, 36
uva e suco de uva, 34
   quais são as propriedades da uva e suco de uva para prevenção do câncer?, 34
vegetais folhosos, 33
   quais são as propriedades dos vegetais folhosos para prevenção do câncer?, 33
vitamina A, 37
Principais indicações do transplante de medula óssea, 142

Processo de cuidado nutricional de acordo com Academy of Nutrition and Dietetics (AND), 45

R

Recomendações, 123, 131
   energética e proteica para pacientes em tratamento de quimio e radioterapia, 131
   nutricionais para pacientes oncológicos, 123
Regras para pontuação da avaliação subjetiva global produzida pelo paciente (ASG-PPP), 54
Restrições alimentares na dieta sem crus/para neutropenia, 98
Resumos, 92, 117, 128, 136
   das condutas em terapia nutricional do paciente oncológico, 117
   das reações adversas da ação de quimioterápicos, 128
   de Conduta Nutricional de Acordo com Efeitos Adversos, 136
   de indicadores de risco nutricional em oncologia pediátrica, 92

S

Significado da perda de peso em relação ao tempo, 46
Sugestões para acréscimo proteico-calórico em preparações alimentares, 134

T

Técnica de aferição da meia envergadura, 47
Tipos de neoplasias e risco nutricional, 84

V

Valores de referência da força de preensão palmar (kg), de acordo com faixa etária e gênero, 52
Vias de sinalização dos fatores de transcrição NF-κB e AP-1, 166